中文翻译版

神经泌尿学
——临床循证指南
Consultation in Neurourology
——A Practical Evidence–Based Guide

原　著　Jacques Corcos
　　　　Mikolaj Przydacz
顾　问　孙颖浩　黄翼然
主　译　薛　蔚　许传亮
副主译　李佳怡

科学出版社
北　京

图字：01-2019-1607

内 容 简 介

本书介绍了在诊治神经源性膀胱患者中遇到的各种常见的临床问题、临床管理和治疗方法。具体包括：逼尿肌活动过度尿失禁、括约肌缺损尿失禁、尿潴留，以及神经源性下尿路功能障碍的各种并发症，如：尿路感染、结石、自主神经反射异常、肾衰竭等。最后讨论了患者教育及目前神经源性下尿路功能障碍的管理指南。本书旨在帮助对该领域有兴趣的泌尿科医生、神经科医生、骨科医生、康复科医生，以及儿科医生了解该领域的基本原理和基本操作准则，并在本书的指导下快速入门，积极开展临床实践工作。

图书在版编目 (CIP) 数据

神经泌尿学：临床循证指南 /（加）杰克斯·科尔科斯（Jacques Corcos），（加）米可拉杰·普兹达克斯（Mikolaj Przydacz）著；薛蔚，许传亮译 .—北京：科学出版社，2019.5

书名原文：Consultation in Neurourology: A Practical Evidence-Based Guide
ISBN 978-7-03-061108-6

Ⅰ.①神…　Ⅱ.①杰…　②米…　③薛…　④许…　Ⅲ.①神经系统疾病－泌尿系统疾病－诊疗　Ⅳ.① R69

中国版本图书馆 CIP 数据核字（2019）第 080343 号

责任编辑：程晓红 / 责任校对：郭瑞芝
责任印制：肖　兴 / 封面设计：吴朝洪

科 学 出 版 社 出版
北京东黄城根北街 16 号
邮政编码：100717
http://www.sciencep.com

三河市春园印刷有限公司 印刷
科学出版社发行　各地新华书店经销

*

2019 年 5 月第 一 版　开本：787×1092　1/16
2020 年 4 月第二次印刷　印张：15
字数：334 000
定价：180.00 元
（如有印装质量问题，我社负责调换）

Jacques Corcos • Mikolaj Przydacz

Consultation in Neurourology

A Practical Evidence-Based Guide

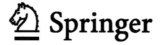
Springer

译者名单

顾　问　孙颖浩　黄翼然
主　译　薛　蔚　许传亮
副主译　李佳怡
译　者（按姓氏笔画排序）

王　磊　海军军医大学长海医院
方伟林　上海交通大学医学院附属仁济医院
吕坚伟　上海交通大学医学院附属仁济医院
刘智勇　海军军医大学长海医院
许传亮　海军军医大学长海医院
李佳怡　上海交通大学医学院附属仁济医院
余燕岚　浙江大学医学院附属邵逸夫医院
冷　静　上海交通大学医学院附属仁济医院
宋奇翔　海军军医大学长海医院
周　密　浙江省人民医院
徐智慧　浙江省人民医院
薛　蔚　上海交通大学医学院附属仁济医院

中文版序一

神经源性下尿路功能障碍（neurogenic lower urinary tract dysfunction，NLUTD）发病率很高，世界各地总计约有数百万患者。这不仅严重影响了患者个人的生活质量，同时对于各地医疗保障系统也构成了沉重的经济负担。更为遗憾的是，很少有医生真正长期专注于NLUTD患者的照护。虽然大家对于神经泌尿学这一同时结合神经系统和泌尿系统的亚专业关注度越来越高，但其仍然处于发展的初级阶段，急需训练有素与积极性高的研究人员和临床医生提高患者神经泌尿问题的管理水平。

本书的构架与先前出版的各专著略有不同，本书重点关注于神经源性膀胱患者的临床管理，更贴近临床医生诊疗实践，对指导临床工作的开展意义更大。本书针对常见的各种类型的神经源性膀胱功能障碍的治疗方法（逼尿肌过度活动尿失禁、括约肌缺损尿失禁，以及尿潴留）进行阐述。以往的书籍一般分别对各类神经源性膀胱进行流行病学、病理生理机制、临床表现、尿流动力学表现等进行阐述，但很少提及相应的治疗方法。往往只集中在书的某一章节，集中探讨目前可行的治疗方法及其优缺点，与前述诊查信息没有很好的关联性，需要临床医生阅读后经过长时间的临床实践和经验积累才能灵活运用于临床。书中还讨论了NLUTD的各种并发症（如尿路感染、结石、自主神经反射异常、肾衰竭等）及相应的治疗，以及对神经源性膀胱管理方案的变更，尤其是对自主神经反射的即时处理和慢性管理，在以往出版的国内书籍中对此从未有过如此详尽的描述，这对于指导临床工作，尤其是提升一线工作者诊疗能力和应急能力很有帮助；接下来集中讨论了患者教育及目前NLUTD的管理指南。该书从理论指导到临床实践引领，一应俱全，是一本非常具有临床意义和适于初学者的宝典；对于长期从事该领域工作的临床医生，也是很好的修正自身认知的读本。非常感谢薛蔚教授组织团队翻译Corcos教授主编的这本书，为引领国内神经泌尿领域的发展作出了杰出的贡献。

　　随着医疗领域的进步和发展，目前国内神经科医生、骨科医生、儿科医生、康复科医生已经开始逐渐意识到神经系统疾病可以引起神经源性膀胱，并需要相应的长期管理和随访。对于普外科、妇科同行，也逐渐意识到盆腔根治性肿瘤切除＋淋巴清扫术后出现的泌尿系问题可能不是一过性的那么简单。泌尿科越来越多的同道开始认识到除了肿瘤和结石，功能泌尿也是泌尿领域的一部分，兴趣渐增。我们需要这样一本简明易懂的读本引领我们进入到这个领域，熟知这个领域，并发展这个领域。

孙颖浩

中国工程院院士

海军军医大学校长

中华医学会泌尿外科分会主任委员

中文版序二

  下尿路功能的控制是由副交感、交感和自主神经通路共同参与的，既包含中枢神经系统的作用也包含周围神经系统的作用，是一种复杂的、多平面的进程。许多神经系统疾病，如脑梗死、脊髓损伤、脊柱裂、糖尿病周围神经病变等经常会出现下尿路功能障碍。下尿路功能障碍错综复杂。作为从事神经泌尿外科的医护人员要非常熟悉下尿路及盆底的解剖结构和病理生理改变，熟悉各种治疗方法的作用机理、适应证、禁忌证以及优缺点，同时要根据患者的全身情况、病情特点、心理需求和家庭背景，选择最适合患者的个性化治疗方案。

  神经泌尿外科学的主要目标是保护上尿路和实现尿控、改善生活质量。本书针对常见的各种类型的临床问题重点讨论了神经源性膀胱患者的临床管理、NLUTD的各种并发症、以及患者教育和NLUTD的管理指南。著名的Corcos教授把当今神经泌尿外科各个领域的临床研究结果和进展在全书各个章节做了详细的解说，同时对目前临床研究的薄弱之处做了详细的分析，为将来临床研究引导了方向，对我国神经泌尿临床研究有重要的指导意义。在薛蔚教授、许传亮教授以及李佳怡医师等共同努力下，这本专著的中文版将问世，让我们的一线医生有机会看到这样接地气的专著，指导临床实践，我们的神经泌尿外科领域发展一定会越来越好。

黄翼然

中华医学会泌尿外科分会常委

上海国际医学中心院长

译者前言

　　这些年，我们在肿瘤领域、结石领域不断积极进取，取得了长足的进步。但是在临床工作中，仍然有很多问题困扰着我们。比如，前列腺癌根治术后尿失禁的管理、原位新膀胱术后膀胱功能的管理和康复等。虽然我们尽可能地抑制了肿瘤发展对生命长度的限制，也尽可能通过不断改善手术方法以避免术后下尿路症状的出现，但是由于各种原因，我们无法完全规避下尿路症状对患者生活质量的影响，从而让他们尽可能像正常人一样有尊严地活着。

　　非常感谢Corcos教授对我们团队的信任，让我们借翻译这本专著的机会重新审视这个领域，神经泌尿是功能泌尿领域中最复杂的部分，我们通过对全书的翻译，对神经泌尿领域有了更进一步的认识，借此对我们曾经的工作进行反思，举一反三，看看怎样可以更好地帮助到我们的患者，不仅控制肿瘤，更要让他们有质量有尊严地生活下去。

主　译　薛　蔚　许传亮

原著前言

　　在成熟的国内和国际指南基础上，数本优质的教材、书籍和章节已经发行，帮助大家实践和理解繁杂而又诱人的神经泌尿领域。然而我个人在这个领域长久的经历，催生我强烈的使命感去用一种截然不同的方法写一本新书，一本聚焦于我们日常实践的书。本书旨在让读者身临其境，直接进入到专科医生诊治神经源性膀胱患者时诊疗行为的核心部分。角色扮演这个词很好地解释了这个计划的本意。

　　对于这本书，我希望它能引领每一名学生和医生处理这些问题，我有机会能在 Dr. Mikolaj Przydacz 执业初期影响他，这个年轻而又聪明的泌尿科医生迅速理解了这本"真实生活"书籍的整体意图，并完全投入到写作中。感谢他全身心地投入到这个项目中，以及他的耐心和他卓越的工作。

蒙特利尔，魁北克，加拿大

Jacques Corcos

Mikolaj Przydacz

写给中国读者的话

人们常说，"所有神经源性疾病"都可能导致下尿路功能障碍。这些疾病均可引起膀胱和（或）括约肌的过度活动或活动不足，从而严重损害患者的生活质量。

在中国，神经病学始于20世纪的前几十年，许多医生在欧洲或北美接受了部分医学培训，回国后成为中国新生神经病学和神经外科的支柱。其中一些医生在北京、天津、上海、长沙和南京创建了神经病学，为人民治病。之后尽管受到战乱的影响而中断，到20世纪60年代初，神经病学中心在全国各地发展起来。1952年，中国神经病学和精神病学协会成立；1955年，"中国神经病学和精神病学杂志"第一期出版了。

在接下来的几十年里，中国的经济实现了国内生产总值（GDP）的大幅增长，数亿人已经摆脱了贫困。中国人的生活方式和健康状况发生了显著变化。神经病学的重心也发生了变化，从营养不良和退行性疾病转变为血管和代谢原因，类似二战后的西方国家。

在国家经济发展的同时，神经源性膀胱的管理也取得了进展，由于尿流动力学测试的出现、间歇性导尿管对留置导尿管的取代、泌尿系统感染的机制和抗生素更深入的了解、新药物的出现、更先进的方法（如肉毒杆菌毒素注射和创新的外科手术）等，医生们对神经源性膀胱的病理生理学有更进一步的了解。

在我频繁访问中国期间，我注意到许多医疗中心都装备精良，并采用最新和最先进的技术来处理神经源性膀胱病例。然而，仍有许多晚期患者伴有肾功能损害和严重尿失禁。这就是为什么我建议用中文翻译我们最近的一本关于神经源性膀胱的书。我们希望它将有助于这一复杂领域的许多中国医生，尽最大可能减少这些晚期病例。

在书中，我们决定采用一种全新的方法对神经源性膀胱的问题进行阐明，采用基于症状的方法，而不是通常的基于疾病的方法。我们发现这种方法更现实，与我们的医疗实践更为贴切。我们希望中国的医生和其他专家会发现这种方法更具有教学意义和趣味性。

最后，我要感谢所有支持和参与这个项目的中国同事和朋友，特别是李佳怡医生，她以严谨认真的态度推动了这个项目。

Jacques Corcos MSC, MD, FRCS

目 录

第一部分

概　述

第1章
本书介绍及下尿路生理学概述

一、本书介绍

在这些年的临床实践中，我们通常将继发于神经源性疾病的下尿路症状患者分为三类。

第一类是新近出现脊髓损伤的患者到我们这里进行初诊。通常不管原发病的严重程度如何，对于这类患者我们通常采用相同的流程，进行病史采集和制订专科检查计划。通常不会在第一次就诊时就开始进行专科检查和治疗（除了明确其是否采用合适的膀胱排空方法）。

第二类神经系统损害的患者占绝大多数，通常他们的原发病已经明确诊断（如多发性硬化、帕金森病、脑梗死、脊髓脊膜膨出、脊髓损伤等），患者到我们这里就诊的目的主要是改善下尿路症状：由于患者逼尿肌或括约肌功能减退或过度活动而产生相应的症状。对于第二类患者，精准的功能诊断和治疗可以立即开始。

第三类患者是那些曾经诊断为神经系统疾病，其神经源性膀胱功能障碍曾屡次得到良好的处理，但失去随访，再次就诊时表现为泌尿系统并发症，如感染、结石、肾积水伴有或不伴有肾功能损害，甚至偶见泌尿系肿瘤。这一类患者需要立即改变其神经源性膀胱的管理方式，并立即针对他们求诊的并发症进行相应的诊断和治疗。

二、总结和推荐原则

在每一章节的最后都附有总结和推荐。其中总结部分是有证据级别支持的（LE），推荐部分采用推荐等级（GR）。最理想的情况是推荐部分应采用公认的证据和推荐的分级系统以支持日常临床实践。因此，我们决定利用改良版循证医学牛津系统，这个系统已经用于各主要泌尿协会和共识文件，如欧洲泌尿协会（EAU）、加拿大泌尿协会（CUA）或国际尿失禁协会（ICI）。改良版牛津系统可以直接"映射"到原始的牛津系统上，而且更适用于临床医生的日常实践。使用的系统详见表1-1。

改良牛津系统需要一段时间磨合才能适应于基础科学领域、流行病学研究，以及用于评估和专科检查的方法。为了能在这些医学的重要领域中培育出可以推荐的合适级别的证据，需要进行进一步的循证医学研究。尽管如此，读者仍然能看到这些特殊领域的基础知识和总结。

三、下尿路生理学概述

膀胱和尿道的两大主要生理功能：尿液的储存和周期性排尿。这两种功能是由中枢和外周神经系统共同操控的（图1-1）。中枢神经系统包括大脑和脊髓。外周神经系统根据神经信号传输的方向分为

表1-1　改良版循证医学牛津系统

证据与推荐	内容
证据级别	
级别1	随机对照研究（RCTs）的Meta分析，或者质量良好的随机对照研究（RCT）
级别2	质量良好的前瞻性队列研究的Meta分析，或者个体队列研究（包括质量控制欠佳的RCT）
级别3	质量良好的回顾性病例对照研究或案例分析
级别4	基于"基本原则"或正在研究中的专家意见，没有证据支持
推荐等级	
等级A	通常和证据级别1一致
等级B	和证据级别2或级别3一致，或者"大多数证据"来源于随机对照研究
等级C	和证据级别4一致，"大多数证据"来源于级别2或级别3研究，专家意见
等级D	由于证据不充分或者证据冲突，不做推荐

传入部分和传出部分。其中，传入信号是感觉信号，而传出信号是运动信号。传入传出通路均既含有内脏成分，也含有躯体成分。内脏运动通路是指具有交感成分和副交感成分的自主神经系统。

下尿路的传入通路源自下腹下神经、盆神经和阴部神经。其中，盆神经是感觉功能的重要神经。这三组神经同时还含有传出通路传输运动信息。下腹下神经是交感神经，起自脊髓的高腰段；盆神经是副交感神经，阴部神经是躯体神经，两者均起自骶段。在储尿期和排尿期，大脑和脊髓的多个反射通路主导了周围神经系统支配的膀胱尿道的协同作用。骶髓排尿中枢和脑桥排尿中枢的特定作用还受到高级中枢（大脑皮质，尤其是前扣带回）的进一步调控。其中，骶髓排尿中枢（$S_{2\sim4}$）是膀胱收缩的初级反射中心，脑桥排尿中枢是膀胱收缩时尿道括约肌协同松弛的初级协调中心。皮质的主要作用在于通过意识决定何时何地启动排尿是安全可行的。

控制下尿路的神经通路通过简单的开-关转换，维持着膀胱和尿道出口之间周期性反向关系（即储尿时膀胱松弛，尿道收缩关闭；排尿时膀胱收缩，尿道松弛开放）。在储尿期，膀胱膨胀产生的低压冲动刺激膀胱的传入通路，同时通过旁路途径刺激交感传出通路（下腹下神经）兴奋膀胱出口（膀胱基底和尿道，下腹下神经同时还有逼尿肌抑制作用），以及刺激躯体传出通路（阴部神经）兴奋尿道横纹外括约肌（图1-2A）。这些过程主要是通过脊髓反射介导的。同时，脑桥排尿中枢兴奋尿道外括约肌。在排尿过程中，强烈的膀胱传入冲动激活穿过脑桥排尿中枢的脊髓-延髓-脊髓反射通路，刺激副交感传出通路（盆神经）兴奋膀胱和内括约平滑肌，同时抑制交感和躯体传出通路松弛膀胱出口（图1-2B）。此外，需要去除主要位于大脑额叶的皮质抑制性控制，从而获得自主性膀胱活动增加和尿道放松。

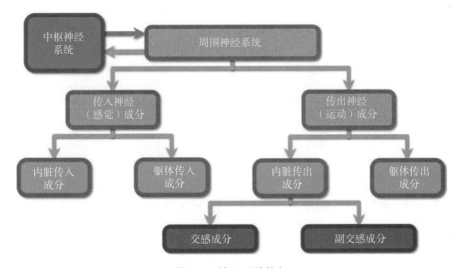

图 1-1　神经系统构架

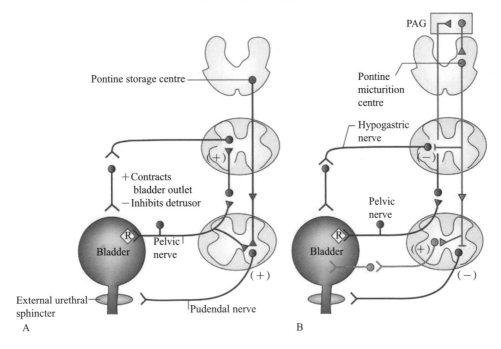

图 1-2　控制尿控和排尿的神经环路

注：A.储尿反射；B.排尿反射。蓝色表示脊髓-延髓-脊髓反射通路，绿色表示副交感神经传出。上行传入通路起自脊髓，可能在到达脑桥排尿中枢前先通过中脑导水管周围灰质（PAG）内的中间神经元。注意这些图的关注点既不是膀胱感觉意识的产生，也不是储尿期转变为排尿期的机制，这两者可能需要PAG以上的大脑通路的参与（传入神经末梢的R代表感受器）（摘自：Fowler et al. with permission Macmillan Publishers Ltd：Nat Rev Neurosci，2008）

参考文献二维码

第2章

神经源性膀胱病理生理学

一、概述

中枢和（或）周围神经系统病变导致的神经源性膀胱（neurogenic bladder，NB）或神经源性膀胱尿道下尿路功能障碍，是泌尿系最具挑战的问题之一。涉及神经系统的多种疾病或损伤可引起慢性膀胱功能障碍，其类型取决于中枢或周围神经系统损伤的平面和程度。膀胱可以表现为过度活动（排空太频繁/快）或者活动低下（无法完全排空），而尿道复合体可以表现为过度活动（引起协同失调性部分/完全尿潴留）或活动低下（诱发尿失禁）。因此，NB病理生理学应描述为神经源性逼尿肌过度活动、神经源性逼尿肌活动低下、逼尿肌括约肌协同失调及神经源性括约肌缺损。应注意NB病理生理学机制的研究模型有人类和动物。由于人类模型更难获得，我们目前关于NB病理生理学的知识主要是基于动物研究和临床观察。

二、神经源性逼尿肌过度活动

神经源性逼尿肌过度活动（neurogenic detrusor overactivity，NDO）是临床诊断，是指发生在尿动力学检查充盈期过程中的逼尿肌收缩（逼尿肌过度活动），同时存在相关的神经系统疾病。但是，目前的定义有一些局限性。神经系统疾病的患者

也可能患有其他导致类似症状和（或）尿动力结果的疾病/状态。如老年男性同时患有神经系统疾病，尿动力学检查充盈期过程中出现的逼尿肌收缩，除了可能是NDO之外，也可能是因为良性前列腺增生引起的膀胱出口梗阻导致的逼尿肌过度活动。此外，无论是男性还是女性患者即使确诊为神经系统疾病，也不能完全排除特发性膀胱过度活动症（overactive bladder，OAB）的可能性。据报道，高达30%的老年男性和女性可以观察到逼尿肌无抑制性收缩。

NDO的发生机制，根据发生在不同解剖部位的病理生理学异常，可能包括运动通路缺乏抑制，或感觉传入和（或）运动传出增强。

- 膀胱尿路上皮/内皮下膜（肌成纤维细胞）和传入神经（尿路上皮传入联结）。
- 膀胱逼尿平滑肌和传出神经（逼尿肌传出联结）。
- 脊髓。
- 大脑。

越来越多的证据表明，膀胱尿路上皮细胞在膀胱活动的调节中起了非常重要的作用。膀胱尿路上皮含有机械敏感和化学敏感的受体或离子通道。主要代表包括缓激肽受体、嘌呤（P2X，P2Y）、神经营养因子、蛋白酶激活受体、上皮钠离子通道（ENaC）及瞬时受体电位通道（TRPC）。尿路上皮细胞也释放多种特异性和非特

异性递质如腺苷三磷酸（ATP）和前列腺素。上皮下层包括肌成纤维细胞和缝隙连接蛋白（连接蛋白 43 和钙黏蛋白 11），可以产生自发性的电活动。正常膀胱传入信号主要通过 Aδ 纤维和极少量的 C 纤维传递。这种化学和结构网络使不同细胞类型、膀胱隔室和传入神经之间的传输和交流成为可能。在考虑 NDO 病理生理学的同时，应特别关注尿路上皮 ATP。尿路上皮 ATP 可以通过嘌呤受体刺激上皮下肌成纤维细胞和（或）传入神经，触发膀胱过度活动。需要注意的是，肌成纤维细胞和传入神经两者还可以释放 ATP。在脊髓损伤患者（spinal cord injury，SCI）中已经证实，即使在创伤早期，膀胱尿路上皮 / 内皮下膜已经发生结构和功能的改变。

类似的调查结果发现，多发性硬化患者的尿路上皮组织中，ATP 也占据 NDO 病理生理学的主导地位。然而，Roosen 等研究强调，神经系统疾病患者中，膀胱内皮下膜缝隙连接形成增加（连接蛋白 43 和钙黏蛋白 11 上调），在神经源性逼尿肌异常的发病机制中有着更加重要的作用。接下来，de Groat 等强调了猫在脊髓横断后传入神经异变的作用，并描述了膀胱传入纤维由 Aδ 纤维转换成 C 纤维。与 Aδ 纤维相比，在排尿反射中 C 纤维传入信号潜伏期较短（短暂失活状态），从而导致膀胱过度活动。SCI 患者的膀胱也发现了类似改变。Yoshimura 等进一步研究证实，SCI 发生后，C 纤维神经元的电生理性能发生了改变，表明 TTx 敏感钠离子通道表达增加是排尿反射潜伏期短的一个潜在原因。此外，Apostolidis 等表明在 NDO 膀胱内皮下膜神经纤维中 P2X3 和 TRPV1 受体表达上调。总而言之，尿路上皮 - 传入联结在 NDO 中可以发生结构和功能上的改变，这在 NDO 病理生理学中起着重要的作用。

在 NB 的临床表现中，节后传出自主神经支配的逼尿平滑肌是主要功能部分。NDO 的发生机制之一是膀胱部分性失神经改变后出现的接头后逼尿平滑肌的超敏感性。由于自主运动神经支配减少这种接头后病理改变，逼尿平滑肌对特异性和非特异性神经递质产生过度应答（超敏感）模式。NDO 形成的另一个机制包括神经递质释放异常和受体分布异常。据报道，SCI 后兴奋性神经递质途径由嘌呤系统变为胆碱能系统。在正常膀胱，逼尿肌主要包含 M2 和 M3 胆碱能（毒蕈碱样）受体，其中 M3 亚型在逼尿肌收缩中起主要作用。有趣的是，最近发现在急性骶上 SCI 和慢性抗毒蕈碱治疗后，这些逼尿肌胆碱能受体的比例和作用会发生改变。Braverman 等报道在脊髓横断大鼠中，毒蕈碱受体总密度与对照组相比显著升高。其中，主要是 M2 受体上升，M3 受体密度不变。此外，正常大鼠 M3 介导的逼尿肌收缩，在脊髓横断大鼠中转变为 M2 介导的逼尿肌收缩。有趣的是，Biardeau 等最近证实，对于脊髓横断大鼠模型，早期进行选择性毒蕈碱受体拮抗管理可以预防 NDO。另一个研究显示，钙激活钾离子通道（BK）下调可能导致自发性收缩活动增加，以及 K_{ATP} 和 SK_{Ca} 钾离子通道是神经源性逼尿平滑肌自发收缩活动的主要调节通道。图 2-1 显示了 NDO 病理生理学描述的异常膀胱隔室概览。

脊髓是连接尿路上皮 - 传入和逼尿肌 - 传出之间的平台。信号传导基于多种神经递质构成的广泛的网络。肠血管活性肽（vasoactive intestinal peptide，VIP）、垂体腺苷酸环化酶激活多肽（pituitary adenylate cyclase-activating polypeptide，PACAP）及 γ- 氨基丁酸（γ-aminobutyric acid，GABA），是 NDO 病理生理学中最重要的脊髓神经递质，应给予特别关注。

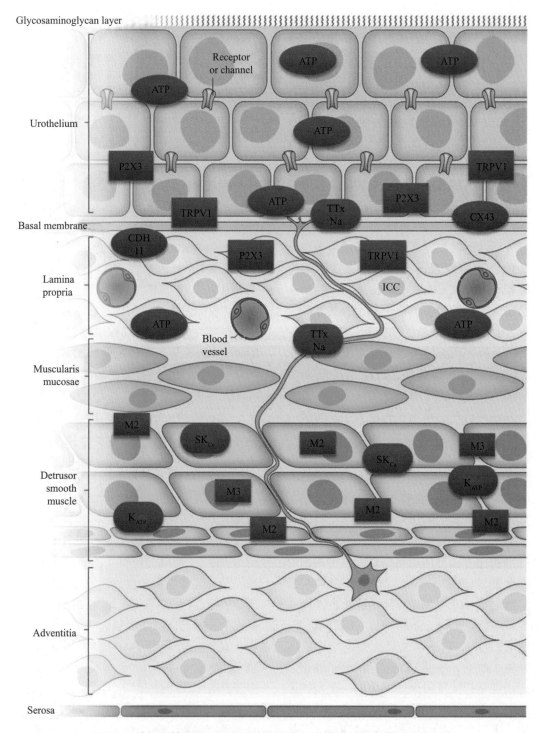

图2-1 神经源性逼尿肌过度活动病理生理学描述的异常膀胱隔室概览

注：ATP.腺苷三磷酸；P2X3.P2X3受体；TRPV1.TRPV1受体；CX43.连接蛋白43；CDH11.钙黏蛋白11；TTx Na.TTx-敏感钠离子通道；M2.2型毒蕈碱受体；M3.3型毒蕈碱受体；K$_{ATP}$.K$_{ATP}$钾离子通道；SK$_{Ca}$.SK$_{Ca}$钾离子通道（摘自：Merrill et al.获得许可，Macmillan Publishers Ltd：Nat Rev Urol，2016）

其中，VIP 和 PACAP 是促进排尿因子，在脊髓横断后出现上调，而 GABA 是抑制排尿因子，在脊髓横断的动物中出现特征性下调。也有关于其他递质的研究报道。动物实验提示大鼠脊髓横断后 ATP、P 物质，以及神经激肽 A 释放显著增高。由于它们被认为是兴奋性神经递质，其浓度增高明显有助于 NDO 形成。在传入传出神经元之间，脊髓内完整的信号传导由中间神经元支持并调节排尿反射。SCI 后由于突触可塑性和下行轴突退变导致中间神经元轴突出芽这一机制，它们的功能可能发生改变。这种突触可塑性促进了更多的传入和传出神经元之间的信号传导，从而导致和促进 NDO。需要注意的是，脊髓各个平面都可以出现病理生理学异常，但是以 NDO 为特征的膀胱功能障碍通常发生于骶区以上的脊髓损害或外伤（参见第 3 章）。

NDO 病理生理学中脑改变的作用尚未研究清楚。最近借由功能磁共振显像（functional magnetic resonance imaging，fMRI）和神经生理学分析，发现了 SCI 后脑的可塑性。据报道，SCI 后在脑皮质上，不同躯体感觉投射产生的脑地形图出现了显著的改变。作者假设这种重组可能会产生临床结果，并针对膀胱功能提出类似的神经可塑性。此外，利用大脑中动脉闭塞动物模型的研究表明前脑增大可以促成 NDO 的维持。

三、神经源性逼尿肌活动低下

神经源性逼尿肌活动低下（neurogenic detrusor underactivity，NDU）是指尿动力学检查发现逼尿肌收缩力减弱和（或）收缩维持时间缩短，从而延长膀胱排空时间和（或）不能在正常时间范围内完全排空膀胱，即逼尿肌活动低下，同时患有相应

的神经系统病变。定义排除了特发性、肌源性及药物引起的逼尿肌活动低下。在逼尿肌活动低下的范围内，如果尿动力学检查中没有发现逼尿肌收缩，则定义为逼尿肌无收缩（acontractile detrusor，AD）。由于盆神经和躯体神经通路（会阴部肌肉和皮肤）传入冲动到达大脑和脊髓后，通过传出神经反射性激活排尿，NDU 发病机制可能包括感觉传入功能障碍（轴突传导或突触传递缺陷），运动传出减少，中枢兴奋传递减少，或中枢抑制加强。因此，NDU 可能存在膀胱周围传入神经损害、膀胱周围传出神经损害、脊髓损害和大脑损害。传入通路损害导致排尿反射提前结束，而传出通路失调导致逼尿肌激活受损。大脑和脊髓是整合控制中心。应注意在诊断 NDU 时，不同的机制可能并存。尽管如此，副交感神经末端突触间隙释放乙酰胆碱减少，最终导致收缩刺激缺失是所有这些病理改变所共有的。

膀胱神经通路受损的病因包括创伤性和非创伤性。支配膀胱的中枢或周围神经发生创伤导致信号流通障碍。膀胱传入通道受损后，Aδ 和 C 纤维两者可能均无法修复，导致各种感觉功能障碍加重。神经通路损害的病理生理学机制包括原发性和继发性。原发性损害是由于初始的外伤冲击和后续的持续性压迫，导致神经的连续性中断。继发性损害包括进行性坏死和炎症细胞侵入，内皮细胞功能改变自由基形成，离子紊乱（最大的变化是细胞内外 K^+ 和 Ca^{2+} 水平），细胞凋亡和神经毒素释放。上述这些因素显著影响神经可塑性。以 NDU 为特征的膀胱功能紊乱通常见于骶髓或周围神经系统损害或外伤（参见第 3 章）。

在非创伤性 NDU 个体中，尤其在系统性疾病引起的多发性神经病变（如糖尿病）中，膀胱行为受损也称为膀胱活动

低下。糖尿病性膀胱病变的患者研究提示糖代谢改变、缺血、轴突运输受损、过氧化物诱导自由基形成，以及施万细胞代谢紊乱可显著引起膀胱神经通路的损害。新近报道提示，多种导致NDU的系统性疾病也可影响其他膀胱隔室，如逼尿平滑肌或尿路上皮。糖尿病（diabetes mellitus，DM）大鼠动物研究提示离体应用乙酰胆碱可以使肌细胞去极化增加，自发活动减少，可能与嘌呤转运的改变有关。Changolkar等证明糖尿病相关性膀胱功能低下与以氧化应激、脂质过氧化物和山梨醇增加、醛糖还原酶过表达和多元醇通路激活为特征的逼尿平滑肌功能失调有关。其他研究强调了神经递质水平变化的作用。据报道，膀胱隔室和传入神经中神经生长因子（nerve growth factor，NGF）和神经营养因子-3（neurotrophin-3，NT-3）水平下降是导致逼尿肌活动低下最重要的改变。另一方面，Pinna等证明内源性前列腺素E2和F2α在DM大鼠尿路上皮的水平比对照组高。这些因子具有膀胱松弛的作用，可以导致膀胱活动低下。类似的发现也见于一氧化氮合成酶（nitric oxide synthase，NOS）的改变和活性氮形成。DM大鼠的膀胱尿路上皮、固有层和平滑肌存在NOS上调。膀胱神经通路的非创伤性损害也可见于神经系统感染。感染机制包括周围神经和（或）神经根的自体免疫反应，或感染从皮肤神经末梢传播到相应背根神经节。神经病变对于膀胱的影响通常采用自主神经病变的形式，可同时累及交感神经和副交感神经、传入神经和传出神经，以及膀胱和尿道的神经支配。

NDU也可见于脑桥和脑桥排尿中枢损害（脑桥被盖背侧）。这些结构传出信号减少导致收缩刺激缺失。Burney等指出小脑可能是NDU的脑代表，并报道小脑梗死的患者发生逼尿肌活动低下的可能性很高，但括约肌功能保存，然而，其他研究结论则相反。药物诱发帕金森病的动物实验（猴子）发现，选择性毁损纹状体（从黑质致密部到纹状体壳）的多巴胺能神经元可显著引起逼尿肌活动低下。

四、逼尿肌-括约肌协同失调

逼尿肌-括约肌协同失调（detrusor-sphincter dyssynergia，DSD）是指在逼尿肌收缩时，同步发生的尿道和（或）尿道周围横纹肌不自主的收缩。DSD也被称为逼尿肌横纹括约肌协同失调和逼尿肌外括约肌协同失调。这种情况的发生是由于脑干（脑干排尿中枢）和骶髓（骶排尿中枢）之间的脊髓通路中断引起的。如果没有神经系统病变，在排尿期，逼尿肌和括约肌协同功能受损定义为功能障碍性排尿或盆底肌过度活动更为合适。

目前关于协同失调的假说主要是当膀胱收缩时，由于失去了脊上的调节，控尿反射过度，使会阴部的肌肉组织出现异常的屈肌反应。因此，目前对于DSD的理解包括脊髓保护反射失去抑制，以及Onuf核的异常兴奋，但这个现象基础的细胞和亚细胞机制尚未被研究。此外，关于DSD描述的初始研究和现在的事件年表结果是相当冲突的。研究者表明尿道括约肌可以早于、晚于或和逼尿肌同时收缩。

五、神经源性括约肌缺损

神经源性括约肌缺损（neurogenic sphincter deficiency，NSD）是神经系统病变导致的固有括约肌缺损（intrinsic sphincter deficiency，ISD），从而引起尿道功能减退或阻抗下降并导致膀胱漏尿的临床诊断。读者应注意，这个定义和ISD的定义意见尚不统一。即使如此，神经系统病变导致NSD这一术语的应用，排除了其他非神经源性因素导致的ISD，如既往盆腔手术、衰老或雌激素缺乏状态。

神经系统病变导致的固有括约肌缺损的病理生理学研究尚不成熟。众所周知，尿道内括约肌是自主神经系统控制的，而尿道外括约肌是躯体神经支配的。有一种假说，前灰柱和（或）前神经根及其下传到括约肌的神经纤维如果发生功能障碍，可以导致固有括约肌的去神经化改变，从而导致ISD。另一种假说强调了交感神经胸腰部中间核的损伤是产生NSD的临床表现的原因。目前没有关于NSD基础的细胞和亚细胞机制的相关数据。

六、结论

见表2-1，表2-2。

表2-1 总 结

总 结	证据级别
神经源性膀胱（NB）病理生理学应基于临床表现进行分析：神经源性逼尿肌过度活动、神经源性逼尿肌活动低下、逼尿肌括约肌协同失调，以及神经源性括约肌缺损	4（专家意见）
目前NB病理生理学的知识基于人类和动物研究，主要是后者	4（专家意见）
NB病理生理学异常可以发生于不同的解剖位点：膀胱上皮/内皮下膜和传入神经、膀胱逼尿平滑肌和传出神经、脊髓，以及大脑	4（在研中）
神经源性逼尿肌过度活动发病机制可能包括缺乏运动通路抑制或感觉传入和（或）运动传出增强	4（在研中）
神经源性逼尿肌活动低下可由感觉传入功能障碍、运动传出减少、中枢兴奋传递减少或中枢抑制增强引起	4（在研中）
逼尿肌括约肌协同失调是逼尿平滑肌收缩时尿道外括约肌运动传出增加的结果	4（在研中）
神经源性括约肌缺损是固有尿道括约肌运动传出减少的结果	4（在研中）

表2-2 推 荐

推 荐	推荐等级
理解NB基础病理生理学有助于NB患者的诊断和治疗	专家意见

参考文献二维码

第3章

神经源性膀胱病理学

一、概述

神经源性膀胱（neurogenic bladder，NB），是全球广泛通用的术语，也称为神经源性下尿路功能障碍，是指在神经系统疾病患者中出现的急性或慢性膀胱功能障碍。多种中枢和（或）周围神经系统问题、病损、疾病或外伤可影响膀胱/括约肌神经支配，从而导致NB临床表现。膀胱的表现根据原发特定疾病的程度和病程长短各不相同，因此可能需要对症状的控制情况和（或）潜在的并发症同时进行严密的监测。也就是说，NB不是一种静止的状态，随着它的自然病程发展可逐步出现泌尿系症状和（或）并发症。

神经系统疾病导致的下尿路功能障碍的临床表现，是由病损的位置和性质决定的。用于日常临床实践的非常简单的分类系统，主要基于病损平面和预期症状及尿流动力学检查结果，见图3-1。

脑桥以上的病损干扰了皮质对排尿反射的抑制作用。其结果是临床主要表现为储尿期的神经源性逼尿肌过度活动。由于脑桥排尿中枢（主导膀胱收缩时尿道括约肌的协同松弛）未被损害，因此尿道关闭功能和逼尿肌括约肌协同作用被保留。

脑桥下-骶上病损，皮质的抑制信号和脑桥排尿中枢的协同信号受到阻碍，患者表现为神经源性逼尿肌过度活动和

（或）逼尿肌括约肌协同失调。可同时出现储尿期和排尿期的症状。由于骶排尿中枢（膀胱收缩的初级反射中枢）未被损害，因此可以观察到无抑制性和不自主收缩（反射性膀胱收缩）。

骶部病损阻断了皮质、脑桥排尿中枢和骶排尿中枢的信号。骶下病损，损害了传入和（或）传出通路，阻断了膀胱和排尿中枢之间的感觉和（或）运动信号的传递。因此，在发生骶部-骶下病损时，膀胱的反射性收缩功能也丧失了。其结果是临床主要表现为神经源性逼尿肌活动低下和（或）神经源性括约肌缺损，以排尿期症状为主。

然而，神经源性下尿路功能障碍的临床表现可能和上述提出的不完全相同。随着各种疾病和病变的发展，可以观察到膀胱行为的频繁演变，并引起预期外的症状和检查结果。在目前可导致NB的病变中，应特别关注创伤性疾病，患者在头部和（或）脊髓外伤后可出现特定症状的变化，并对应不同的诊断和治疗。此外，脑和脊髓损伤通常并存，约11%的脊髓损伤（SCI）患者同时患有脑损伤。脑和脊髓联合伤还可导致不同类型的膀胱功能障碍，使得做出精确的神经泌尿诊断更具挑战性。更复杂的是，创伤还可以影响认知和行为功能。考虑到这些，本章旨在从基础理论上帮助医生开展日常临床实践。

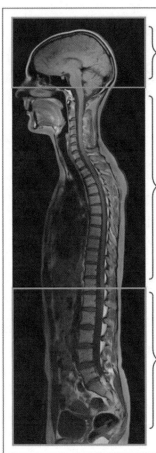

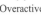
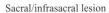
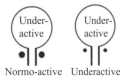

Suprapontine lesion
· History: predominantly storage symptoms
· Ultrasound: insignificant PVRurine volume
· Urodynamics: detrusor overactivity

Over-active / Normo-active

Spinal (infrapontine-suprasacral) lesion
· History: both storage and voiding symptoms
· Ultrasound: PVR urine volume usually raised
· Urodynamics: detrusor overactivity, detrusor-sphincter dyssynergia

Over-active / Overactive

Sacral/infrasacral lesion
· History: predominantly voiding symptoms
· Ultrasound: PVR urine volume raised
· Urodynamics: hypocontractile or acontractile detrusor

Under-active / Normo-active　Under-active / Underactive

图 3-1　神经系统疾病导致的下尿路功能障碍的分类

注：神经系统疾病导致的下尿路功能障碍分类是由病损的位置和性质决定的。蓝框表示脑桥上区域，绿框表示骶部和骶下区域。右图展示了根据病损部位预期的逼尿肌-括约肌系统的功能障碍类型。PVR.残余尿（摘自：Panicker等，获得许可）

二、创伤性疾病及相应神经泌尿学影响

1.颅脑外伤　创伤性脑损伤是美国45岁以下年轻人死亡和致残的主要原因。这一疾病导致的经济负担日益增长，包括急性和急性后期的直接医疗成本，以及丧失生产力的间接成本。

创伤性脑损伤影响脑桥上结构，患者通常表现为神经源性逼尿肌过度活动（NDO）。研究认为NDO更常见于右侧的损害，而左半球的损害与收缩功能受损有关。与其他脑叶相比，大脑额叶损伤更容易引起膀胱功能障碍。Mochizuki等报道右侧单发的额前区皮质病损产生短暂的功能障碍，而双侧病损倾向于产生更永久的下尿路（lower urinary tract，LUT）功能障碍。

在轻度创伤性脑损伤急性期（昏迷），患者由于持续感知到膀胱充满，可发生无意识的排尿。排尿是协同的，没有残余尿。然而，高达10%的急性患者，可以观察到尿潴留，这种功能紊乱的机制尚未研究清楚，可能是意外发生后大脑抑制增加、短暂性脑桥休克或膀胱过度牵拉的结

果。在急性后期，患者通常出现尿频、尿急和急迫性尿失禁。症状的严重程度通常和外伤的程度保持一致，在完全损伤的复杂病例中，也可观察到排尿反射中感觉或运动控制的缺失。由于无抑制性膀胱收缩，残余尿量并不增加。尿动力学检查通常发现逼尿肌过度活动而括约肌功能完整。在一些病例中，还可以看到逼尿肌顺应性（膀胱低压储尿的能力）下降。尽管创伤性脑损伤引起的排尿功能障碍的病因和机制复杂，研究显示这一特定患者群的下尿路功能障碍预后良好，困扰症状的自发性好转和改善可以预料。

2. 脊髓外伤　据报道，全球 SCI 患病率为（236～1009）/100 万人。然而，流行病学数据通常是受限的。SCI 患病率的数据在北美、欧洲和澳大利亚这些高收入国家是相对完整的；而亚洲、非洲和南美国家数据不全，可能会低估总体患病率。创伤性 SCI 对患者本人、他们的家庭、照护者和社会造成了极大的负担，包括躯体和社会心理创伤、医疗保健费用的增加导致大量的经济负担，以及更高的患病率和早期死亡率。这些患者大部分患有膀胱功能障碍，这不仅显著恶化了他们的生活质量，而且如果缺乏有效管理，可出现破坏性的并发症。约 81%SCI 患者在外伤后 1 年内至少出现一定程度的尿路功能障碍。另一方面，这些患者中只有低于 1% 的患者可以完全康复。

SCI 对于下尿路的影响取决于脊髓病损的平面、病程及完全性。因此，SCI 急性期和急性后期的临床表现各不相同，骶上损害和骶部损害的临床表现也各不相同。

（1）脊休克：骶上水平 SCI 急性期后，同时出现自主神经和运动神经反射障碍，表现为在病损平面以下的弛缓性瘫痪和反射活动消失。这种状态称为脊休克，通常持续最高可达 3 个月。不完全性 SCI 患者脊休克维持时间较短，有时仅持续数天。膀胱副交感活动减少，以及脑桥下神经轴的阻断消除了排尿反射，导致逼尿肌活动低下。重要的是，内外括约肌活动保留或快速康复。其结果导致膀胱失去张力及充盈感觉功能障碍，患者表现为尿潴留。通常随后表现为过度充盈导致的滴沥性尿失禁。在脊休克后，神经元环路重组导致出现更多持续性的神经系统改变。

（2）骶上外伤：在骶上区域外伤引起的脊休克之后，由于骶排尿中枢功能保留，膀胱反射功能出现。膀胱充盈意识可能不会完全消失，而排尿反射弧的意识性抑制丧失，可能发生膀胱不自主收缩。尿道外括约肌协同松弛功能通常无法维持。因此，膀胱功能可以表现为神经源性逼尿肌过度活动（NDO）和（或）逼尿肌-括约肌协同失调（DSD）。需要注意的是，这两种病理学改变可能通常是共存的。NDO 引起的尿失禁可同时伴有 DSD 导致的尿潴留。这两种情况排尿欲望都可减弱或消失。由于无抑制膀胱收缩越来越强，残余尿量减少。非特异性刺激，如下腹部或外阴部皮肤搔刮，可以诱发反射活动。$T_{10}\sim L_1/L_2$ 平面脊髓病损的个体通常会出现膀胱颈部开放，引起神经源性内括约肌缺陷导致的尿失禁。

（3）骶部外伤：膀胱的盆神经支配（副交感神经）通常比括约肌的阴部神经支配（躯体神经）高一个骶髓节段发出。同时，神经核团位于骶髓的不同部分，逼尿肌核位于中间外侧柱，阴部神经核位于腹侧灰质。骶区外伤导致了支配膀胱逼尿肌的副交感神经和支配外括约肌的躯体神经发生失神经改变。如果完全损伤，膀胱充盈意识丧失，排尿反射则完全缺失。因此，膀胱行为通常以神经源性逼尿肌活动低下为特征，在尿动力学检查中不出现任何收缩（逼尿肌无收缩）。也可出现尿道内括约肌功能缺失导致的尿失禁。有趣的是，骶区SCI患者外括约肌关闭功能通常保留，但松弛能力受限，无法自主松弛。鉴于上述各种异常，患者可表现为尿潴留和（或）充溢性尿失禁或尿道关闭功能丧失导致的尿失禁。此外，骶骨远端病损的患者有膀胱顺应性下降的风险。也有学者提出，交感神经通路改变可以解释膀胱顺应性的下降。

（4）脊髓外伤和膀胱行为：多个研究调查了外伤平面或完整性与膀胱行为之间的相关性。表3-1代表最近发表的关于外伤平面的Meta分析的结果。表3-2分析了骶上SCI患者外伤的完整性和膀胱行为之间的相关性，图3-2展示了SCI后膀胱功能障碍的总体情况。

综上所述，外伤的平面和完整性可以帮助对膀胱行为进行预测和分类。但是，SCI后神经源性下尿路功能障碍在不同的个体中表现各不相同，因此需要基于特定的个体进行诊断，并制订个性化管理策略。在这个过程中，应借助尿动力学评估基线功能障碍的特征，并辨别患者是否具有上尿路恶化的风险。

表3-1　脊髓外伤患者外伤平面和膀胱行为相关性Meta分析结果

外伤平面	神经源性逼尿肌过度活动（NDO）	逼尿肌括约肌协同失调（DSD）	神经源性逼尿肌活动低下（NDU）	正常膀胱功能	患者数
颈椎	65%	63%	9%	1%	259
胸椎	78%	72%	9%	2%	215
腰椎	49%	33%	39%	2%	137
骶椎	22%	13%	70%	9%	46
P	< 0.001	< 0.001	< 0.001	0.002	

表3-2　骶上SCI患者外伤的完整性和膀胱行为之间的相关性

	Weld等			Rapidi等		
	NDO/DSD	NDU（%）	患者数	NDO/DSD	NDU（%）	患者数
完全性创伤	100%	0	35	93%	7	126
不完全性创伤	93%	3.7	161	93%	7	28
P	0.282			0.649		

注：外伤完整性定义基于美国脊髓外伤协会（American Spinal Injury Association，ASIA）伤残等级。完全性创伤（两个研究中均定义为ASIA A）。不完全性创伤（Weld等的研究定义为ASIA B-D，Rapidi等的研究定义为ASIA B）。NDO.神经源性逼尿肌过度活动；DSD.逼尿肌-括约肌协同失调；NDU.神经源性逼尿肌活动低下

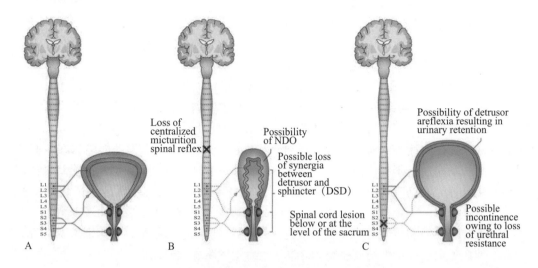

图3-2　脊髓外伤后观察到的典型的膀胱功能障碍类型

注：A.完整的膀胱神经支配。B.骶上脊髓损伤患者的膀胱神经支配。这类患者通常表现为神经源性逼尿肌过度活动和逼尿肌-括约肌协同失调。如果影响到交感神经，可导致膀胱颈开放。膀胱充盈感觉可消失。如果患者副交感神经完整，可出现脊髓排尿反射。基于脊髓损伤的确切位置和程度不同，每个患者的症状可能各不相同。C.骶区或骶下SCI患者的膀胱神经支配。这类患者由于丧失脊髓排尿反射，更可能出现尿潴留。膀胱充盈感觉可消失。由于同时存在尿道控尿功能丧失，尿失禁风险增加。同样，基于SCI的确切位置和程度不同，每个患者的症状可能各不相同。红线＝交感神经支配（通过下腹下神经），起自脊髓的上腰椎平面。蓝线＝副交感和躯体神经支配（分别通过盆神经和阴部神经），起自脊髓骶部平面（摘自：Wyndaele等再版，获得许可，Macmillan Publishers Ltd：Nat Rev Urol，2016）

三、非创伤性疾病及相应神经泌尿学影响

1.脑桥上病变（脑）

（1）脑血管意外（卒中）：脑血管意外（cerebrovascular accident，CVA；或称stroke）是老年人患病率和死亡率的主要原因之一。脑卒中发病率为41～316/（10万人·年）。即使在过去的20年中，全世界年龄矫正卒中病死率在下降，但是每年脑卒中患者的发病数、后遗症患病数和死亡数这些绝对数值仍然呈现上升趋势。脑卒中幸存者中仅有10%没有后遗症，而40%有轻度残障，40%有显著残障，10%需要护理院护理。

膀胱功能受损是对脑卒中后患者健康相关生活质量影响最大的因素之一。CVA后泌尿系症状的患病率为11%至几乎80%。尿失禁是最常见的脑卒中后遗症，在脑卒中住院患者中，发生率超过1/3，且1年随访发现1/4的患者仍有尿失禁。脑卒中后出现尿失禁是死亡率增高、专业机构护理需求增加和残障率增高的强预测因子。患者还可出现夜尿症（36%～79%）、尿频（17.5%～36%）、尿急（19%～29%）、排尿困难（25%）、腹压排尿（3.5%）及疼痛（2.5%）。应强调临床症状取决于卒中的发展阶段。

在CVA急性期，患者通常表现为尿潴留，这一现象的机制目前尚未研究清楚。尿潴留可以是脑梗死的神经系统表现（称为"脑休克"），也可以表现为神经源性逼尿肌活动低下（NDU）或DSD。需要注意的是，DSD在脑血管意外发生后非常罕见，真正的协同失调通常意味着皮质损伤的同时发生了脊髓损伤。脑卒中后DSD通常容易和假性失调相混淆。膀胱过度扩张导致

的无法排尿也可能是由于意识受损、行动受限、丧失语言沟通能力引起的。脑卒中发生后 2 周内早期尿潴留的患病率据估计为 29% ～ 67%。脑外伤后最初 3d 内观察到的尿潴留比例更高。尿潴留通常在出院后 2 个月内缓解，相应的尿动力学数据也提示膀胱行为从无收缩进展过度活动。可能和尿潴留相关的风险因素包括糖尿病、认知功能损害、失语症、功能状态下降、脑卒中的出血类型及额叶外伤。

康复早期也可以 NDO 引起的尿失禁为特征。Brittain 等基于入院数据，统计这种情况的发生率为 32% ～ 79%。Thomas 等报道了高达 25% 的尿失禁患者在出院时可能仍存在问题。Pizzi 等分析了 106 名缺血性脑卒中住院患者的基础尿流动力学病理学，并于 30d 后对其中的 63 名患者重复检查。这个研究的结果详见表 3-3。综上所述，可以证明，脑卒中后早期下尿路症状范围很广（从尿潴留到失禁）。

脑卒中的急性后（慢性）期，正常膀胱功能可以恢复，或者膀胱功能受损可能进展为更加持久的功能紊乱，通常表现为尿失禁、尿频和尿急。Patel 等报道了脑卒中后 1 年 15% 的患者患有尿失禁，2 年为 10%。Brocklehurst 等发表了类似的结果，CVA 后数月尿失禁的患病率为 12%。值得强调的是，当前文献报道的尿失禁数据差异很大，主要是因为对尿失禁的定义、评估方法和分析人群不同，一些研究报道脑卒中 1 年后高达 70% 的患者可能患有尿失禁。尽管如此，大部分研究者同意脑卒中患者尿失禁发生率随着时间推移呈现下降趋势。脑卒中后患者尿失禁可能相关的风险因素包括年龄增长、女性、额叶外伤，以及主要以脑卒中面积为特征的卒中严重程度。

脑卒中后出现下尿路功能障碍和病死率增加、功能预后差及健康相关生活质量下降强烈相关。因此，对于这些患者应提供精准的诊断和相应的个性化看护。多个研究发现，脑卒中后重新获得控尿或维持控尿功能的患者预后较好。能控尿的患者需要专业机构护理和残障率更低。此外，那些患者更倾向于参加脑卒中康复治疗，并恢复日常生活中的自理活动。

（2）退变

①帕金森综合征：帕金森综合征是包括一些具有共同的临床特点，但是病理学基础不同的一类疾病。日常临床实践中使用的简单的分类系统将综合征分为帕金森病（75% ～ 80% 帕金森综合征）和非帕金森病（20% 帕金森综合征，其中最常见多系统萎缩）。

②帕金森病：帕金森病（Parkinson disease，PD）是一种慢性进展性的运动功能紊乱，但随着对该病的广泛认识，发现了许多非运动性症状，反映出多因素的起源和多系统的临床表现。在早期，出现震颤、僵化、动作迟缓、困难步态、姿势不稳定。痴呆、抑郁、认知和情绪问题也可发生，尤其在疾病的进展期。

西方国家 PD 的患病率据估计在（17 ～ 150）/10 万人。重要的是，这些患者中膀胱功能障碍的发生率高达 70%。膀胱症状对于原发病进展更具预测性。一项 545 名轻度 PD 患者的多国研究显示，患者通常出现夜尿（62%）和尿急（56%），尿急可伴有或不伴有尿失禁。有趣的是，泌尿系

表3-3　脑卒中患者排尿问题基础尿流动力学病理学

	正常膀胱功能（%）	神经源性逼尿肌过度活动（%）	神经源性逼尿肌过度活动伴收缩功能受损（%）	神经源性逼尿肌活动低下（%）
入院	15	56	14	15
入院后 30d	30	48	6	16

注：数据来自 Pizzi 等

症状是最常报道的非运动性症状。即使不如储尿期问题常见，排尿症状也会发生。尤其在疾病的进展期，患者可出现排尿踌躇、腹压排尿和尿流变细。然而，其特征是残余尿通常很少。排尿症状的出现主要是由于药物（左旋多巴及其代谢产物，如去甲肾上腺素）导致尿道压增高引起的。应记住在老年 PD 患者中可能合并良性前列腺增生（benign prostatic hyperplasia，BPH）。缺乏关于 PD 早期神经系统病变严重程度和膀胱症状发病之间关联性的数据。帕金森运动症状起病后 5 ～ 6 年开始出现泌尿系统症状。这导致很难鉴别膀胱功能障碍是由于进展期 PD 引起的，还是BPH 引起。此外，泌尿科医生应意识到PD 患者和自主括约肌收缩功能弱的患者在前列腺手术后可出现尿失禁加重。需要注意的是，这并不意味着应避免前列腺手术。当今，也有学者提出如果发生难治性排尿症状，新发尿失禁的风险可能是最小的。术前应行尿流动力学检查明确膀胱出口梗阻，以证实前列腺手术对于仔细选择的人群是合适的治疗方法。

保留膀胱感觉的 NDO 是 PD 患者最常见的尿动力学检查结果，在所有病例中发生率为 36% ～ 93%。也可见 NDU 或逼尿肌无收缩（0 ～ 48%）。一些研究证实，随着病情发展，膀胱行为从过度活动进展为收缩功能受损。PD 患者尿道功能的研究结果尚不一致。大多数研究没有报道 DSD，但有些研究提出可能存在横纹括约肌松弛功能受损或延迟。读者应记住上述矛盾可能是由于把假性协同失调误认为是 DSD，或者纳入了其他可能导致真正 DSD 的神经系统疾病（如多系统萎缩）。此外，动物研究证实左旋多巴（PD 常用药物）可显著影响尿道外括约肌的活动。直到现在，PD患者尚未见报道出现尿道内括约肌缺陷。

③多系统萎缩：多系统萎缩（multiple system atrophy，MSA），类似于 PD，是一种退行性神经系统疾病，曾命名为基础病理特征相同的纹状体黑质变性、散发性橄榄脑桥小脑萎缩及 Shy-Drager 综合征。要确诊 MSA，必须证实存在自主神经功能衰竭，即直立性低血压和（或）泌尿功能障碍。帕金森患者对左旋多巴应答不良或出现小脑症状也可支持 MSA 的诊断。基于主要的运动缺陷，MSA 可分类为 MSA-P（帕金森主导型）和 MSA-C（小脑主导型）。即使对于专家而言，MSA-P（MSA 最常见的临床形式）和 PD 的临床鉴别诊断仍很困难，通常需要多学科临床医生强有力的共同努力。在 MSA 患者中，对多巴胺受体激动剂的反应有限、缺乏单侧优势和静息震颤及疾病进展快速，比在 PD 患者中更为明显。疾病的早期发生显著的痴呆、幻觉、姿势的不稳定，以及早期出现严重的自主功能障碍和除了震颤以外的非自主运动，更具非帕金森病的特征。

MSA 患病率数据缺乏。一项冰岛全国性研究估计 MSA 患病率为 3/10 万人。同期法国流行病学研究显示患病率为 2/10万人。分析目前的数据，可以推测 MSA比 PD 更罕见。

高达 96% 的 MSA 患者可出现泌尿系症状。相比之下，43% 的 MSA 患者出现直立问题。最常见的泌尿系症状是排尿困难（79%），其次是夜尿（74%）、尿急（63%）、尿失禁（63%）、尿频（45%）、夜间遗尿（19%）和尿潴留（8%）。患者也可表现为这些症状的组合。重要的是，泌尿系症状通常先于直立或运动症状出现。高达 50% ～ 60% MSA 患者在出现直立症状或运动功能障碍之前或差不多时间出现泌尿系症状。重要的是，泌尿功能障碍从不是 PD 的首发症状。相似的，勃起功能障碍也常可成为 MSA 的首发症状。这些数据强调了泌尿科医生可能常会忽视这些症状的潜在的神经系统病变，尤其在疾病的早期或合并有BPH的男性患者。男性MSA患者甚至可能在纠正神经系统诊断前，已经接受了膀胱出口梗阻手术。

33%～100%的MSA患者可发生NDO，而约60%可见NDU。有趣的是，一小部分MSA患者可同时存在储尿期的膀胱过度活动和排尿期的活动低下。这个症状组合定义为逼尿肌过度活动伴收缩功能受损（第8章尿潴留中进一步描述）。注意与PD患者相比，逼尿肌收缩功能减弱更常见于MSA患者。由于MSA影响多个脑部区域，甚至脑桥和更下方的区域，47%的MSA患者可以表现为真正的DSD。另一个有趣的发现，46%～100%的MSA患者存在膀胱颈开放，意味着内括约肌缺陷，临床表现为尿失禁。偶见充盈期外括约肌无抑制性松弛，导致尿失禁加重。

PD和MSA（尤其是MSA-P）的临床表现常常看起来类似，表3-4总结了这些疾病的主要区别。

④痴呆：痴呆（dementia）是对智能下降且干扰日常生活的通用术语。痴呆的起因可以通过神经病理学、临床表现和（或）假设的病因学进行分类。其中，阿尔茨海默病（Alzheimer disease，AD）

是痴呆最常见的不可逆的原因，估计占60%～80%。

阿尔茨海默病中痴呆的特征为记忆力衰退、智能受损、言语不利、各种类型的失用症和失认症。病理变化主要发生在颞叶、顶叶和内侧额叶皮质。泌尿系症状也可发生但是在早期并非常见。尿失禁是最常见的泌尿系问题，患病率为11%～90%，读者应记住老年人尿失禁的病因是多因素的，包括认知和躯体残疾、意识性意愿受损、合并症、周围环境及潜在的神经系统疾病。由于AD病理生理学排尿反射的皮质抑制受到扰乱，AD患者中神经系统病变因素导致的膀胱功能障碍可表现为NDO。Mori等检测31家机构中的AD患者，发现逼尿肌过度活动发生率为58%。Sugiyama等报道20例AD患者40%发生逼尿肌过度活动。有趣的是，13例尿失禁患者中发现8例逼尿肌过度活动，7例控尿良好的患者中无逼尿肌过度活动发生。一些研究发现，逼尿肌过度活动也可伴随收缩功能受损，表现为残余尿增多（逼尿肌过度活动伴逼尿肌收缩功能受损，将在第8章尿潴留中进一步讨论）。

（3）脑肿瘤：颅内肿瘤患病率低于脑卒中，全球发病率为10.82/10万人。类似脑

表3-4　帕金森病和多系统萎缩的主要区别

特征	帕金森病	多系统萎缩
病理生理学	黑质内多巴胺耗损	各种病变的神经胶质包涵体
美国患病率	50～59岁人群17.4/10万人，70～79岁人群93.1/10万人	50～99岁人群3/10万人
LUTS发病时间	运动症状起病后很多年	通常先于其他非运动或运动症状
典型症状	OAB症状，排尿困难	OAB症状，排尿困难，尿潴留
尿流动力学检查结果	逼尿肌过度活动，轻度BOO，尿道松弛受损，横纹括约肌松弛延迟	逼尿肌过度活动，充盈期无抑制性尿道括约肌松弛，充盈期膀胱颈开放，膀胱收缩不足
多巴胺药物治疗	有效	最低限度有效
前列腺切除术	有效	无效

注：BOO.膀胱出口梗阻；LUTS.下尿路症状；OAB.膀胱过度活动（摘自：Ogawa等再版，获得许可，Macmillan Publishers Ltd；Nat Rev Urol. 2017）

卒中，颅内肿瘤患者可出现泌尿系症状。

脑肿瘤破坏中枢排尿机制。病理生理学机制包括快速生长的肿瘤破坏脑组织，侵犯神经通路，以及正常脑结构被肿瘤组织取代，颅内压增加。因此，大脑额叶的肿瘤可能引起中枢抑制传出信号的缺失，导致逼尿肌过度活动，表现为急迫性尿失禁。排尿的自主控制也可受损。

脑肿瘤临床表现中，泌尿系症状不是主要症状。大脑额叶肿瘤下尿路症状的发病率据估计为14%～28%。其他部位脑肿瘤出现膀胱问题低于2%。患者典型表现为储尿期症状，如尿急、尿频、夜尿和尿失禁，但表现出来的症状可以各不相同。脑桥肿瘤患者更可能表现为排尿困难和尿潴留。

颅内肿瘤患者尿流动力学检查数据有限，仅限单一研究或病例报道。当储尿期症状发生，大脑额叶肿瘤患者最常见的检查结果是NDO。脑桥肿瘤患者，涉及脑桥排尿中枢，DSD是较常见的功能障碍。

（4）脑性瘫痪：脑性瘫痪（cerebral palsy，CP）是一组永久性非进展性脑部疾病，导致多种运动异常，通常伴有智能受损、抽搐或其他脑功能障碍。排除脊髓受累。CP是一种始于童年早期，持续终身的状态。

新近发表的Meta分析显示平均55.5%的CP患者患有一个或多个下尿路症状。尿失禁是最常见的症状，患病率为20%～94%。尿急和尿频也分别见于38.5%和22.5%的患者。排尿期症状患病率低于储尿期症状。排尿踌躇患病率为2%～51.5%，平均为24%。智力低下或表现为痉挛的四肢瘫患儿，泌尿功能障碍患病率更高。

NDO是最常见的尿流动力学异常表现，平均患病率为59%。但据报道高达44%的CP患者诊断为NDO但是并未出现下尿路症状。约70%的CP患者出现膀胱容量低于年龄矫正的预期膀胱容量。有趣的是，多个研究提出DSD，平均患病率为11%。由于CP定义只包括脑桥上损害，一些患者可能合并有脊髓损害并表现出相应异常。另一个理论强调调查中的DSD事实上是假性协同失调，是盆底对膀胱过度活动的自主控尿反应导致的盆底过度活动的结果。

2. 脑桥下-骶上病变（脊髓）

（1）脱髓鞘病变：脱髓鞘病变（demyelinating）是以白质内髓鞘结构损毁或损害为特征的病变。病变损害了传入神经的信号传导，根据受累神经可导致感觉、运动、认知或其他功能缺陷。考虑到这些神经系统疾病对膀胱行为的作用，应特别关注两类脱髓鞘病变。

① 多发性硬化：多发性硬化（multiple sclerosis，MS）是最常见的慢性进展性自体免疫性脱髓鞘病变，欧洲中位患病率为80/10万人，美国为135/10万人。初次诊断通常见于年轻个体，发病中位年龄为30岁，女性发病率远高于男性。

慢性自体免疫性T细胞介导的中枢神经系统炎症破坏髓鞘是这个疾病的病因学特点。最终，脱髓鞘病变减慢或阻断脊髓和脑皮质轴突通路的信号传导。因此，临床症状（包括泌尿系症状）非常多样化。MS的主要原因仍然未知，基因、免疫和环境因素被认为是疾病进展的主要原因。

即使泌尿系症状作为MS的首发症状（3%～10%）较为罕见，约2/3的MS患者有与疾病相关的中重度泌尿系问题。MS病损可以累及中枢神经系统的多个部分，但临床数据显示膀胱症状最常见的原因是由于脊髓病损导致了脑干排尿中枢和骶排尿中枢之间的信号传导中断。医生应记住下尿路症状也可由于认知问题（记忆力衰退、无动机、失用症、语言功能障碍）、相关合并症（良性前列腺增生、尿路感染、压力性尿失禁）、功能残疾（行动减少，体质虚弱）或药物（阿片类镇痛药，三环类抗抑郁药）导致。通常在 MS 诊断后 6 年（中位数）开始出现膀胱症状。与排尿期症状相比，储尿期症状更常见。尿急见于 38%～99% 的 MS 患者，尿频 26%～82%，急迫性尿失禁 27%～66%。需要重点关注的是，压力性尿失禁也可见于高达 56% 的 MS 患者，因此混合性尿失禁的症状也常被报道。排尿期症状患病率较低，为 6%～49%。高达 50% 的 MS 患者可同时出现储尿期和排尿期症状。随着病程发展和躯体残障加重，下尿路症状通常进行性加重且更难管理。

逼尿肌过度活动是最常见的尿流动力学检查结果，患病率为 34%～91%，接下来是 DSD 和逼尿肌活动低下，患病率分别为 5%～60% 和低于 37%。膀胱顺应性下降可见于 2%～10%MS 患者。有趣的是，3%～34% 主诉有泌尿系症状的 MS 患者发现逼尿肌活动是正常的。另一方面，无症状患者也可出现尿流动力学检查异常。研究显示，不同的尿流动力学检查结果通常可共存。43%～80% 的患者 DSD 可与逼尿肌过度活动同时发生，或 5%～9% 的患者 DSD 可与逼尿肌活动低下同时发生。随着病情发展，尿流动力学检查结果的进展也有相关描述。Ciancio 等评估了 22 例至少接受了两次尿流动力学检查的 MS 患者，中位随访间隔为 42～45 个月。他们报道有 55% 的受试患者尿流动力学检查结果发生了改变，包括膀胱容量、收缩性、压力或逼尿肌顺应性的改变。在随访期，64% 的 MS 患者表现出相同的症状（可能恶化），36% 的患者出现新症状。两组患者前后两次的尿流动力学检查结果均证实具有显著差异，其中没有出现新症状的患者中 43% 出现显著尿流动力学改变，出现新症状的患者中 75% 出现显著尿流动力学

改变。另一个数据强调了随着病程进展，DSD 患病率可上升。MS 患者疾病进展 48 个月后 DSD 患病率为 13%，而 109 个月后高达 50% 的患者证实存在 DSD。

②横贯性脊髓炎：横贯性脊髓炎（transverse myelitis）是一种免疫介导的脊髓损害，临床上表现为类感染综合征。其病因可以是病毒、细菌、寄生虫、结核或特发性。横贯性脊髓炎可以是中枢神经系统疾病（如多发性硬化）、多系统疾病（如系统性红斑狼疮）等多病灶疾病的一部分，也可以孤立性、特发性疾病的形式存在。脊髓的灰质和白质均受累。在罕见病例，周围神经系统也可被破坏。

急性横贯性脊髓炎发病率为 1～4/（100 万人·年），所有年龄段的人群均有分布，其中 10～19 岁和 30～39 岁这两个年龄段出现发病双高峰。当病情发展到最严重的程度时，几乎所有患者都有膀胱功能障碍。

患者通常同时表现为储尿期和排尿期症状，原发病控制后残留的膀胱功能障碍通常倾向于持续很长时间。在起病的时候患者典型主诉为尿潴留或排尿困难。

关于横贯性脊髓炎患者尿流动力学检查结果数据缺乏，新近发表的研究报道逼尿肌过度活动是最常见的尿流动力学异常（高达 76% 的患者），其后是 DSD 和顺应性下降（分别为 48% 和 33%）。另一个研究表明 DSD 是最常见的尿流动力学异常（48% 的患者），其后是逼尿肌过度活动（35%）和膀胱顺应性下降（4%）。

（2）脊柱裂：脊柱裂（spina bifida），也称为脊髓发育不良（myelodysplasia），是一种由于神经管尾部闭合不完全造成的出生缺陷，导致部分或全部椎管内内容物从背侧的缺损部位突出。是先天性泌尿系残障的首位原因，也是儿童最常见的神经源性膀胱的原因。发达国家约每年 1000

个出生人口中出现1例，10～69岁人群中患病率为（8～9）/1万人。脊柱的所有节段都可累及，其中颈段2%，胸段5%，腰段26%，腰骶段47%和骶区20%。

高达96%的脊柱裂患者膀胱功能受到损害。由于累及的部位不同，脊椎和脊髓节段的对应关系又具有多样性，临床表现可显著不同。此外，椎体和脊髓之间的差异生长率可导致膀胱行为的动态变化。因此，患者可表现为储尿期症状或排尿期症状，或两者兼而有之，并表现出进展的趋势。症状通常起于婴儿或儿童，但脊髓栓系患者也可延迟到成人期出现症状。应严密监测这些患者，他们出现上尿路恶化的风险更高。

尿流动力学检查中各种功能障碍都可发现，包括NDO、DSD、NDU及膀胱无收缩。由于腰部和腰骶部缺损最常见，大部分患者表现为逼尿肌过度活动和（或）DSD。

3.骶-骶下病变（脊髓和周围神经系统）

（1）椎间盘突出：椎间盘退变导致的椎间盘突出严重影响了患者的生活质量，并可导致严重的慢性残障。基于突出的部位不同，临床症状各不相同。椎间盘突出最常见于L_4/L_5和L_5/S_1平面，见于大约90%有症状的病例。脊柱远端椎体和脊髓节段的关系最明确，这些平面椎间盘的突出或挤出（椎间盘在椎管内突出过度）主要影响脊髓骶段。发病机制还包括对蛛网膜下腔的脊髓神经根的压迫，导致传入和传出通路功能障碍。在某些情况下，一个大的中央型突出或后外侧椎间盘突出向内侧移位可广泛压迫多个脊髓水平发出的神经根，表现为马尾神经综合征（单侧或双侧坐骨神经痛，鞍区感觉障碍，膀胱和肠道功能障碍，下肢无力和感觉丧失）。

椎间盘突出患者出现神经源性下尿路功能障碍的发病率很难估计。需要手术治疗的患者泌尿系症状的患病率为20%～68%。那些出现下尿路症状的患者通常主诉排尿问题，包括排尿中断、排尿踌躇、腹压排尿或膀胱排空不完全。尿失禁罕见，如果出现，通常意味着椎间盘的严重挤出。

绝大多数与椎间盘突出相关的神经病变主诉（包括膀胱行为损害）是由于神经压迫引起的，进展缓慢。约40%椎间盘突出的患者出现尿流动力学检查异常。早期突出可导致神经激惹和逼尿肌过度活动，进一步发展可导致膀胱感觉受损，并导致逼尿肌活动低下或逼尿肌无收缩。尿流动力学检查异常的患者中，最常见的表现为逼尿肌活动低下，患病率为26%～74%。如果神经根发生急性强压迫，此时神经通路中断，逼尿肌活动低下可与括约肌功能障碍并存。

（2）周围神经病变：周围神经病变（peripheral neuropathy）是一系列由于周围神经系统损害导致的功能紊乱的通用术语。基于受累神经的类型，可以表现为感觉、运动或器官功能受损，并据此分为感觉型、运动型或自主型。多种疾病或外伤可导致周围神经病变并表现为膀胱行为受损：系统性疾病（糖尿病、结节病、淀粉样变性、卟啉病）、感染（腰骶部带状疱疹、泌尿生殖系统单纯性疱疹、脊髓结核）、免疫系统疾病（AIDS、血管炎、吉兰-巴雷综合征）、药物（化疗）、放疗、盆腔手术、饮酒过量。其中，应特别关注糖尿病和医源性因素，如盆腔手术和放疗。

1）糖尿病：糖尿病（diabetes mellitus, DM）是世界上最常见的周围神经病变的病因，几乎1/3的DM患者有周围神经病变的征象。随着病程延长，周围神经病变患病率递增，病程小于5年患病率为21%，而大于10年患病率为37%。

高达80%的糖尿病患者主诉有泌尿系症状。注意这些症状中部分可能是代谢紊乱的结果（尤其是多尿），或泌尿系合并症的结果（尤其是BPH或尿路感染）。据报道，糖尿病膀胱病变（糖尿病神经病变累及支配膀胱的神经）可毫无征象地发生在糖尿病早期。1型糖尿病膀胱病变的患病率据估计为43%～87%，没有性别和年龄的差异。糖尿病神经病变同时累及周围神经系统的传入和传出通路，减少膀胱充盈感觉，损害收缩信号传递，从而导致排尿频次下降（伴膀胱容量增大）和尿流变细（伴膀胱排空不完全）。因此，患者典型表现为残余尿量增多和（或）慢性尿潴留。

尿流动力学检查通常提示逼尿肌活动低下，伴尿意感迟钝，伴膀胱容量增大，也可见其他功能障碍。Bansal等报道79%有症状的DM患者出现NDU，39%出现逼尿肌过度活动，23%出现初尿意受损，25%出现膀胱容量增大，以及男性患者中29%出现膀胱出口梗阻。Kaplan等则提出较高的逼尿肌过度活动发生率（55%）和较低的逼尿肌活动低下或无收缩发生率（33%）。这一现象可以通过逼尿肌不稳定、合并脑血管问题，或合并BPH来解释。这些病例中，患者更常见的是储尿期问题。

2）医源性因素

①盆腔手术：广泛的盆腔手术，如直肠癌腹会阴联合切除术、根治性子宫切除术或前列腺切除术及腹主动脉髂动脉手术，都可能损害膀胱的盆神经支配，导致神经源性下尿路功能障碍。功能障碍的表现和机制基于手术的特定类型和术前病理各不相同。神经病变可以诊断描述为感觉型、运动型和（或）自主型。膀胱、尿道或括约肌发生结构外伤时，也可并存神经外伤。

医源性神经性膀胱功能障碍可在术后早期（周/月）消失，或稳定的持续数年。临床表现基于受累的神经。副交感神经通路（主导逼尿肌收缩和尿道松弛）损害可导致逼尿肌活动低下或无收缩，伴或不伴有尿道括约肌松弛（失神经支配或活动低下）。交感神经通路（主导抑制膀胱收缩和加强膀胱出口关闭功能）损害，可导致膀胱顺应性下降和膀胱出口关闭功能不全。躯体神经通路（主导尿道外括约肌的控制）损害可导致膀胱出口功能受损。上述通路同时发生损害时也会损害传入通路，导致膀胱感觉受损。

典型的盆腔术后患者同时存在副交感神经、交感神经和躯体神经的失神经改变。经典的临床表现包括非收缩性膀胱（noncontractile bladder），即逼尿肌活动低下或无收缩，伴或不伴有尿道括约肌受损，导致残余尿量增加和排空不完全。

直肠癌术后泌尿系功能障碍的发生率为30%～70%，通常是副交感神经和交感神经同时发生失神经改变的结果。腹会阴途径根治性直肠切除术后2周至4个月可以观察到膀胱行为受损，在这段时间内，75%的尿失禁患者重新获得被动尿控。与之相比，预期有31%的患者术后症状持续6个月，主要是永久性和长期功能障碍。高达86%的根治性子宫切除术患者可出现神经源性下尿路功能障碍，副交感神经失神经改变比交感神经更为常见。根治性前列腺切除术后神经通路损害导致的膀胱行为受损很难定性。大部分患者术后尿失禁源于尿道内括约肌的直接损害，表现为压力性尿失禁。然而，一些患者同时存在逼尿肌功能障碍，如过度活动或顺应性下降。可用的数据显示，在根治性前列腺切除术的同时，加强关注保留神经可显著改善膀胱控制。

②放疗：盆腔脏器位于狭小的空间内，导致不同的区域（包括区域内的周围神经）同步受到放疗。放疗后的膀胱功能障碍主要由神经损害引起。此外，化疗药物可能会敏化神经组织对辐射的反应。病理生理学机制还包括直接放射性损害导致膀胱和

尿道的微血管、上皮和肌肉成分的纤维化和缺血。由于神经胶质细胞和施万细胞缓慢的增殖周期，放疗诱发的神经病变的症状可以发生于放疗后数月至数年。据报道，前列腺、膀胱、直肠、宫颈和子宫癌盆腔放疗后均可发生神经源性下尿路症状。

四、结论

见表3-5，表3-6。

表3-5　总　　结

总　　结	证据级别
神经系统疾病导致的膀胱功能障碍的类型取决于病变的位置和性质	3
脑桥上病变的患者临床表现通常以储尿期症状为主，表现为神经源性逼尿肌过度活动。脑桥下-骶上病变可兼有储尿期症状和（或）排尿期症状，表现为神经源性逼尿肌过度活动和（或）逼尿肌-括约肌协同失调。在骶-骶下病变中，与储尿期症状相比，患者更倾向于出现排尿症状，神经源性逼尿肌活动低下是最常见的结果	4（专家意见）
创伤性疾病通常以特定症状的进展为特征。中枢神经系统（脑或脊髓）外伤后可出现"休克"期，表现为逼尿肌活动低下。脊髓病变的平面和完全性可以预测相应的膀胱行为，每个患者的临床表现各不相同	3
约81%的SCI患者外伤后1年内至少有一定程度的下尿路功能障碍。另一方面，低于1%的患者可以完全恢复	3
非创伤性疾病膀胱行为不是一成不变的。随着基础神经系统疾病的进展，初始膀胱功能障碍可进展。与创伤性疾病相同，医生可尝试预测下尿路功能障碍	4（专家意见）
即使在基础病变相同的患者中，非创伤性脑桥上病变导致的膀胱功能障碍患病率仍具有显著差异性。据报道，脑卒中后泌尿系症状见于11%至几乎80%的患者。对于帕金森病和多系统萎缩的患者，膀胱功能障碍分别为高达70%和96%。超过50%的脑性瘫痪患者患有一种或多种下尿路症状。对于脑肿瘤患者，与其他部位相比，大脑额叶的病变更倾向于产生泌尿系症状。痴呆患者的泌尿系症状的病因是多因素的，包括认知和躯体残疾、意识性意愿受损、合并症、周围环境及潜在的神经系统疾病	3
在非创伤性脑桥下-骶上病变中，脱髓鞘病变是膀胱功能障碍最常见的原因。几乎2/3的多发性硬化症患者患有中重度与原发病相关的泌尿系功能障碍。横贯性脊髓炎个体，当病情发展到最严重的程度时，几乎所有患者都有膀胱功能障碍。儿科患者最常见的神经源性膀胱的病因是脊柱裂，高达96%的患者出现膀胱功能损害	3
糖尿病患者常见骶-骶下病变相关性膀胱功能障碍。其中，高达80%的患者出现泌尿系症状。在1型糖尿病患者中，43%～87%可诊断为糖尿病膀胱病变。盆腔手术或放疗可显著影响膀胱的传入和传出神经支配，导致神经源性下尿路损害。功能障碍的表现和机制基于手术的特定类型和术前病理各不相同	3

表3-6　推　　荐

推　　荐	推荐等级
通常可以根据神经系统疾病病变的位置、性质和程度预测患者的下尿路功能障碍的类型，相应的临床表现差异显著，临床医生应意识到这些差异	专家意见

参考文献二维码

第二部分

脊柱损伤患者初诊

第4章

病史采集和体格检查

一、概述

现在普遍的共识：将病史采集及体格检查作为评估脊髓损伤（spinal cord injury，SCI）患者膀胱功能的第一步。对于那些存在下尿路症状的神经损伤患者，详细的病史和精确的检查是初始和长期评估的基础。

二、病史

病史采集应该从患者一般情况开始，并且充分询问患者的年龄、性别、种族、认知能力（洞察力、思考力、推理能力及记忆力）、行为功能（个人与环境适应能力、社会适应能力）、行动力、交流能力、合作能力及心理状态（抑郁、焦虑、其他情绪障碍）。临床医生还应评估SCI对患者自我保健活动、生活质量和日常琐事的影响。

详细的病史应该记录一些具体的细节，包括SCI时间、损伤平面、完全性还是不完全性脊髓损伤，并且应当采用经过验证的方法和标准。美国脊髓损伤协会（ASIA）损伤量表（AIS）是一种被临床医生广泛使用的分类量表，用于评估SCI（表4-1）个体损伤的严重程度（完全性或不完全性）。其中有关损伤机制的问题可能有助于医生识别患者的损伤平面。采集的信息还要包括是否存在肢体乏力、麻木

表4-1 美国脊髓损伤协会损伤评分

A——完全性损伤
骶髓水平损伤（$S_{4\sim5}$），完全丧失感觉及运动功能

B——保留感觉功能的不完全性损伤
脊髓损伤平面以下包括骶髓水平损伤（$S_{4\sim5}$），保留感觉但丧失运动功能（轻触觉，$S_{4\sim5}$针刺感觉或肛门括约肌存在收缩），并且躯体另一侧在活动功能障碍平面以下超过3个平面完全丧失活动功能

C——保留运动功能的不完全性损伤
脊髓损伤平面以下保留运动功能并且至少1/2的关键肌肉肌力＜3级

D——保留运动功能的不完全性损伤
脊髓损伤平面以下保留运动功能并且至少1/2以上（包括1/2）的关键肌肉肌力为3级或以上

E——正常
经国际脊髓损伤神经分类标准评估，各个节段感觉与运动都正常，并且患者既往存在损伤，AIS评分为E。那些没有脊髓损伤的患者不能进行AIS评分

注：AIS.ASIA损伤评分

或感觉异常。此外，患者应被问及在脊髓损伤的急性期是否置入脊柱稳定组件。

SCI患者的首次泌尿外科门诊就诊通常是在事故发生后2个月内进行的，因此大多数患者还都处于脊休克的阶段，这种情况一般出现在脊髓骶上外伤的患者，通常持续6～12周，但有时可延长至1～2年。在不完全损伤的SCI患者中，脊休克的持续时间较短，有时只持续几天时间。由于神经反射的丧失，肌肉处于松弛状态，膀胱也会因充盈感觉功能受损和失去自控力而出现活动低下，从而导致尿潴

留，需进行间歇导尿或留置导尿。由于脊休克并非一种恒定状态，膀胱功能障碍通常会进展为神经源性逼尿肌过度活动和（或）逼尿肌括约肌协同失调，只有通过询问基本的泌尿系统病史才能了解具体情况。应仔细询问和记录患者膀胱排空方式和尿潴留情况，并告知患者脊休克期结束后会出现哪些表现。

这些表现包括膀胱感觉的重新出现、尿液从导尿管周围渗出、两次清洁间歇导管之间出现尿失禁及新发的膀胱痉挛。患者应该接受关于间歇性导尿的教育（如果还没接受相关教育的话），已经掌握导尿技术的患者应该重新评估其导尿技术。泌尿外科医生在面对脊休克阶段已终止的骶上外伤的患者及骶部外伤合并尿潴留的患者时（这部分患者不出现脊休克，通常存在神经源性逼尿肌活动低下），应该在初次就诊时进行更深入的评估。

基础的以及更深入的泌尿外科检查通常在初次受伤后的 3～6 个月进行，在这个时间点脊休克期一般已经结束。下尿路症状可细分为储尿期症状（尿频、尿急、夜尿、尿失禁）、排尿期症状（尿等待、排尿困难、尿细和尿中断），以及排尿后症状（尿不尽感、排尿后滴沥）。此外，还应确定症状的严重程度和困扰患者的程度。患者应被询问在 SCI 前是否存在泌尿系统疾病，并将获得的病史信息与目前的情况进行比较。为了便于临床医师之间的专业交流，应当使用国际尿控协会制定的标准化术语。具体的泌尿外科专科病史应评估膀胱的感觉及排尿模式。应采集患者排尿初期的信息（正常、急迫性的、反射性的、压力性的、Credé），并问清患者是自己排尿还是需要照护人帮助。应当注明是否存在尿流中断（正常的，矛盾的，被动的）。应当记录导尿患者更换导尿管的间隔时间和清洁技术（对于那些使用清洁

导尿而非无菌间歇导管的患者）。准确地反复评估患者导尿管置入技术也同样重要。门诊需采集患者初段尿的信息（正常、沉淀物、透光度、腹压排尿、Credé 手法排尿），并且询问是由患者自己留取还是照护人留取。排尿中断（正常、矛盾的、被动的）要显示出来。对于那些导尿的患者，每次导尿的过程和采取的清洁技术（使用清洁技术而不是无菌间歇导尿的患者）应当记录下来。准确地评估导尿技术也是十分重要的。

如果存在尿失禁，可以通过详尽的病史来鉴别压力性尿失禁。压力性尿失禁是由腹内压力增加而引起的，通常与身体活动、咳嗽或紧张有关。尿失禁的严重程度，无论是急迫性尿失禁还是压力性尿失禁都可以通过询问尿垫的使用情况来评估，包括尿垫的重量、大小、数量及每天尿失禁发生的次数。对伴随症状（如血尿、尿痛、发热）进行仔细评估有助于排除恶性肿瘤、泌尿系结石或尿路感染等疾病。应特别注意，与非神经源性患者相比，SCI 个体可能会出现一些尿路感染的其他症状和体征，如新发的或加重的尿失禁、尿管周围渗尿、尿中出现沉淀物伴臭味、膀胱痉挛、不安、昏睡、焦虑或自主神经功能失调症状。

临床医生应该注意到，下尿路症状是主观的，并且主观严重程度受到许多因素的影响。症状的严重程度并不总与疾病的严重程度平行。SCI 患者也可能因为膀胱感觉减弱或丧失而缺乏相应的症状。患者可能会发现一些症状很难去定义，比如发生尿失禁的时间点，再比如上下轮椅的时候，尿失禁是由于尿急还是腹压增加所导致的。此外，由于患者的神经系统缺陷及厕所配套设施缺乏，患者可能无法及时到达厕所。以上问题都值得临床医生了然于心。

由患者自己完成和由他人代为完成的问卷调查可以有效地评估患者对于症状的困扰程度及症状对患者生活质量的影响。经过验证的问卷有助于建立基线测量值，并量化患者对治疗的反应。因此，问卷应该纳入到 SCI 患者每天的日常临床实践中来。此外，膀胱管理方式被认为是神经泌尿治疗中最为关键的部分，对 SCI 患者的生活质量影响很大。在各种各样的用于评估神经源性膀胱患者下尿路功能障碍的调查问卷中，有七份在设计时特别关注了 SCI 患者（表 4-2），有三份（里克·汉森脊髓损伤注册问卷、四肢瘫痪手活动问卷及 Franceschini 问卷）是专门用来验证 SCI 人群的。也可以通过其他通用的问卷来评估，例如 King 健康问卷（KHQ）或简短 36 项和 12 项健康调查问卷（SF-36，SF-12）。重要的是，所选择的问卷必须在语言方面经过验证。没有证据表明哪一种经过验证的问卷是最合适的，因此每一份问卷都可以单独使用或与其他问卷相结合，以改善评估或监测治疗的结果。也没有证据表明使用这些问卷会对治疗结果产生影响。

表 4-2　脊髓损伤患者问卷总览

问卷名称	膀胱功能	肠功能	性功能
Qualiveen/SF-Qualiveen	X		X
NBSS	X		
IQOL	X		X
RHSCIR	X	X	X
Franceschini	X	X	X
THAQ	X		
QoL-BM		X	

注：SF. 短表；NBSS. 神经源性膀胱症状评分；IQOL. 失禁-生活质量问卷；RHSCIR. 汉森脊髓损伤注册问卷；THAQ. 四肢瘫痪手活动功能问卷；QoL-BM. 肠管理相关生活质量问卷

消化系统和生殖系统病史也很重要，因为存在神经源性泌尿系统症状的患者可能也有神经源性肠道功能障碍及性功能障碍。消化系统病史应采集患者的排便性状和频率、直肠感觉、便意及是否存在大便失禁、便秘或栓剂的使用。性生活史应该采集生殖器相关症状、性功能障碍、生殖器区域皮肤感觉、是否有性欲缺乏（性欲丧失）、性高潮障碍、男性患者是否有勃起功能障碍、射精问题（早泄，延迟，逆行，不射精）或女性是否有性交疼痛等病史信息。

各类合并症可能加重患者的症状。相关合并情况包括其他可能导致神经源性膀胱的神经系统疾病（见第 3 章"神经源性膀胱病理学"）、内分泌失调（控制不佳的糖尿病、尿崩症）、泌尿系统疾病（良性前列腺增生）、慢性咳嗽所致的呼吸功能障碍（慢性阻塞性肺疾病）、排便功能紊乱（便秘或大便失禁）、慢性盆腔疼痛、活动障碍、下腹部手术史、盆腔恶性肿瘤和盆腔放疗史。病史的其他细节应该包括任何先前的颈部或背部损伤或手术的信息，以及完整的盆腔手术史（腹会阴联合切除术、根治性子宫切除术、根治性前列腺切除术）。由于与脊髓损伤相关的膀胱功能障碍可能会严重损害肾功能，所以应该仔细询问患者的既往及现在的肾脏情况，包括肾结石、肾囊肿、复发性尿路感染和慢性肾病。在女性方面，全面的妇科病史可能有助于鉴别是否存在伴发尿道支持韧带损伤造成的压力性尿失禁。还应询问患者关于盆腔器官脱垂或尿失禁手术史、分娩时间、分娩方式、儿童出生体重、分娩年龄、分娩并发症（如肛门括约肌损伤、尿道周围撕裂、伤口破裂）及产后尿路症状等病史。

仔细采集病史十分重要，因为这将决定未来采用的药物治疗（抗胆碱能药物）

是否存在禁忌证及风险。需要考虑的情况包括心血管病史，特别是Q-T间期延长、控制不佳的高血压、胃肠功能不良、重症肌无力、控制不佳的窄角型青光眼及肝肾损伤。

应了解患者当前药物使用的一切详细细节，包括处方药及非处方药，因为这些药物可能加重症状。利尿药和拟交感药可引起尿急、尿频和尿失禁。排尿困难也可能是由抗胆碱能药物（如抗精神病药物、抗抑郁药、抗组胺药、抗胆碱能吸入制剂）、肾上腺素受体激动药或阿片类药物（详见第8章"尿潴留"）等引起。另外，还应该采集详细的过敏史，尤其是对乳胶的过敏史。

只有在评估完成患者的社会及个人史后，病史才算完成。SCI患者可以依赖护理者来进行日常生活的基本活动。护理资源、卫生用品和卫生用品的可及性可能因经济条件或其他社会因素受到限制。应评估家庭健康支持系统以及学校、工作、娱乐场所相关设施。有时需要与社会工作者通力合作，以改善这些患者的预后。

脊髓高位损伤（T_6以上）的患者可能存在自主神经反射异常。应询问这些患者是否存在头痛发作、面部潮红、多汗、心动过缓、癫痫发作、肌痉挛及高血压等情况。危及生命的严重并发症将在第14章自主神经反射异常详细讨论。

临床医生也可以使用国际SCI下尿路功能基础问卷来收集和报道SCI患者下尿路的基本情况（图4-1）。

三、体格检查

体格检查应在采集了详细的病史后进行，无论是最初还是之后的门诊都应进行体格检查。它应该包括腹部、背部、腰部、盆腔和生殖器部位的检查。下腹部的触诊可能会扪及胀大、过度充盈的膀胱。用皮刀测试肢体两侧的轻触觉及疼痛觉（增强/正常/减弱/消失），应特别注意在第一次检查时关注$S_{1\sim4}$骶神经通路（图4-2）。对脊髓反射的评估也很重要（表4-3）。目前普遍的共识是，球海绵体肌反射的重新出现意味着脊休克的终止。在不完全脊髓损伤患者中，膀胱感觉的重新出现也可能表明脊休克的终止，而在完全的脊髓损伤患者中，肛提肌反射、尿管周围的渗尿，或在两次间歇性导尿之间出现尿失禁都意味着脊休克可能终止了。新发的膀胱痉挛可能意味着膀胱功能恢复。应该进一步评估肛门括约肌及盆底肌肉自发性收缩，并将其描述为增强/正常/减弱/缺失。详细的体格检查有助于定位解剖损伤，并由此估计功能的障碍程度。

在日常临床实践中，临床医生之间对患者诊断及治疗结果的有效沟通、传达非常重要。由于SCI患者通常需要多名卫生保健专业人员的通力合作来进行有效的治疗，因此查体结果应当以标准化的方式来呈现以便于同行沟通。因此，要使用国际脊髓损伤神经分类标准（ISNCSCI）来正确地记录查体结果（图4-3）。

额外的检查还包括对盆底支持功能、盆腔器官脱垂和压力性尿失禁（自发的或由Valsalva动作或咳嗽引起）的检查。应进行直肠指检评估前列腺情况（前列腺增大提示良性前列腺增生，压痛提示前列腺炎，有波动感提示前列腺脓肿）或阴道检查（根据阴道黏膜是否苍白、湿润判断阴道雌激素水平）。应该描述结直肠是否存在粪便。对于那些长期留置导尿管的患者，任何异常情况都应该记录下来，包括男性的创伤性尿道下裂和女性的膀胱颈侵蚀。

虽然仔细体格检查有助于判断下尿路功能障碍的具体类型，但应谨慎地看待结

INTERNATIONAL SPINAL CORD INJURY DATA SETS

LOWER URINARY TRACT FUNCTION BASIC DATA SET - FORM

Date of data collection: YYYYMMDD

Urinary tract impairment unrelated to spinal cord lesion:
No　　　Yes, specify_____　　　Unknown

Awareness of the need to empty the bladder:
No　　　　　　Yes　　　　　　Not applicable　　　Not known

Bladder emptying:　　　　　　　　　　　　　　Main　Supplementary
Normal voiding
Bladder reflex triggering
　　　　Voluntary (tapping, scratching, anal stretch, etc.)
　　　　Involuntary
Bladder expression
　　　　Straining (abdominal straining, Valsalva's manoeuvre)
　　　　External compression (Credé manoeuvre)
Intermittent catheterisation
　　　　Self-catheterisation
　　　　Catheterisation by attendant
Indwelling catheter
　　　　Transurethral
　　　　Suprapubic
Sacral anterior root stimulation
Non-continent urinary diversion/ostomy
Other method, specify_____
Unknown

Average number of voluntary bladder emptyings per day during the last week ___

Any involuntary urine leakage (incontinence) within the last three months:
No　　Yes, average daily　　Yes, average weekly　　Yes, average monthly
Not applicable　　Unknown

Collecting appliances for urinary incontinence:
No　　　　Yes, condom catheter/sheath
　　　　　Yes, diaper/pad
　　　　　Yes, ostomy bag
　　　　　Yes, other, specify_____
Unknown

Any drugs for the urinary tract within the last year:
No　　　　Yes, bladder relaxant drugs (anticholinergics, tricyclic antidepressants, etc.)
　　　　　Yes, sphincter/bladder neck relaxant drugs (alpha adrenergic blockers, etc.)
　　　　　Yes, antibiotics/antiseptics:　　For treatment of urinary tract infection
　　　　　　　　　　　　　　　　　　　　　For prophylactic reasons
　　　　　Yes, other, specify_____
Unknown

Surgical procedures on the urinary tract:

No　　　　Yes, supra-pubic catheter insertion, date last performed YYYYMMDD
　　　　　Yes, bladder stone removal, date last performed YYYYMMDD
　　　　　Yes, upper urinary tract stone removal, date last performed YYYYMMDD
　　　　　Yes, bladder augmentation, date last performed YYYYMMDD
　　　　　Yes, sphincterotomy/urethral stent, date last performed YYYYMMDD
　　　　　Yes, botulinum toxin injection, date last performed YYYYMMDD
　　　　　Yes, artificial sphincter, date last performed YYYYMMDD
　　　　　Yes, ileovesicostomy, date last performed YYYYMMDD
　　　　　Yes, ileoureterostomy, date last performed YYYYMMDD
　　　　　Yes, continent catheterizable valves, date last performed YYYYMMDD
　　　　　Yes, sacral anterior root stimulator, date performed YYYYMMDD
　　　　　Yes, other, specify_____ , date performed YYYYMMDD
Unknown

Any change in urinary symptoms within the last year:
No　　　Yes　　　Not applicable　　　Unknown

图 4-1　国际 SCI 下尿路功能基础问卷，用来收集和报道 SCI 患者下尿路的基本情况［由国际脊髓损伤协会（ISCoS）所批准］

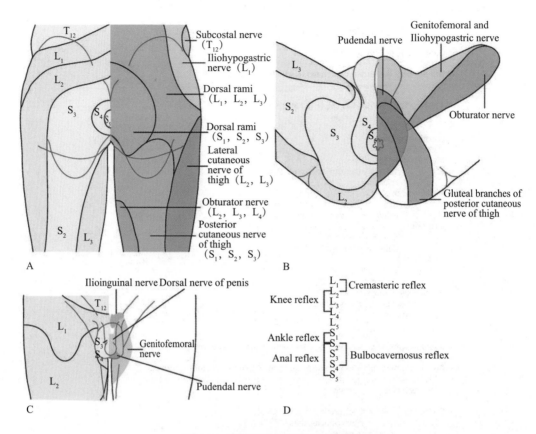

图 4-2　腰骶部皮神经及反射投影

　　注：体格检查包括测试下段脊髓的感觉功能及神经反射，异常体征则提示腰骶段损伤；图中描绘的感觉功能对应特定皮肤区域有助于定位损伤。皮节的分布（皮肤区域主要由一根神经支配）肛周及大腿背侧皮神经（A）会阴部（B）、男性外生殖器（C）、下段脊髓反射（D）（Panicker等批准）

表 4-3　神经源性泌尿系统疾病的重要神经反射评估

反射	节段	方法	生理反应
球海绵体肌反射	$S_{2\sim4}$	手指插入直肠或者挤压阴茎头或阴蒂。留置导尿的患者可以轻轻牵拉导尿管	肛门括约肌收缩
肛门反射	$S_{2\sim5}$	针刺肛门皮肤黏膜连接处	肛门括约肌收缩
踝反射	$S_{1\sim2}$	轻敲跟腱	足背屈
跖反射	$L_4\sim S_2$	轻刮足底侧缘	足趾屈曲、足外翻
膝反射	$L_{2\sim4}$	轻敲髌韧带	腿伸展
提睾反射	$L_{1\sim2}$	轻刮男性大腿内侧	提睾肌收缩、同侧睾丸抬高

　　注：应答应评估为正常、增强、减弱或缺失

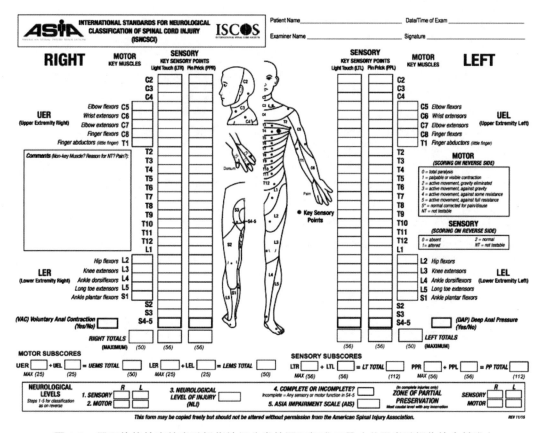

图 4-3　用于体格检查的脊髓损伤神经分类的国际标准工具（美国脊髓损伤协会批准）

论。研究表明，对神经源性膀胱功能障碍类型的预测是非常有限的，尤其是在有腰骶损伤的患者中，在这组患者中，仅凭物理检查无法预测出膀胱功能障碍的类型。其他共存疾病（椎间盘突出、阴茎和阴囊疾病、生殖道感染、疝）可能对体格检查结果产生显著影响。另一方面，对于可能共存的疾病的评估也可能由于 SCI 的存在而受到限制。众所周知，完全性脊髓损伤的男性患者的前列腺体积明显小于无神经系统损伤的患者。

额外的评估还应该包括认知、步态、活动能力，平衡力，协调力、嗜好、痉挛、手功能（特别是需清洁间歇导尿患者的拇指、示指及中指的功能）、皮肤（皮温升高、发红、疼痛区及发生压疮、骨髓炎的区域）及血压监测。

四、结论

见表 4-4，表 4-5。

表 4-4 **总   结**

总 结	证据级别
脊髓损伤（SCI）后神经源性膀胱患者的病史应包括患者的一般情况、生活质量、自我保健活动、主诉、相关的合并症、当前的药物和社会状况	4（专家意见）
在泌尿系病史方面，须采集患者储尿期、排尿期及排尿后症状，并了解这些症状发生发展、严重程度及困扰患者的程度。对警报症状要仔细地评估，血尿、尿痛、发热表明可能存在神经源性膀胱的并发症。SCI患者也可能患有神经源性肠功能障碍和性功能障碍	4（专家意见）
可能的相关合并症包括其他神经系统疾病、内分泌失调、泌尿系统疾病、呼吸功能障碍、排便功能障碍、慢性盆腔疼痛、活动障碍，既往颈部、背部、盆腔损伤史或手术史，盆腔恶性肿瘤和盆腔放疗史	4（专家意见）
患者当前用药可能会加重症状，并增加药物相互作用的风险	4（专家意见）
Qualiveen/SF-Qualiveen、NBSS、IQOL、RHSCIR、Fransceschini和THAQ这些问卷是当前方便获得、专门针对SCI患者设计的问卷。上文中也阐述了在SCI患者中应用通用问卷（sf-36，KHQ）	1
体格检查是详细病史的延续，可能会提示感觉、反射的异常、肛门括约肌及盆底肌肉的功能	4（专家意见）
仔细的体格检查可能有助于定位解剖损伤并估计功能障碍的程度。然而，研究表明，体格检查对膀胱功能障碍类型的预测是非常有限的	2

表 4-5 **推   荐**

推 荐	推荐等级
必须获得详细的病史来诊断和治疗SCI后神经源性膀胱患者	专家意见
在SCI患者的日常临床实践中应使用经过验证的特定或通用问卷	B
体格检查应当包括腹部、背部、腰部、盆腔及生殖器官部位的检查	专家意见
应当对泌尿生殖区域相关的感觉、反射进行特殊评估，并描述肛门括约肌及盆底功能	专家意见
为了更准确地记录临床发现，应当使用标准化方法及评估工具	专家意见

参考文献二维码

一、概述

　　全面的病史采集和体格检查应在进行其他检查之前完成。高度建议在脊髓损伤后出现神经源性膀胱症状的患者初诊时，进行一些其他的检查。包括尿液分析/尿液培养、血液生化检查、排尿日记、残余尿量测定及泌尿系超声。基于是否存在指征，可选择性进行其他特定检查（尿道膀胱镜检查、CT、MRI、尿流率测定、尿流动力学检查、影像尿流动力学检查、特定的泌尿神经生理学检查）。

二、推荐的检查项目

　　1.*尿液分析/尿液培养*　尿液分析和尿液培养（如果合适的话）也是神经泌尿评估的基础组成部分。如果这两项检查在转诊医生处尚未完成，应尽快完善该检查。这是由于脊髓损伤的患者存在尿路感染和细菌定植的风险，其对患者的整体临床表现具有潜在的影响。另外，患者主诉的症状可能无法准确地显示尿路感染的存在。

　　尿液分析可以显示白细胞尿、蛋白尿、尿糖阳性或血尿等，提示神经源性膀胱可能存在需要进一步评估的合并症或并发症。对于不存在罕见病因感染危险因素的患者，试纸显示亚硝酸盐和白细胞酯酶阴性或显微镜下显示脓尿/菌尿阴性可以

可靠的排除患者尿路感染的存在。由于神经源性膀胱患者可能存在耐药菌株细菌定植，使用试纸检查排除脊髓损伤患者尿路感染比证实尿路感染存在更有帮助。如果发现任何感染的证据，应行尿液培养和尿液细菌抗生素敏感试验。医生也应该意识到，由于细菌定植的存在，尿液试纸检查及尿液细菌培养对于诊断活动性感染有时是不可靠的。需要注意的是，无症状菌尿（$>10^5$CFU/ml）在脊髓损伤、神经源性膀胱、高龄、糖尿病及留置导尿管的患者中非常常见，除非是妊娠妇女或在泌尿腔内手术操作前，否则常规一般不需处理。

　　解读结果时应结合膀胱排空的技巧和导尿管的留置等情况。同时，解读结果时应综合考虑既往的泌尿系疾病和治疗，包括混杂存在的疾病和（或）其他合并症。合适的尿液样本包括清洁中段尿样本、从刚插入的间歇导尿管及从留置的导尿管端口中获得的样本。不应使用从尿袋中获得的样本。

　　2.*血液生化*　血液检查有利于医生对患者的大体情况、肾功能及系统性炎症的存在进行评估。由于脊髓损伤的患者相对于非创伤性神经源性膀胱患者发生肾衰竭的风险更高，血清肌酐水平的测定及肾小球滤过率的测定对于整体肾功能的基础评估是非常有用的。值得注意的是，对于肌萎缩（肌肉量减少为特征）的脊髓损伤患者，肌酐水平正常值的上限可能降低。和肌酐同时测得的尿素氮水平，也可帮助评

估肾功能及诊断肾脏疾病。电解质紊乱表现为钠、钾、氯、碳酸氢盐、磷酸盐、镁和钙等离子水平的异常，可提示肾衰竭进展期。

3.排尿日记　排尿日记是一种简单的、非侵入性的用于半客观量化记录排尿行为和液体摄入的方法（表5-1）。

- 排尿时间表（仅包括排尿和尿失禁的频次）。
- 频率-尿量表（包括排尿频次和相应的排尿量）。
- 膀胱日记（包括排尿次数、尿失禁次数、排尿量及摄入液体的类型及数量）。

关于神经源性下尿路功能障碍的最佳日记持续时间的研究很少。然而，关于特发性膀胱过度活动症日记持续时间的研究，推荐3～7d持续的记录排尿日记进行观察。

研究人员认为，从日记中获得的数据的精确性与日记记录的持续时间成正比。尽管如此，日记的长度与患者完成日记的依从性存在着相反的关联性。医生应该鼓励患者真实地完成测试。

到目前为止，还没有关于排尿日记参数参考值的统一意见，因为这些参数受到太多因素的影响。患者也可以改良他们的行为以获得更好的结果，从而导致数据无效。尽管如此，排尿日记仍然支持医生日常的临床工作。事实证明，当对比从膀胱日记中获得的客观数据与患者的主观症状来看，50%的患者可能会高估自身的排尿次数。排尿日记也可以通过计算患者24h的总尿量和夜间排尿量以确诊多尿症和夜尿症。日记的记录情况和患者的症状评分之间的差异对于患者的病史采集是很有帮助的。膀胱日记可以帮助确定饮食中的膀胱刺激物、排尿间隔异常和液体摄入量异常。这些因素可以通过行为和生活方式的

改变加以成功治疗。排尿日记也可以用于随访患者治疗的有效性。通过对比初始及随后的日记，也有助于对疗法的成功进行量化。排尿日记也为随后进行的尿流动力学检查提供了有效的信息。对于每次排尿量或自家导尿量较少，以及两次排尿间期持续漏尿的患者，进行尿流动力学检查时应降低膀胱灌注速率。精确的记录排尿日记变量可用于评估功能膀胱容量，可用于发现排尿量的变化情况，提示逼尿肌过度活动的存在。

需要注意的是，对于神经源性逼尿肌过度活动的患者，通过排尿量评估功能膀胱容量通常意义有限。那些罹患神经源性逼尿肌活动低下或逼尿肌括约肌协同失调的患者，通常表现为残余尿量增加或尿潴留，应进行导尿日记。记录的方法和排尿日记一致。记录的参数应包括导尿的时间和导尿量，同时也应包括在两次导尿间期的排尿量数值。当记录感觉时，可以观察到尿急的发作。获得的数据有助于尿流动力学检查结果的评估。当导尿量超过膀胱安全容量（膀胱内压力对上尿路产生威胁时），应进行适当的处理。导尿日记也可用于明确患者膀胱充盈时是否有感觉。此外，精心的导尿记录可以显示出排尿量的波动，并可用于决定采用何种最佳的导尿频次。

目前的结论是，尽管缺乏可靠的数据来证实神经系统受损患者排尿日记的有用性，它也应该作为患者诊断、管理和结果评估的工具，并用于初始患者的评估中。

4.残余尿　因脊髓损伤导致神经源性下尿路功能障碍患者初次就诊时即应行排尿后残余尿量测定。当膀胱无法完全排空时，残余尿量增多，与尿失禁、尿路感染、膀胱结石、肾功能障碍相比，需预先处置。残余尿量的增多预示着排尿功能障碍，但其并不能用于预测逼尿肌收缩力减弱（逼尿肌无力）还是梗阻（逼尿肌-括

表 5-1 24h 排尿日记

24 Hour Bladder Diary	Date ___/___/_____					
Time	**Intake/Fluids**		**Urinated in the toilet**		**Accidental leakage of urine**	
	Amount (ml)	Type	Number *(how many times did you "pee" during the hour)*	Urine amount (ml)	Intensity (1-4)*	Presence of urgency (yes/no)	Activity *(what were you doing at the time of leakage)*
Please indicate the time when you woke and slept						
6 am							
7 am							
8 am							
9 am							
10 am							
11 am							
12 am							
1 pm							
2 pm							
3 pm							
4 pm							
5 pm							
6 pm							
7 pm							
8 pm							
9 pm							
10 pm							
11 pm							
12 pm							
1 am							
2 am							
3 am							
4 am							
5 am							

* **1** – few drops; **2** – soaked pad; **3** – soaked pad and underwear; **4** – soaked clothing

约肌协同失调）。尽管如此，患者初次就诊时即对残余尿进行检测，有助于检测出存在上尿路并发症的高风险的患者及需要即刻进行膀胱导尿的患者（如果还没有实施的话）。在膀胱排空技巧需改变的患者中，残余尿量与整个膀胱容量有关，这目前还是一个颇具争议的话题。目前，对于残余尿量持续超过 100ml 并出现相关症状的患者，推荐其行导尿术。脊髓损伤患者的初始评估中测定残余尿量，有助于推测患者膀胱行为的变化趋势。目前可用的数据表明超声测定残余尿量相对于导尿而言更可行，临床日常实践中便携式扫描仪的使用也使测量变得很容易。

5.泌尿系超声 脊髓损伤患者面临着上尿路恶化诸如输尿管反流、肾盂积水、上行感染、结石等高危因素，这些患者在初次就诊时即应行超声检查。在开始处理时，排除任何伴随的合并疾病及已经发生的并发症是非常重要的。临床医师在随访中也应该将超声作为标准检查程序，用于发现潜在的改变。此外，超声波也是目前已知的创伤最小的检查项目，且没有射线的暴露。超声给出的信息包括肾的大小、位置、肾皮质厚度、集合系统扩张情况、异常质地、创伤、结石，以及其他影响肾实质的结构变化（图5-1）。健康成人肾脏大小一般在9～12cm，皮质厚度一般大于1.5cm。异常结果可能预示着广泛的肾实质受损，从而影响肾功能，也包括终末期肾病（图5-2）。对于肾盂积水的标准化定义，目前尚未形成共识。在日常临床实践中，肾盂积水通常被分为轻度、中度和重度（图5-3）。众所周知，超声评估时存在超声操作者个体差异性，不同的临床医生获得的结果可显著不同。尽管如此，严重的肾积水还是有其特征性的超声改变，包括长期观察的病例中集合系统的扩张如肾实质及肾皮质变薄。使用超声多普勒功能测定血流及肾内动脉波的阻力也可用于评估肾盂积水对肾功能的影响。

此外，多普勒超声检查有助于鉴别急性和慢性肾积水。彩色多普勒超声检查可支持并可能最终取代逆行膀胱造影术来

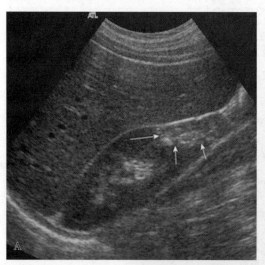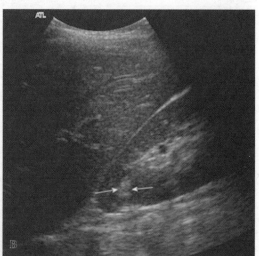

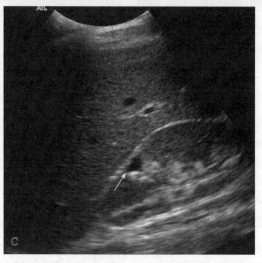

图5-1　肾脏瘢痕（A～C）肾脏瘢痕的三个示例

（箭头处；摘自：Allan，获得许可）

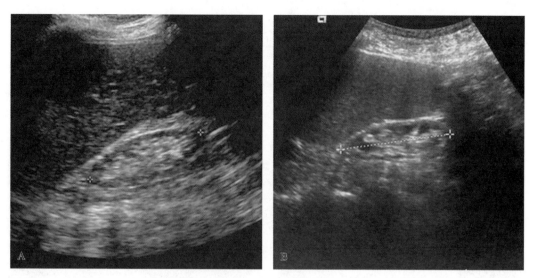

图5-2 终末期肾脏疾病（A、B）

注：终末期肾脏疾病患者的两例萎缩肾脏（6cm）（摘自：Allan，获得许可）

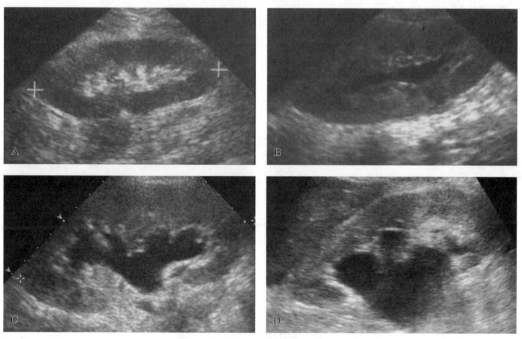

图5-3 超声长轴显示肾积水分级

注：A.肾盂肾盏系统无扩张；B.轻度积水；C.中度积水；D.显著积水（摘自：Wah，获得许可）

检测膀胱输尿管反流。数据显示，彩色多普勒超声检查可诊断所有Ⅳ级和Ⅴ级的反流，几乎90%的Ⅲ级反流，80%以上的Ⅱ级反流，以及60%左右的Ⅰ级反流。膀胱超声有助于检测膀胱结石，其中30%左右留置导尿管的患者可检测到结石（图5-4）。需要注意的是，基于膀胱镜检查是发现膀胱钙化（一些患者中钙化较小或钙化不全）最可靠的检查方法，美国国立卫生研究所和卓越护理组织（the National

Institute for Health and Care Excellence，NICE）推荐神经源性膀胱及怀疑有膀胱结石的患者行膀胱镜检查。膀胱超声也支持膀胱肿瘤的检测（图5-5）。据推测，频繁的逼尿肌收缩可能导致逼尿肌或膀胱壁增厚（detrusor/bladder wall thickness，DWT/BWT）。因此，通过超声确定逼尿肌或膀胱壁增厚和膀胱重量作为神经源性膀胱患者非侵入性的检查项目，正在调查评估中（图5-6）。尽管如此，最近已经公开的数

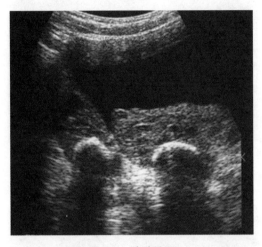

图5-4　膀胱结石

注：两颗较大（＞1cm）结石和一些贴敷于膀胱内的碎片。结石可见明显的声影。实时图像显示，结石是移动的（摘自：Richenberg，获得许可）

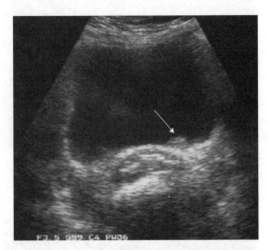

图5-5　无蒂的肿瘤位于膀胱后壁，在中线的左侧（箭头处）（摘自：Richenberg，获得许可）

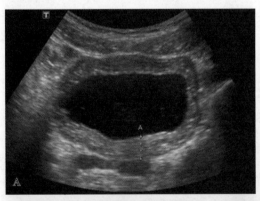
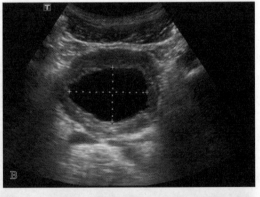
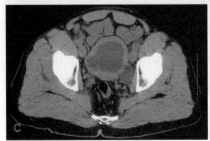
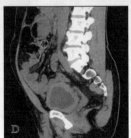
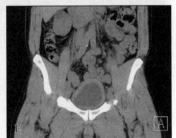

图5-6　膀胱壁弥漫性增厚（约15mm）

注：A，B.超声；C.CT轴向位（另可见膀胱左侧壁巨大憩室1枚）；D.CT矢状位；E.CT冠状位

据显示，常规临床评估膀胱壁厚度用于监测逼尿肌过度活动治疗效果，并无临床应用价值，且尚未形成标准化的技术。针对这些发现，逼尿肌增厚或膀胱壁增厚不应该包含在神经源性膀胱患者初始或随访的评估工具中。

三、可选检查

1. 尿道膀胱镜检查　尿道膀胱镜检查可作为神经源性膀胱患者初始评估的一部分。患者存在无法解释或需警惕的症状时需进行检查，包括血尿、慢性或复发性尿路感染，以及复发性尿管阻塞，通常提示神经源性膀胱的并发症。这些并发症包括尿道狭窄、膀胱小梁形成、膀胱结石、膀胱癌和憩室。留置导尿管、间歇导尿和多次进行内镜操作可引起尿道狭窄和假道形成，从而导致导尿困难。膀胱壁小梁形成可能预示着因膀胱过度活动或膀胱出口梗阻导致的膀胱内压力增高。神经源性膀胱患者出现尿路感染的风险较高，也可发现膀胱结石，特别是在反复尿路感染的患者、膀胱疼痛或镜下血尿的患者中。几项研究结论还得出，脊髓损伤后可增加罹患膀胱癌的风险。这种现象确切的病理机制尚不得而知，其中并不仅仅是因为留置导尿管导致的。此外，对于长期留置导尿管患者膀胱黏膜的合理评估仍具有挑战性。导尿管和气囊的局部慢性刺激产生的结果，尤其是在膀胱三角区，与早期膀胱肿瘤较难区别。因此，有时尿道膀胱镜应与膀胱脱落细胞学检查和组织活检结合进行。在神经源性膀胱患者中，罕见医源性（缝合线，或 Foley 导尿管的碎片）和非医源性异物。留置膀胱造瘘管的患者，膀胱内镜检查可通过尿道或耻骨上通道进行检查。

需要注意的是，尿道膀胱镜检查不应用于评估下尿路功能。尿道镜评估下观察到的尿道外括约肌的自主收缩或膀胱颈的状态（开口的程度）不能替代功能学检查。较好的尿道膀胱镜检查的评估应该包括输尿管口的情况。由于膀胱内压力增高和膀胱壁厚度的变化等原因，输尿管开口可明显开放。同样的，膀胱输尿管反流也不能基于膀胱镜检而是需要排泄性膀胱造影检查。

2. CT、MRI 及其他检查　先进的影像学检查并不推荐用于神经源性膀胱患者的初始评估中。CT 和 MRI 检查可用于主诉困扰症状的患者，如血尿、耻骨上疼痛或反复尿路感染。

这些先进的诊断方法和其他成像技术（如泌尿系 X 线检查、静脉尿路造影、排泄性膀胱造影）的使用应基于患者的病史和体格检查，对于接受过膀胱重建手术的患者确实需要考虑这些检查。关于统计调查上尿路及下尿路的图像技术可参考国际泌尿道基础科学引文索引数据库（图 5-7）。

3. 尿流率测定（uroflowmetry）　非侵入性的尿流率测定可以作为排尿功能障碍的一种筛选性检查。这种技术包括测量尿流速度、排尿量、排尿持续时间，并提供客观的信息。可能的病理学发现包括尿流率低、排尿中断、踌躇及排尿量少。有助于筛选需要更加复杂的尿流动力学检查的患者。尽管如此，尿流率是非特异性的，可提示膀胱出口梗阻、逼尿肌-括约肌协同失调或膀胱活动低下。尿流率检查无法评估膀胱顺应性——一种非常重要的脊髓损伤患者的评估组成部分。另外，检查中需要患者自主控制排尿，从而导致这种测试在脊髓损伤患者中应用的局限性，甚至是不可行性。最后，获得的排尿模式和速率的结果可因为患者不合适的排尿体位而产生假象，这在脊髓损伤患者中是一个非常明显的问题。

4. 尿流动力学（Urodynamics）检查

URINARY TRACT IMAGING BASIC DATA SET (Version 1.0)

Intravenous pyelography / Urography or CT urogram, or Ultrasound of the urinary tract

Date performed: YYYYMMDD
Method used: 　☐ Intravenous pyelography / Urography
　　　　　　　☐ CT urography
　　　　　　　☐ Ultrasound of the urinary tract
☐ Normal
Stasis/dilatation in upper urinary tract: ☐ Right side　　☐ Left side
Kidney stone:　　　　☐ Right side　　　　☐ Left side
Stone in ureter:　　　☐ Right side　　　　☐ Left side
☐ Bladder stone
☐ Other findings:_____

X-ray of the urinary tract – Kidney Ureter Bladder (KUB)

Date performed: YYYYMMDD
☐ Normal
Kidney stone:　　　　☐ Right side　　　　☐ Left side
Stone in ureter:　　　☐ Right side　　　　☐ Left side
☐ Bladder stone
☐ Other findings:_____

Renography

Date performed: YYYYMMDD
Method used:　　☐ DMSA (Technetium-99m dimercaptosuccinic acid)
　　　　　　　☐ DTPA (Technetium-99m diethylenetriamine pentaacetic acid)
　　　　　　　☐ Mag 3 (Technetium-99m mercaptoacetyltriglycine)
☐ Normal
Excretory function: Right side ____%　　Left side ____%
Stasis/dilatation in upper urinary tract: ☐ Right side　　☐ Left side
☐ Other findings:_____

Clearance

Date performed: YYYYMMDD
_____mL/(min. x 1.73 m^2)

Cystogram

Date performed: YYYYMMDD
☐ Normal
☐ Bladder stone
Vesicoureteric reflux: ☐ Right　　☐ Left
☐ Bladder diverticulum
Bladder neck at rest:　　☐ Open　　☐ Closed
☐ Other findings:_____

Voiding cystogram / Micturition cystourogram (MCU) / Videourodynamic

Date performed: YYYYMMDD
☐ Normal
Vesicoureteric reflux: ☐ Right　　☐ Left
Bladder neck during voiding:　　　　　　☐ Normal　　☐ Closed (dyssynergia)
Striated urethral sphincter during voiding:　　☐ Normal　　☐ Closed (dyssynergia)
☐ Other findings:_____

　　图 5-7　国际泌尿道基础科学引文索引数据库（1.0 版本），用于统计调查脊髓损伤患者上尿路及下尿路情况（ISC$_O$S）

　　尿流动力学检查是神经源性下尿路功能障碍患者评估的基础，它为神经系统病变对下尿路功能（包括膀胱充盈和最终排尿）的影响提供了客观的数据。由于患者的症状和体征及脊髓损伤的平面并非总是与膀胱功能障碍相关联，尿流动力学检查可帮助调查潜在的功能障碍，从而相应地给予正确的初始治疗。尿流动力学检查结果可显著帮助评估患者的预后及上尿路系统恶化的风险，从而给予足够的随访和监控。普遍认为应行尿流动力学检查，以便给予每个患者精确的诊断。多项研究已经证明了尿流动力学检查的临床价值，即该检查是脊髓系统病变相关性的独立因素。

尿流动力学检查由几个方面组成。要正确执行这一复杂的操作诊断过程，应遵循已经经过验证的方法、推荐和标准。如何施行尿流动力学检查的技术要点以及如何解读报告已经在国际尿控协会的"尿流动力学检查实践质控"单元予以更新。这一综合数据应该被临床治疗神经源性膀胱的医生所采纳。

在神经源性下尿路功能障碍的患者当中，尤其是那些脊髓损伤的患者，应给予特殊的考虑，其中包括充盈性膀胱测压、压力-流率研究及肌电图研究。

所谓充盈性膀胱测压（filling cystometry），是通过经尿道导管或其他途径（耻骨上膀胱造瘘、可控性尿流改道）向膀胱内持续灌注液体，用来模拟膀胱充盈和储存尿液，并记录膀胱内压力-容量的关系的技术。因此，膀胱测压用于记录膀胱内压力、膀胱壁顺应性（随着膀胱灌注量的增加，膀胱低压储尿的能力）、膀胱感觉及不自主的逼尿肌收缩。获得的结果可能包括逼尿肌过度活动、膀胱顺应性下降（导致膀胱储尿压力高）、异常的膀胱感觉、失禁及尿道松弛或关闭功能不全。一些技术方面的问题应该考虑到，例如膀胱开始灌注时应处于空虚状态。由于快速灌注及室温的生理盐水可能引起膀胱的不稳定性，所以应使用与体温接近的生理盐水进行生理性灌注速率的灌注。使用更慢速的灌注可使膀胱的顺应性测量重复性更好。目前，建议膀胱开始灌注时的速度为10ml/min或更低。接着，如果不出现膀胱逼尿肌压力的增高，则灌注速度可升高并

维持在20～30ml/min。灌注速度如果超过20%的预估膀胱容量时，可导致人为的逼尿肌压力升高的假象。如果随着灌注，逼尿肌压力持续升高，则需降低灌注速度或停止灌注。这种方法有助于评估逼尿肌压力的升高是因为逼尿肌收缩还是顺应性受损所导致的。由于逼尿肌漏尿点压的评估对上尿路恶化或继发膀胱损害风险的灵敏度较低，应谨慎地分析。逼尿肌漏尿点压为40cmH$_2$O被认为是上尿路功能受损的临界值。类似的，尿道压力曲线也很少应用于脊髓损伤患者。

在压力-流率研究（pressure-flow study）中，当测量膀胱内压力的同时测定尿流流速时，可评估逼尿肌和括约肌的协同性。尿流动力学检查的这一部分可用于模拟排尿时逼尿肌-括约肌行为。所取得的数据包括逼尿肌活动低下、膀胱出口梗阻、逼尿肌-括约肌协同失调（DSD）、尿道阻力增高及残余尿。需要注意的是，压力-流率研究应在能够排尿的患者中进行。另外，压力-流率研究最主要是评估机械性梗阻的程度，因而对于那些存在潜在的神经病变的患者可能作用有限。

为了克服这一问题，肌电图（electromyography）用于评估排尿时横纹括约肌的功能，也应该包括在尿流动力学检查中，用于评估存在神经源性下尿路功能障碍的脊髓损伤患者。DSD代表功能性梗阻，是指在逼尿肌收缩时，同步发生的尿道和（或）尿道周围横纹肌不自主的收缩。排尿时，期相性逼尿肌收缩的同时出现外括约肌肌电活动增加，是DSD的典型表现。这一机制导致膀胱内压增高，可引起输尿管反流和严重的肾功能受损。由于真正的DSD是由位于脑干和脊髓之间的病变引起的（见第2章"神经源性膀胱病理生理学"），脊髓损伤是患者出现这种异常现象的高危因素。肌电图也反映出盆底横纹肌的活动，所以

也可用于综合评估患者对于盆底的控制能力。肌电图也并非不受任何限制，其也可能被大量人为假象所干扰，包括患者的动作、漏尿及仪器的移动等。导尿管的存在和腹肌紧张等都会影响肌电图结果。因此，从肌电图获得的数据也应该谨慎分析。

脊髓损伤国际尿动力学的基本数据集已经完成，其中包括对膀胱感觉、逼尿肌功能、充盈性膀胱测压中的顺应性、排尿期逼尿肌功能、逼尿肌漏尿点压、最大逼尿肌压、膀胱测压时膀胱容量和排尿后残余尿量的评估。

何时何地对脊髓损伤后神经源性下尿路功能障碍的患者进行尿流动力学评估也是一直争论的话题。尿流动力学检查非常重要，因为它可以指导临床管理，从而实现保护肾功能、改善尿失禁及生活质量

的目的。同时，首次尿流动力学检查提供了下尿路功能初始状态的客观证据，在随访过程中发现先前的功能障碍出现变化是非常重要的信息。临床医生应该记住，脊髓损伤患者的膀胱功能障碍，在损伤后随着时间变化会发生改变（见第3章"神经源性膀胱病理学"）。脊髓损伤者进行首次尿流动力学检查的时机，取决于患者脊髓反射何时重新出现。脊休克期结束后对脊髓损伤患者进行评估是至关重要的。因此，应在脊休克期结束时进行首次尿流动力学检查，这时由于神经通路重组，膀胱功能障碍的类型趋于稳定（图5-8）。通常，脊休克期在脊髓损伤后持续6～12个周，但有时可延长到1～2年。普遍认为，球海绵体肌反射的再次出现，标志着脊休克期的结束。另外，对于不完全性损

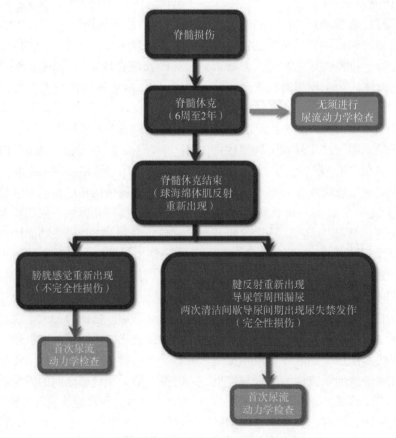

图5-8 脊髓损伤患者的首次尿流动力学检查评估

伤的患者，膀胱感觉的再次出现也提示着脊休克期的终止。在完全性损伤的患者中，腱反射的再次出现、导尿管周围漏尿及两次清洁间歇导尿间期出现尿失禁发作，意味着脊休克期的结束。下肢出现新的痉挛也可暗示膀胱功能的恢复。

脊髓损伤患者尿流动力学检查的一些技术方面应该着重强调。由于这些患者经常伴有神经源性肠道功能障碍，相关的异常情况可能会影响尿流动力学检查的结果。如果患者并非在进行肠道疗法，尿流动力学检查前排空肠道可能是必需的。如果患者在进行肠道疗法，建议使用灌肠或直肠塞剂，避免在操作过程中出现肠道蠕动。需要记住的是，在检查前应及时对处方药物进行管理。大多数脊髓损伤患者活动受限，无法站着或坐着。因此，患者仰卧位完成检查是可接受的。患者应保持舒适体位并避免皮肤压疮。对于能自主排尿的患者，应让他们采用平时排尿的体位（站着或坐着），以获得最客观真实的压力-流率结果。有时，需要患者改变多种体位，尤其是当仰卧位时没有获得预期的结果。由于脊髓损伤患者通常感觉缺失，肌电图可采用针式电极而不是体表电极，可提供更多可靠的括约肌功能相关结果。尿流动力学检查时进行特殊检查如冰水试验、氨甲酰胆碱超敏试验对于脊髓损伤患者的临床价值有限。据报道，门诊临床医生有时会遗漏对轻度神经受损的不完全性脊髓损伤患者进行尿流动力学检查。应避免这种情况发生，因为多达50%的轻度不完全性脊髓损伤患者，会在将来出现膀胱功能障碍。

5.影像-尿流动力学检查（video-urodynamics）　影像-尿流动力学检查是将尿流动力学检查与影像学检查相结合，是神经源性下尿路功能障碍患者最佳的尿流动力学检查方法。这种影像学检查当与多通道的尿流动力学检查相结合时，有助于识别尿路的解剖和功能学异常，从而提供关于脊髓损伤患者下尿路功能的最全面的评估。

充盈性膀胱测压过程中，使用放射摄影技术评估尿道内括约肌（膀胱颈），有助于判定失禁的程度。如果膀胱颈处于开放状态，可提示支配膀胱的交感神经功能失调，导致神经源性括约肌缺损。视频影像也有助于确诊膀胱和尿道的憩室和瘘，膀胱输尿管反流、尿失禁、膀胱膨出或输尿管囊肿（图5-9）。尿流动力学检查同时进行影像学检查有助于评估盆底肌肉。正常健康人的膀胱基底部位于耻骨联合水平。当盆底神经支配或支持韧带受损时（由于先前的妊娠和分娩），可导致膀胱基底部下移。因此，视频影像有助于区分尿失禁的病因，即尿道过度下移（盆底支持减弱的结果）或固有括约肌缺损。此外，与传统的尿流率集尿传感器相比，使用影像学检查可以在更早期、漏尿量更少的情况下发现漏尿。

在压力-流率研究中出现高压或低流时，影像尿流动力学检查对于定位梗阻部位有极大的帮助。在排尿期，借助影像评估疑似DSD患者的外括约肌行为，实质上有助于做出精确的诊断。当出现协同失调时，视频影像上可显示收缩发生在尿道外括约肌。罕见的病例中，可观察到膀胱颈无开放，意味着逼尿肌与内括约肌之间共济失调。由于排尿期膀胱输尿管反流加重，视频影像对正确诊断这种情况有很大的贡献。

目前，影像-尿流动力学检查在以下患者中被强烈推荐，包括肾功能损害、上尿路结构的改变（如肾积水或瘢痕），大量残余尿（需要注意的是，目前尚未形成对于残余尿可接受范围界定的共识）以及症状反复的患者。应在初始评估时进行该项检查，对于个别患者在随访过程中可

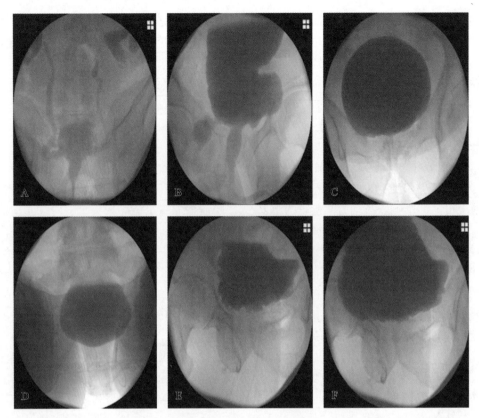

图 5-9　影像-尿流动力学检查

注：A.膀胱输尿管反流；B.膀胱憩室；C.低张膀胱（膀胱容量 700ml）；D.排尿期膀胱颈关闭；E、F.异常膀胱轮廓（膀胱小梁）

重复该检查。NICE 指南推荐，对于肾脏并发症发生风险高，尤其是脊髓损伤的患者，需在进行尿流动力学检查的同时结合影像学检查。原因在于，如果没有放射摄影技术所提供的额外的解剖学信息，可能无法在神经源性膀胱患者中发现一些常见的严重的异常情况。这些异常主要包括膀胱输尿管反流和逼尿肌-括约肌协同失调。

对于行动受限的脊髓损伤患者，多种体位的检查可能是必要的，尤其是当初始体位检查时未诱发预期的结果。影像尿流动力学检查的局限性包括对操作者正规的培训和接受检查后可能出现的相关并发症如血尿、膀胱壁的水肿及膀胱痉挛。

6.特定的泌尿神经生理学检查　特定的泌尿神经生理学检查应用于神经源性膀胱功能障碍，已经成为神经系统检查或研究的一部分。少数研究评估神经传导功能，并未常规开展。如果需要对神经源性下尿路功能障碍进行合理的评估，通常研究阴部神经。其他测试还包括阴茎海绵体和肛门反射弧的反射潜伏期测量（通过刺激阴蒂及阴茎头诱发反应），以及膀胱和尿道的感觉测试。最近，体感诱发电位已经作为预测因子用于评估胫神经刺激疗法的有效性。这些技术的使用取决于具体的适应证，有时可能需要与其他临床医生进行探讨。

四、结论

见表 5-2，表 5-3。

表 5-2 总 结

总 结	证据级别
尿液分析可以显示白细胞尿、蛋白尿、糖尿或血尿，提示相关的神经源性下尿路功能障碍合并症或并发症，需进一步评估	3
脊髓损伤患者可能被耐药菌株定植，据报道，相较于证实尿路感染，使用尿液试纸检查排除尿路感染更加有用。如怀疑尿路感染，尿液培养和抗生素敏感试验可能有助于发现潜在的病理改变	3
血液生化检查，包括测定血清肌酐、尿素氮和电解质，以及计算肾小球滤过率，可用于评估肾功能	4（专家意见）
排尿日记是一种简单的、非侵入性的半客观量化的方法，用于量化排尿行为和液体摄入习惯	4（专家意见）
排尿后残余尿量测定用于描述排尿结束后膀胱内残留的尿量，可提示排尿功能障碍	4（专家意见）
脊髓损伤患者的泌尿系超声可显示上尿路功能恶化、肾盂积水、结石，提示神经源性下尿路功能障碍相关的合并症或并发症，需进一步检查	4（专家意见）
尿道膀胱镜检查有助于评估无法解释的症状或者预警性的症状，通常提示 NB 并发症如尿道狭窄、小梁形成、膀胱结石、膀胱癌及憩室	4（专家意见）
进一步影像学检查（CT、MRI）可有助于识别其他困扰症状和非典型症状的潜在的病理学改变	4（专家意见）
尿流率测定可以支持诊断排尿功能障碍如尿流率低、间断排尿、踌躇，以及排尿量少。这一检测要求患者能主动控制排尿，获得的结果可能基于排尿期体位各不相同	4（专家意见）
尿流动力学检查有助于合理诊断 SCI 患者的膀胱功能障碍，而患者的症状和体格检查结果及外伤平面并不总是与潜在的膀胱异常一致	2
影像尿流动力学检查是尿流动力学检查和影像学检查的结合，用于识别解剖学和功能学异常，主要包括膀胱输尿管反流及逼尿肌括约肌协同失调	4（专家意见）
特定的泌尿神经生理学检查包括神经传导研究、反射潜伏期测量、诱发电位及皮肤应答	4

表 5-3 推 荐

推 荐	推荐等级
患有神经源性下尿路功能障碍的 SCI 患者初诊时应评估尿液分析/尿液培养、血液生化、排尿日记、残余尿量测定及泌尿系超声	专家意见
其他检查包括尿道膀胱镜检查、CT、MRI、尿流率测定、尿流动力学检查、影像尿流动力学检查、特定的泌尿神经生理学检查，是基于指征和时机进行的选择性的检查项目	专家意见
首次尿流动力学检查应在脊休克期结束后进行。通常以脊髓反射重新出现为标志	B
SCI 患者的管理主要应基于尿流动力学检查结果，而不是其他检测结果。尿流动力学检查是进行尿路功能评估唯一的诊断性工具	B
尿流动力学检查操作应遵循经过验证的方法、推荐和标准	专家意见
对于 SCI 患者，影像尿流动力学检查是尿流动力学检查的最佳形式	专家意见

参考文献二维码

第6章

膀胱管理和随访计划

一、概述

脊髓损伤患者的初诊应包括膀胱管理方案和随访计划的制订。两者都取决于就诊时间和既往的临床发现。

二、膀胱管理

因为SCI的泌尿系统并发症可能是毁灭性的，并且进展隐匿，所以泌尿照护是SCI患者整体照护的重要组成部分。关于在膀胱管理方面的方案制订，对于改善这些患者的预后和未来的生活质量是极其重要的。然而，这一领域缺乏高质量的证据。为了克服这个严重的问题，来自英国的脊髓损伤智库小组制定了一个具体的SCI管理指南，以支持临床医生的日常临床实践。表6-1总结了这些建议。由于缺乏可靠的数据，提出的推荐主要基于专家意见，分为4个阶段。

患者出院后应接受有关膀胱管理的教育，这有助于避免并发症和改善长期护理。不幸的是，现有的数据显示，上述比例不足50%。

患者出院后需要对膀胱管理有一定的认识。因此，有必要对临床医生和其他社区卫生专业人员在膀胱管理，包括对这些患者的预后和未来生活质量的影响方面进行充分的告知和教育。研究表明，以教育小册子为指导的系统教学和学习策略

表6-1　脊髓损伤患者泌尿系管理的脊髓损伤智库指南—总结

分期	推荐
即刻管理（事故发生后数日）	• 留置导尿管几乎始终是监测尿量和辅助液体管理的必要手段
早期管理（0～2周）	• 留置导尿管应尽快拔出，由照护团队开始进行间歇导尿 • 当骨折部位稳定时，患者可以开始进行清洁间歇性自家导尿 • 在某些患者中，可延长留置导尿的时间，例如四肢瘫痪的女性和体弱的老年人
中期管理（2～12周）	• 在大多数情况下，清洁间歇导尿将由护理员继续进行，或由患者自行进行清洁间歇自家导尿 • 应避免使用腹压排尿/Credé手法排尿 • 那些需要持续留置导尿的患者应尽快转换为膀胱造瘘
长期管理（>12周）	• 管理应遵循以下3种方法之一，如尿自控、尿失禁、留置导尿管/尿路造口（见第7～9章）

注：数据来自于Abrams等

可以为照护人员实现治疗目标提供有力的支持。患者教育将在第17章"患者教育"中进一步的描述。

三、随访计划

对神经源性下尿路功能障碍的SCI患者进行适当的随访监测有多个目标。这有助于防止泌尿道发生不可逆变化，包括但

不限于：

- 保护上尿路。
- 没有感染或感染控制。
- 恢复下尿路低压储尿和低压排尿的功能，从而获得足够的膀胱容量和排空能力。
- 治疗尿失禁。
- 避免留置导管或造口。
- 膀胱管理的社会和职业接受性和适应性。
- 改善生活质量。

神经源性膀胱功能障碍患者的预后在过去几十年有所改善。在此期间泌尿系统并发症中肾衰竭和尿脓毒症是SCI的主要死因。对于随访监测、膀胱管理策略和并发症的治疗等方面的改进，几乎消除了发达国家的神经源性膀胱相关死亡率，并显著提高了这些患者的寿命。目前，据报道，SCI患者死亡的主要原因是肺炎和流感、败血症、癌症、缺血性心脏病和自杀。然而，对于SCI引起的神经源性膀胱患者，关于随访评估的最佳频率仍未达成一致。此外，对于应该进行的特定检测的类型，目前意见尚不统一。目前的可用推荐各不相同，主要基于专家意见。缺乏高质量的证据来支持最优化的长期随访计划。此外，缺乏严格遵循不同的指南所产生的临床结果的证据。

脊髓损伤智库小组建议如果可行，每年对上、下尿路进行超声评估，包括残余尿量的测定。损伤后约12个月身体肌肉量已经稳定，应通过肌酐清除率和血清肌酐水平评估肾功能，然后，每年应通过评估血清肌酐水平随访肾脏功能变化。临床需要时应重复进行尿流动力学检查，包括上尿路损害、新发尿失禁、过去诊断为逼尿肌-括约肌协同失调伴膀胱压力持续上升或膀胱顺应性低（表现为膀胱持续灌注时的压力上升），膀胱管理方案的变化

（治疗调整的建议之前和之后），出现尿路感染或结石，以及膀胱输尿管反流或残余尿量高。该小组不支持定期尿检，其结果通常令人困惑，且可导致对临床不重要的菌尿的过度治疗。笔者还强调，照护SCI患者的泌尿科医生应关注与患者的全面护理相关的所有责任，包括肠道和性功能障碍、压疮、疼痛、肌肉痉挛和神经系统状况的恶化。

退伍健康管理组提出，对泌尿生殖系统每年的评估包括尿液分析、尿液培养和药敏试验、血清肌酐、血尿素氮、上尿路功能评估的解剖部分（如腹部超声）和（或）功能部分（如肌酐清除率、肾扫描）。当出现临床表现时应进行诊断性检查，如计算机断层扫描（CT）和静脉肾盂造影。在SCI中心应定期进行膀胱镜检查、细胞学检查和随机膀胱活检。在随访期间，尿流动力学检查的适应证包括肾功能的恶化、上尿路的解剖学变化（如肾积水）、病因不明的反复发作自主神经反射异常、没有感染发作情况下出现的尿失禁。笔者强调，标准病史和体格检查（评估症状和体征）对膀胱内压力增高的筛查不敏感，因此显示了必要时，尿流动力学检查监测的重要性。

NICE指南建议，对那些被认为有很高的肾脏并发症风险的患者（每年或两年随访），应提供肾脏的终身超声监测。高危人群已被定义为SCI或脊柱裂患者，以及在尿流动力学方面存在令人担忧的结果的患者（膀胱顺应性下降，逼尿肌-括约肌协同失调，膀胱输尿管反流）。此外，作为监测方案的一部分的尿流动力学检查应考虑在这些患者中进行。值得注意的是，笔者并没有推荐常规监测腹部X线摄片、膀胱镜检查和肾脏动态显像术（scintigraphy）。如果需要准确测量肾小球滤过率，应使用核素技术。建议医生不要

依赖于单纯检查血清肌酐和肾小球滤过率来监测肾功能。

第一次国际神经泌尿学会议的专家小组得出结论，非侵入性尿流动力学检查必须是SCI患者常规随访的一部分，因为只有这些检查的结果，才能在不可逆损伤发生之前及时发现危险因素。膀胱功能障碍的无症状恶化并不少见。关于对不完全脊髓损伤患者的回顾性的数据显示，有超过2/3的门诊患者长期随访尿流动力学检查发现膀胱功能的无症状恶化。即使整体症状没有变化，也可能发生膀胱功能障碍的改变。这强调了常规的尿流动力学检查随访的重要性。

欧洲泌尿外科协会制定的神经泌尿指南推荐基于神经病变的类型和功能障碍的模式确定定期随访的时间间隔，时间间隔不应超过1～2年。应特别关注高危患者，尤其是SCI患者，强调明显缩短随访间隔。肾脏超声应每6个月进行一次，而体格检查和尿检则应每年进行。建议定期进行尿流动力学检查，但笔者没有明确规定时间间隔。临床表现发生任何明显的变化，都应在适当的方法和推荐下，进行进一步的检查。

其他建议包括在初始2年内每6个月进行随访监测，包括全面的临床评估，特别是尿流动力学检查和超声。在随后的5年里，应每年进行随访监测。在此之后，接下来的8年里，应每2年进行随访监测。特殊检查的应用取决于目前的临床情况、之前的检查结果和现存的危险因子。对SCI患者进行定期尿流动力学检查，可以在症状出现之前发现逼尿肌-括约肌协同失调导致的顺应性和压力的变化。因此，可在发生不可逆尿路变化前及时诊断出现存的异常。15年后，每2～5年进行临床和超声检查。

脊髓损伤的神经源性膀胱患者监测泌尿系统时应特别注意膀胱镜检查。由于SCI患者中膀胱癌风险增加的确切机制尚不清楚，因此无法提供强有力的建议。一项建议提出每年对有以下危险因素的患者进行随访监测：吸烟且年龄＞50岁，10年以上的肠代膀胱成形术或任何膀胱扩大成形术，15年以上的神经源性膀胱。如果需要，应进行尿道膀胱镜检查和活检进行评估。另一项建议提出，在留置导尿的高危患者中进行尿道膀胱镜检查对早期诊断和管理并发症至关重要。重要的是，这项研究表明，有症状和无症状组之间的内镜下发现没有明显的差异。这个结果加强了这个假设：留置导尿管或膀胱造瘘的患者需要定期进行膀胱尿道镜检查，以便早期诊断和管理并发症。有趣的是，有症状的和无症状的患者在超声检查方面可有相似的检查结果。

读者应该意识到，上述时间表可根据其他危险因素的出现、并发症的形成或患者对治疗的依从性来加以调整。

最近发表的一篇系统性综述，分析了神经源性膀胱患者长期的泌尿系统随访策略，报道了13项与SCI患者相关的研究。除了他们的建议外，该综述还提到了其他可能被纳入SCI患者泌尿系统监测的方法：尿路造影、计算机断层扫描（CT）、磁共振成像（MRI）、24h内源性肌酐清除和^{99m}Tc-DTPA肌酐清除（肾动态显像术），这些检查是否使用取决于临床适应证。然而，大部分的研究都是回顾性的，没有对照组，并且有不同的时间间隔和主要或次要结果。更糟糕的是，其中的一些研究只进行过一次干预措施，因此没有形成一个确定的监测计划。因此，由于证据的质量不高，还没有得出可靠的结论和推荐。

另一项系统性综述，单纯关注脊髓损伤患者的泌尿系统随访，提出了一致的结果。根据现有的数据，无法制订出确定的筛查建议。Cameron等透露，用于预测患者尿路感染的症状和体征，结果复杂。一些研究证明，尿液试纸检测中的亚硝酸盐和白细胞酯酶对于预测感染是敏感和特异性的。笔者建议，健康的、无症状的SCI患者每年监测，如果尿液分析正常，不应该进行常规的尿液培养。Cameron等发现血清肌酐对检测肾功能早期恶化不敏感。因此，他们建议用24h尿样确定肌酐清除率，以评估肾小球滤过率，使用的公式应使用适当的校正因子。笔者揭示只有常规的肾脏超声有足够的证据支持可以推荐。如果超声结果是阳性的，肾脏扫描可能是进一步检测的较好方法。经证实，超声对尿路结石有良好的敏感性，有足够的证据

表明肾脏和泌尿系超声足以检测出尿路结石。笔者还建议，不要常规地对肾脏、输尿管和膀胱进行X线检查，来评估尿路结石。系统综述还发现，尿流动力学检查是筛查的重要组成部分，但其频率尚不明确，不能确定最佳的间隔时间。同样，最佳的膀胱癌筛查方法尚未确定。每年的膀胱镜检查和活检不符合筛选试验的标准。因此，Cameron等即使在高危人群中也不推荐这种方法。

鉴于这些差异，我们似乎可以合理地建议，神经泌尿检查的时间表和所需调查的范围主要取决于风险因素（图6-1）。在病史、体格检查和其他测试中没有出现

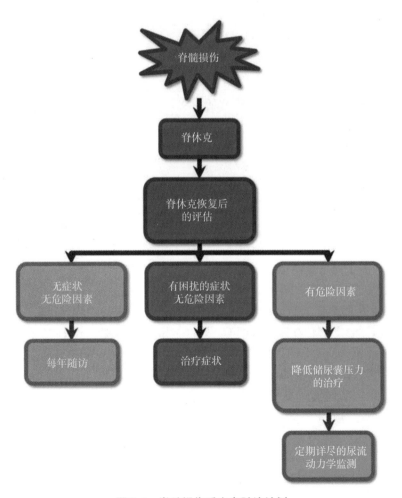

图6-1　脊髓损伤后患者随访计划

令人困扰结果的SCI患者可以每年进行评估。由于膀胱行为仍然可以进展，尿流动力学检查应该在初始3年内每年进行，然后每2～3年进行一次。Wyndaele建议，如果最初检测的结果不确定，如果患者再教育的结果不成功，如果需要评估治疗的结果，或只是在治疗后4～6个月进行常规评估，则可能需要重复尿流动力学检查。此外，重复进行尿流动力学检查可能产生完全不同的结果，所以临床决策不应基于单一的尿流动力学检查结果。

德国工作小组提出了一份风险因素清单，进行更细致的随访监测。其中包括：发热性尿路感染、复发性尿路感染（每年发作超过2次）、残余尿量增加（多次测量），新发尿失禁或尿失禁加重和（或）排尿问题、肾积水（超声检查）、膀胱形态改变（小梁形成，假憩室）及持续异常的化验结果（C反应蛋白/白细胞增多，或任何表明肾功能恶化的结果）。该研究小组还指出与肾脏恶化相关的尿流动力学危险因素是充盈期高压（最大逼尿肌压力在男性 $> 80cmH_2O$ 和女性 $> 60cmH_2O$），低顺应性（$< 20ml/cmH_2O$），高漏尿点压力，逼尿肌收缩时间延长和低反射容量伴排尿后残余尿量升高（$> 100ml$ 或超过膀胱功能容量的30%）。临床医生和研究人员应该意识到，由于可重复性低，当前的泌尿系统监测模式必须谨慎实施。直到现在，大多数研究都遵循了Wang等提出的建议：逼尿肌漏尿点压力 $> 40cmH_2O$ 与肾脏恶化显著相关。英国的研究人员最近表明，关于逼尿肌储尿和（或）排尿压与上尿路变化之间的关联性的研究很少。

应在手术干预前后考虑是否需要进行尿流动力学检查。尿流动力学检查尤其适用于那些括约肌切开术失败的患者。

由于存在不同的建议，世界各地的实践模式也各不相同。监测SCI患者的实践模式的差异报道见表6-2。这些结果明确提示需要统一的指南和推荐。

另一个问题包括患者对治疗的依从性，有研究表明，由于操作原因和对并发症的恐惧，随访监测，特别是尿流动力学检查，可能无法进行。

表6-2 脊髓损伤患者实践模式的差异

国家	上尿路监测（同意推荐的随访计划的医生的百分比）	下尿路监测（同意推荐的随访计划的医生的百分比）
加拿大（Blok等）	每年1次超声（80%）	每年1次尿流动力学检查（80%）
日本（Kitahara等）	每年1次超声（71.8%）	每年1次膀胱测压（52.3%）
荷兰（Rikken和Blok）	每年1次超声（60%）	每年1次尿流动力学检查（12%）
英国和爱尔兰（Bycroft等）	每1～3年1次超声（100%被调查的中心）	每1～3年1次超声（50%被调查的中心）
美国（Razdan等）	每年1次超声（85%）	每年1次影像尿流动力学检查（65%）

注：需要注意的是，荷兰的研究评估的是所有的神经泌尿患者的模式

四、结论

见表6-3，表6-4。

表6-3　总　　结

总　　结	证据级别
事故发生后数日内的膀胱管理，通过留置导尿监测尿量和辅助液体管理	4（专家意见）
早期管理（0～2周）包括由照护团队或患者在骨折部位稳定后开始进行间歇导尿	4（专家意见）
中期管理（2～12周）包括长期接受间歇导尿	4（专家意见）
长期管理（＞12周）取决于患者的临床表现	4（专家意见）
后续随访的目的是保护上尿路功能并预防并发症。然而，即使进行了有效的膀胱管理，并发症仍然可能发生	2
多种组织已开展脊髓损伤患者的泌尿系统监测模式	4（专家意见）
主要基于相关危险因素决定神经泌尿检查的时间表和所需检查的范围	4（专家意见）
大多数现存的建议倾向于对无明显危险因素的SCI患者，每年监测上、下尿路功能	4（专家意见）

表6-4　推　　荐

推　　荐	推荐等级
应在SCI患者初诊时告知膀胱管理策略	专家意见
应鼓励患者进行间歇性导尿，并提供必要的信息	专家意见
对于无相关危险因素的SCI患者，应采用1年随访计划。其中包括病史采集、体格检查、泌尿系超声，以及尿液和血液实验室检查。应考虑定期尿流动力学监测	专家意见
如果患者主诉膀胱行为改变或困扰症状，或者常规检查提示任何显著异常，应调整随访计划。应重复进行尿流动力学检查，并纳入常规监测项目	专家意见
如果初诊时发现存在危险因素或者并发症，随访间隔时间应根据表现出的异常相应的缩短。对于这些患者，应把尿流动力学检查作为常规随访项目	专家意见
尿流动力学检查应用于手术干预患者手术前后的监测	专家意见
临床医生应平衡患者治疗依从性和随访间期之间的关系	专家意见

参考文献二维码

第三部分

神经源性膀胱主要症状

第 7 章

神经源性逼尿肌过度活动尿失禁

一、概述

逼尿肌过度活动在尿流动力学检查中的特征表现为逼尿肌在储尿期即出现不自主的收缩，这种收缩可能是自发的也可能是由刺激引发的。当患者有相关的神经系统疾病时，这一病理表现即被称为神经源性逼尿肌过度活动（neurogenic detrusor overactivity，NDO），NDO 常出现于神经系统疾病累及控制下尿路功能的脑桥上或骶上的患者（参见第 3 章"神经源性膀胱病理学"），NDO 患者通常主诉不同程度的储尿期的症状，如尿急、尿频、夜尿和尿失禁。尿急主要表现为患者感觉到当逼尿肌开始收缩时引起的尿急感，当收缩造成的膀胱内压持续升高，就有可能发生尿失禁。对于神经功能受损的患者，逼尿肌过度活动是尿失禁最常见的原因。从患者角度来看，尿失禁常常是神经源性下尿路功能障碍最令人困扰的症状，因为它会导致更直接的影响，如卫生状况差、皮肤破损和社会孤立。

二、流行病学

最近发表的关于神经源性下尿路功能障碍患者的尿失禁和逼尿肌过度活动的流行病学的系统评价中强调，当前有效的数据是非常有限的。笔者提到，研究人员没有使用统一的术语。各项研究使用了不同

的术语来描述 NDO，包括神经源性膀胱、神经性膀胱、神经性膀胱功能障碍和逼尿肌反射亢进。更糟糕的是，一些研究只考虑到了 NDO 的某些特殊症状，如尿失禁和尿急。虽然国际尿控协会（International Continence Society，ICS）已经为医生提供了该领域的标准术语，但很明显这些术语并没有在下尿路功能障碍的研究中被始终如一地使用。此外，由于 NDO 可以由多种神经系统疾病引起，因而患者人群具备不同的基线特征，从而限制了数据的分析。众所周知，NDO 的临床表现通常取决于疾病的阶段和严重程度，而 NDO 临床诊断只能通过尿流动力学检查确诊。荟萃分析强调，只有当患者出现会造成明显困扰的症状时才会接受尿流动力学检查。因此，NDO 流行病学评估可能是存在偏倚的。此外，大部分的分析研究是小样本的。这项研究报道，在 52 个可用研究中，有 39 个研究纳入患者不足 100 名。此外，以基于患者的研究表明，那些患有下尿路症状的人往往不愿意与保健专家讨论他们的症状。

由于这些局限性的存在，对神经系统疾病人群 NDO 的流行病学评估只能在 4 种疾病的患者中进行。随机效应荟萃分析统计了这 4 种疾病患者中逼尿肌过度活动的发生率：多发性硬化症 58.2%（50.5% ～ 65.9%），帕金森病 58.6%（34.3% ～ 83%），脊髓损伤 49.7%（37.3% ～ 62.2%），脑卒中 64.7%（54.2% ～

75.3%）。值得注意的是，笔者没有给出这些患者的NDO相关的数据。NDO引发的尿失禁的发生率在这些患者中估计为：多发性硬化症50.9%（36.7%～65%），帕金森病33.1%（21.3%～44.8%），脊髓损伤52.3%（23.8%～80.7%），脑卒中23.6%（18.5%～28.8%）。

结果表明，有相当比例的神经功能受损的患者伴有泌尿系统症状。然而，读者应该记住，随着疾病的阶段的不同，其临床表现和泌尿系统相关主诉变化多样。下尿路功能障碍已被证明与多发性硬化症患者的残障状态有关，并且泌尿系统症状的发生率随着病程时间的增加而增加，下尿路症状一般出现在神经系统疾病发病后平均6年。但也可能出现在其早期阶段，有时甚至可能在疾病最初就伴发。同样，膀胱功能障碍也随着帕金森病患者的病情进展而逐渐发展。研究表明，这些患者的下尿路症状可从39.3%（平均病程4.9年）逐渐增加到64%（平均病程17.1年）。泌尿系症状在帕金森病的运动症状出现后的5～6年开始发生。值得注意的是，对于非典型帕金森病的患者（以多系统萎缩最为普遍）而言，泌尿系主诉往往先于其他非运动或运动症状（见第3章）。

虽然多发性硬化症和帕金森病患者膀胱功能障碍进展与病程的相关性很高，但在脊髓损伤或脑卒中的患者中，这种趋势并不明显。这两种病都被认为是获得性的且状态稳定的。部分脊髓损伤的患者可能出现膀胱功能障碍的加重，主要是初始诊断为逼尿肌括约肌协同失调的患者。脑卒中患者通常不会主诉排尿障碍的进展，随着其神经功能的恢复可能感觉到症状缓解。大多数研究者认为对于脑卒中患者，尿失禁的发生率会随时间的推移而下降（见第3章）。脊髓损伤或卒中后，膀胱功能障碍的临床表现更多地取决于损伤部位和严重程度，以及损伤前相关危险因素的存在。个体患者从神经损伤事件中恢复的能力也起着重要的作用。

NDO造成的尿失禁也可能与脊柱裂、脑瘫、艾滋病、老年痴呆症和颅内肿瘤相关。然而，关于这些患者的尿流动力学检查证实逼尿肌过度活动的可靠报道很少。一般来说，现有数据仅限于单个研究或案例报道。

无论其潜在的病理机制如何，NDO确实可以对健康相关生活质量产生负面的影响。NDO引起的泌尿系相关主诉可能损害情绪健康、做家务的能力和娱乐活动。相对于特发性膀胱过度活动症患者，神经系统疾病有关的泌尿系疾病对患者的生活质量有更大的负面影响。在储尿期症状中，尿失禁被证明是最令人困扰的，其会对患者的身体功能、心理健康和社会生活均造成损害。

三、诊断

1.病史采集和体格检查　临床病史采集和体格检查是临床操作的基础和病情评估的出发点。应当对尿路进行详细的评估。患者报告的储尿期症状（尿急、尿频、夜尿、尿失禁）应仔细记录。ICS将日间尿频定义为患者主诉日间排尿太频繁，需要注意的是，健康人群的排尿频率一般为4～7次。ICS定义的尿急是一种突然出现的难以抑制的排尿冲动。然而，这种描述的感受是非常主观的，难以量化。急迫性尿失禁被描述为与尿急症状同时发生或紧随其后的不自主漏尿。夜尿症指在晚上必须醒过来一次或多次排尿。患者还应被询问其他泌尿系统主诉，如排尿期症状（踌躇、尿液变细、排尿费力和中断排尿）、排尿后症状（尿不尽感、尿后滴沥）和其他主诉。膀胱的感觉和泌尿系统病史也应该询问。详细的症状评估提示可能的并发症（如血尿、尿痛、发热），从而有利于排查其他病理改变，如恶性肿瘤、肾结石、尿路感染。与神经系统有关的症状的发病、演变和任何治疗也应该被记录。

临床医生应评估膀胱症状的严重程度及其对患者生活质量和日常活动的影响。可以通过询问尿垫的使用情况来评估严重程度，包括重量、大小、使用量及每天尿失禁的发作次数。

液体摄入不足会影响膀胱功能。过量饮酒可能会加重储尿症状。因此，应该调查液体的摄入习惯，并询问患者每天喝多少液体，他们喜欢什么样的液体（特别注意咖啡因摄入量是尿急和尿频恶化的因素），以及在24h内有多少次排尿。评估其他潜在的膀胱刺激物（酒精、碳酸饮料）也很重要，并提供了教育患者行为治疗的机会。

有神经泌尿症状的患者也可能伴有神经源性肠道和性功能障碍，因此肠道和性生活相关病史是十分重要的。肠道病史应包括排便频率、直肠感觉、便意和可能的大便失禁、便秘，以及使用手指和栓剂辅助排便情况。性生活史应该涵盖生殖器症状或性功能障碍、生殖区感觉、缺乏欲望（性欲减退）、到达性高潮困难、女性可能的性交困难或男性勃起功能障碍和射精问题（提前射精、延迟射精、逆行射精、不射精）。

不同的合并症可能加重尿失禁和其他储尿期症状。这些合并症包括内分泌失调（如复杂的和不受控制的糖尿病、尿崩症）、泌尿系统疾病（如复发性尿路感染、肾结石、膀胱或前列腺癌）、呼吸功能障碍伴慢性咳嗽（如慢性阻塞性肺疾病）、排便障碍（便秘或大便失禁）、慢性盆腔疼痛、行动受限、既往盆腔手术史、盆腔

肿瘤和盆腔放疗。尿失禁患者应评估压力性尿失禁，其表现为打喷嚏或咳嗽时不自主漏尿。妇女患者应详细询问的产科和妇科病史。盆腔器官脱垂或先前进行过脱垂和尿失禁的盆腔手术可能影响未来治疗的成功率。一般产科史包括分娩时间、分娩方式、出生体重、分娩年龄，产后并发症（如分娩造成的肛门括约肌损伤，尿道周围撕裂伤，伤口破裂），以及产后新发排尿症状（如尿潴留需长期留置导尿管或尿失禁），这些可能是由于剖宫产、硬膜外阻滞或产程延长引起的，这些情况可能对病情的评估是必需的。持续性尿失禁也可以由输尿管异位、瘘管形成、膀胱颈糜烂（长期使用导尿管）或瘢痕化、早期的尿道固定术所致。这些患者会主诉持续的漏尿（或在夜间平卧时漏尿）和由于膀胱内尿少而导致的排尿次数减少。精神疾病如抑郁、痴呆和焦虑也应考虑在病史中，因为它们可能影响排尿模式。外伤和手术，特别是涉及中枢神经系统或周围神经系统的，应该在病史中提及。

一份仔细采集的病史应当确认不存在潜在并发症的危险因素，以及药物治疗（抗胆碱药）的禁忌证。需要注意收集的内容包括：心脏病史，特别是Q-T间期延长；未受控制的高血压；功能性胃肠病；重症肌无力；未受控制的窄角型青光眼；肾或肝功能障碍。

患者目前应用的药物也应该进行评估。处方药和非处方药都有可能加重尿失禁和其他储尿期症状。利尿药和拟交感神经药可引起包括尿急，尿频和急迫性尿失禁在内的储尿期症状。抗精神病药、抗抑郁药、抗组胺药、抗胆碱能药物和呼吸科相关药物可能有抗胆碱作用并造成排尿问题（见第8章"尿潴留"）。有证据表明，抗胆碱能药物的累积使用会增加认知障碍的风险。

一个良好的病史还应该评估患者的社会情况。其护理、如厕和营养支持可能受到经济条件或其他社会因素的限制。确认家庭或看护者的照看，并评估患者的独立性。

优秀的病史采集不仅应关注膀胱功能障碍的原因和机制，也应当鉴别相关的并发症（见第10～15章）

临床体格检查应该是疑似NDO的尿失禁患者评估的一部分。它应该从对精神状态、认知障碍、肥胖、灵活性、活动能力、平衡和依从性的总体评估开始，并特别注意活动能力。活动能力受损的患者在失禁发生之前可能没有足够的时间到达厕所。腹部检查需要定期进行。盆腔和生殖器检查应评估局部组织的条件和感觉（见第4章"病史采集和体格检查"，图4-1所示）、尿道、盆底支持/盆腔器官脱垂和压力性尿失禁（自发或由Valsalva运动/咳嗽引起的）。尿失禁患者应特别注意皮肤质量的评估，因为大小便失禁造成的化学刺激及神经系统病变导致的皮肤感觉损害，可严重损害皮肤。直肠指检是必要的，同时还应评估肛门括约肌的力量和自主收缩功能。还需描述大肠和直肠的粪便负荷。脊髓反射（球海绵体肌、肛门、踝、跖、髋骨、提睾肌）也很重要（见表4-4）。对于长期留置导尿的患者，任何异常都应记录在案，包括创伤性男性尿道下裂和女性膀胱颈糜烂。

2.排尿日记和问卷　排尿日记是很有用的，因为它提供了一个实时、半客观的，患者报告的排尿频率、液体摄入习惯和困扰症状的记录（见第5章"评估"中的"排尿日记"部分）。排尿日记的准确记录可以估计膀胱功能容量，计算24h/夜间总尿量，以及帮助患者膀胱管理方案的制订和治疗监测。排尿日记对于指导行为疗法和膀胱训练计划特别有用。NDO患者的排尿日记通常表现为少量的、高频率的排尿伴有可能的急迫性尿失禁事件。医生应鼓励患者完成连续3～7d的准确日记。

目前，有大量的"患者填写"和"医生管理"问卷，可用于评估神经源性膀胱患者。其中一些针对神经功能受损的患者特别设计。面向脊髓损伤患者的特殊调查问卷在第4章中已提出，多发性硬化患者则可以使用其他种类的问卷。

- 多发性硬化症的功能评定（FAMS）。
- 多发性硬化症生活功能指数（FILMS）。
- Hamburg多发性硬化症生活质量问卷（HAQUAMS）。
- 失禁生活质量（IQOL）。
- 平均残障量表（MDS）。
- 多发性硬化症的亲密关系和性生活问卷（MSISQ-15/MSISQ-19）。
- 多发性硬化症的生活质量列表（MSQLI）。
- 多发性硬化症的生活质量（MSQOL-54）。
- 多发性硬化症工作困难问卷（MSWDQ）。
- 神经源性膀胱症状评分（NBSS）。
- Qualiveen/Qualiveen简表（the Qualiveen/SF-Qualiveen）。
- 基于患者意愿的疾病分步评分（PDDS）。
- RAYS评分（RAYS）。

其中，HAQUAMS、MSISQ-15/MSISQ-19、MSQLI和MSQOL-54是针对三点（膀胱、肠、性功能）问卷调查。患者还可以接受通用问卷的评估，如国王健康问卷（KHQ）或36项简表和12项健康调查问卷（SF-36，SF-12）。然而，相对于更加专科化的问卷，这些问卷可能较难察觉到症状的变化。NDO相关的急迫性尿失禁也可用特发性膀胱过度活动症（OAB）的问卷评估。国际失禁咨询委员会制定了目前使用的调查表的具体标准，并设计了一个推荐评分制度。带有A级推荐的问卷（强烈推荐）包括：

- 膀胱过度活动症问卷（OAB-q）。
- 膀胱过度活动症满意度问卷（OAB-S）。
- 膀胱过度活动症症状评分问卷（OABSS）。
- 尿失禁影响问卷（Ⅱ-Q）。
- 泌尿生殖困扰问卷（UDI）。

选择的问卷应该用它将要使用的语言进行验证。值得注意的是，每个调查表可单独使用，也可与其他表格一起使用，以改进对治疗结果的评估或监测。目前可用的数据不足以回答这些调查表的使用是否对治疗结果产生影响。

3.尿液分析和尿液培养　现有的储尿期症状，包括神经源性膀胱引起的失禁，可能因尿路感染而恶化。此外，症状也可能不能反映尿路感染的存在。因此，尿液分析可用于筛选患者，但应该指出的是，神经源性膀胱的人可能存在耐药菌感染，因此相对于证实尿路感染，尿常规检查更多是为了排除尿路感染。如果发现感染的任何证据，尿液培养的药敏试验都是必需的。注意，无症状菌尿（＞10^5 CFU/ml）在患有神经源性下尿路功能障碍、老年人、糖尿病患者与留置导尿的患者中的发病率较高，但不应常规治疗，除非患者是孕妇或是准备接受泌尿系相关操作者。应告知患者正确的尿液收集方法。合适的尿液样本包括清洁中段尿样本、从刚插入的间歇导尿管中以及从留置的导尿管端口中获得的样本。不应该从腿部集尿袋中取样。

4.尿垫试验　尿垫试验是一种无创、廉价的诊断尿失禁和评估其严重程度的工具。它已被国际尿失禁咨询委员会（International Consultation on Incontinence, ICI）确认为一种诊断方法，在标准条件下，通过尿垫吸收的增量来检测和计算一段时间内具体的尿液流失。ICI强调，尿垫试验不能诊断失禁的原因。此外，尿垫试验应用于神经系统受损的患者数据很少。尿垫试验已经建立了几种不同的标准，根据测试时间长短可以将测试分为：＜1h，1h，24h和48h。在测试时间不同的基础上，尿垫称重试验还可以分为两组：定量和定性。如果诊断不明确或需要客观确认，则使用定性来判断是否存在尿失禁。这种方法可以通过口服和膀胱注入等方法使着色染料进入膀胱，来提高测试敏感性。定量测试用于测量在一组标准活动或正常日常工作后的失禁量。失禁量可以从以下公式计算出来：

总的漏尿量＝湿尿垫总重量－干尿垫总重量

因为尿失禁的定义不容易，并且在患者中没有普遍易于理解的方法，ICI委员会决定，当24h内尿垫增加量＞1.3g或当1h内尿垫增加量＞1g时定义为尿失禁。ICI调查表明24h的测试与尿失禁症状具有强相关性，并且有很好的重复性。一个持续超过24h的测试被证明没有获益且顺应性较差，持续时间短于24h的测试可能没有办法确定尿失禁的具体程度和漏尿量。因此，建议使用24h尿垫试验。ICI委员会认为尿垫试验可以作为常规尿失禁评估中的可选项。它的局限性在于不能区分压力性尿失禁和逼尿肌过度活动。另外，阴道分泌物过多或月经来潮也可能引起错误的阳性结果，尤其是年轻妇女。

5.肾功能评估　肾功能评估兼顾功能和结构。测定血清肌酐、尿素氮和电解质水平以及计算肾小球滤过率，有助于评估肾功能。肌酐清除会提供更精确的数据，但需要收集24h尿液来评估肌酐排泄量。不完整的收集可能导致肾功能的低估。对于肾功能不好、肌肉量下降、如果需要分别评估肾功能及高危患者，推荐通过肾显像评估肾小球滤过率，肾脏超声通常用于评估肾脏结构，它能显示肾积水、异常肿块、瘢痕、结石和其他改变实质结构的病变（见图5-1～图5-3）。应特别注意对有上尿路恶化风险的患者进行肾功能和结构的评估，并纳入基线评估和适当周期的常规随访计划。

6.其他检查　具备临床指征时，根据患者的病史及相关症状和体征，应行以下检查：残余尿（PVR）、自由尿流率、膀胱B超、膀胱镜、CT和磁共振成像（MRI）。NDO患者不受抑制的逼尿肌收缩可引起尿失禁并导致少量的PVR。有梗阻症状的患者应该测量PVR，因为NDO可能与逼尿肌括约肌协同失调共同存在。在有前列腺或失禁手术史的患者中也可以考虑PVR测量。

通过超声测量PVR优于导管测量，便携B超机可方便地应用于日常临床工作。升高的PVR应该引起人们对其他可能的病状的关注。应当测量自由排尿后的PVR。对于复发性尿路感染患者、持续性脓尿、血尿、膀胱疼痛、压力性尿失禁手术史、盆腔手术史和那些疑似瘘、尿道憩室或泌尿道畸形患者，膀胱超声和膀胱镜检查可以排除其他原因造成的储尿期症状（膀胱癌、原位癌、溃疡、膀胱结石、异物、膀胱炎）。对于可能存在梗阻性病变的患者也应考虑膀胱镜检查。超声测量膀胱逼尿肌及膀胱壁厚度目前不推荐（见第5章中的"泌尿系超声"相关内容）。存在临床指征时，应使用先进的成像技术（CT和MRI）。

7.尿流动力学检查　逼尿肌过度活动定义为充盈期出现的自发性或诱发性不自主逼尿肌收缩，尿流动力学检查是诊断和管理NDO尿失禁患者的基础。NDO的尿流动力学特征只出现于充盈阶段，因此要特别关注这部分的测试（图7-1）。研究的

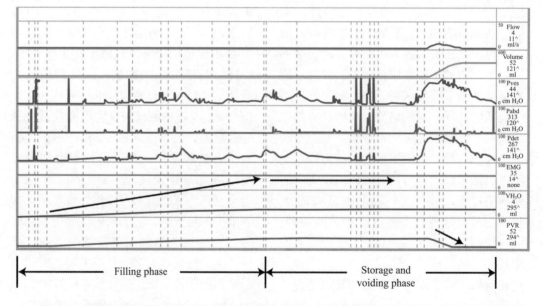

图7-1　充盈期是指膀胱充盈时体积的稳定增加阶段。储尿期则可以通过膀胱内稳定的容积来识别。排尿阶段开始时，患者被允许排尿。请注意，在这个病例中，患者可以成功排尿。在排尿量增加的同时，PVR体积减少（摘自：Choe等，获得许可）

异常包括不自主逼尿肌收缩、膀胱顺应性下降、膀胱敏感性增加和膀胱测压容量降低。

（1）不自主逼尿肌收缩（involuntary detrusor constractions）：要诊断逼尿肌过度活动，不自主逼尿肌收缩的出现是必需的（图7-2）。这种收缩可以是自发性或诱发性的[如通过咳嗽、Valsalva动作、短时间内增加膀胱灌注速度或流水声（打开水龙头）诱发]（图7-3）。

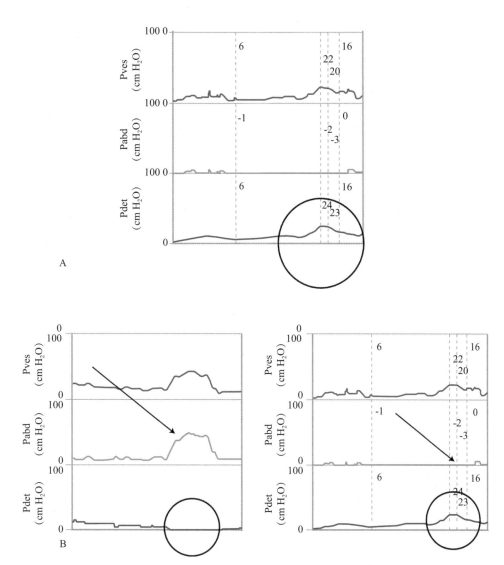

图7-2　A.在充盈性膀胱测压时，这是逼尿肌过度活动的一个例子（圈中所示）。逼尿肌压力（Pdet）通过膀胱内压力（Pves）和腹压（Pabd）来计算，详见（B）。B.使用方程Pdet＝Pves－Pabd，计算出左图中Pdet（圈中所示）是0，这是由于Pves伴随着Pabd的上升同步上升（箭头标注处）。在这种情况下，由于Valsalva动作，出现一个缓慢的伴随Valsalva动作发生的可控的Pabd和Pves上升的轨迹。相对的，右图中计算得出的Pdet代表一个真正上升的Pdet（圈中所示），Pves的上升不是因为Pabd的上升引起的（箭头标注处）。换句话说，Pdet的上升和任何腹压升高的动作无关（摘自：Choe等，获得许可）

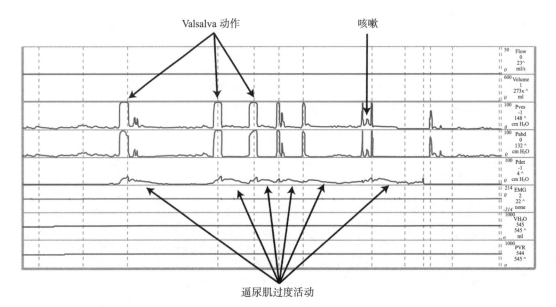

图7-3 逼尿肌过度活动发生在诱发动作之后（Valsalva和咳嗽；摘自：Choe等，获得许可）

ICS描述逼尿肌过度活动的模式：
- 期相性逼尿肌过度活动（phasic detrusor overactivity）定义为特征

性"波形"，可以导致，也可以不导致尿失禁（图7-4）。词语波形没有被明确定义，但顾名思义，可能

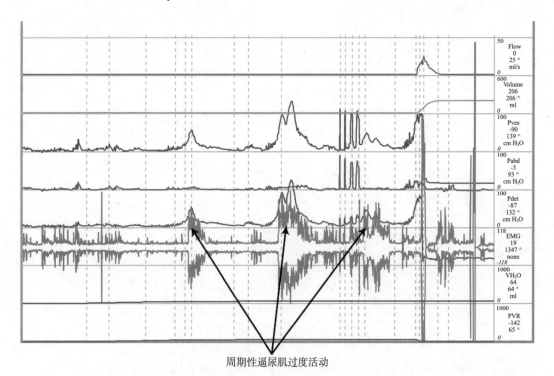

图7-4 这份尿流动力学检查显示了周期性逼尿肌过度活动的逼尿肌压力（Pdet）的"波动"。波动的特征没有标准，但普遍认为是Pdet周期性的增加和减少。注意腹压（Pabd）是不变的，这表明Pdet的增加是由膀胱的收缩引起的（摘自：Choe等，获得许可）

表现为逼尿肌压力（Pdet）周期性增加和减少。

- 终末性逼尿肌过度活动（terminal detrusor overactivity）定义为充盈至膀胱测压容量时发生的单一不自主逼尿肌收缩，且无法被抑制，引起尿失禁，并通常导致膀胱排空（排尿）的结果（图7-5）。现有数据表明，终末逼尿肌过度活动的发生率在神经受损的患者比那些没有潜在的神经系统病变的患者要高。因此，一旦发现，应特别关注是否有神经系统疾病。
- 逼尿肌过度活动性尿失禁（detrusor overactivity incontinence）定义为由于不自主逼尿肌收缩引起的尿失禁（图7-6）。

分析尿流动力学检查的充盈期，临床医生可能会遇到两个可以测量的漏尿点压力（leak point pressure），分别是逼尿肌漏尿点压（detrusor leak point pressure，DLPP）和腹压漏尿点压（abdominal leak point pressure，ALPP）。然而，ICS 最近更新的共识文件里题为"尿流动力学检查实践质控和术语"的部分中只介绍了一个术语：漏尿点压力（LPP），指引起膀胱内液体漏出，并可见于尿道口时即刻的压力（自发或诱发），也可用于尿道外尿液流失或造口。可用于腹压、咳嗽，或 Valsalva 漏尿点压力，或逼尿肌漏尿点压力。诱发方式和即刻压力（LPP类型）应该记录在报告中。目前推荐，DLPP 在神经系统疾病的患者中应谨慎使用，因为其评估上尿路风险的灵敏度较差且有继发膀胱损伤的风险。

一些研究表明，基于充盈期尿流动力学检查的结果，可以区分NDO和特发性逼尿肌过度活动（idiopathic detrusor overactivity）。Lemack 等报道，NDO患者

可能有更大幅度的首个逼尿肌过度收缩和最大逼尿肌收缩。作者用30cmH₂O作为首次过度收缩幅度的临界值，对鉴别潜在的神经系统疾病的阳性预测值达到了88%。然而，需要注意的是，NDO与特发性逼尿肌过度活动在尿流动力学检查的表现上也可完全相同。这强调了NDO的本质是临床诊断，尿流动力学检查证实的逼尿肌过度活动并伴有潜在的神经功能障碍。NDO定义严格基于患者的神经功能状态，而不是尿流动力学中不自主逼尿肌收缩的存在。

对于神经系统疾病患者，逼尿肌过度活动可能经常与逼尿肌括约肌协同失调共同存在，将在第8章进一步描述。然而，临床医生应该记住，NDO的尿流动力学特征均出现于充盈期（储尿期），而逼尿肌括约肌协同失调发生在压力-流率研究中（排尿期）。

（2）膀胱顺应性下降（decreased bladder compliance）：膀胱在正常充盈过程中，膀胱储存的尿液不断增加，同时维持较低的膀胱内压。膀胱顺应性描述了在尿流动力学检查充盈阶段，测得的膀胱容量变化与逼尿肌压力变化之间的关系。顺应性可以通过容量变化（ΔV，ml）和逼尿肌压力的变化（ΔPdet，cmH₂O）计算出来，单位：ml/cmH₂O，表示如下：

膀胱顺应性＝膀胱容量变化（ΔV，ml）/逼尿肌压力变化（ΔPdet，cmH₂O）

目前，推荐测量膀胱充盈初始和膀胱测压容量（cystometric capacity）（或任何导致严重漏尿的逼尿肌收缩开始前即刻）之间的顺应性。这两个点都需要排除逼尿肌收缩的影响。顺应性被认为是最具可重复性和可靠的尿流动力学测量指标之一。

膀胱顺应性降低表明测量点之间存在逼尿肌压力的异常增加。对于膀胱顺应性的正常值目前尚无定论。研究表明，低

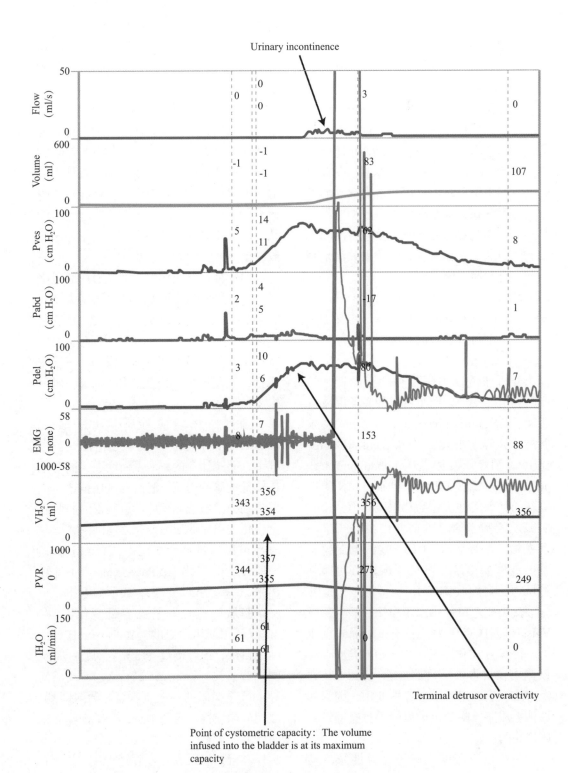

图7-5　该患者表现为终末性逼尿肌过度活动，定义为膀胱测压容量（cystometric capacity）时出现无法抑制的单发不自主逼尿肌收缩，并导致尿失禁（摘自：Choe等，获得许可）

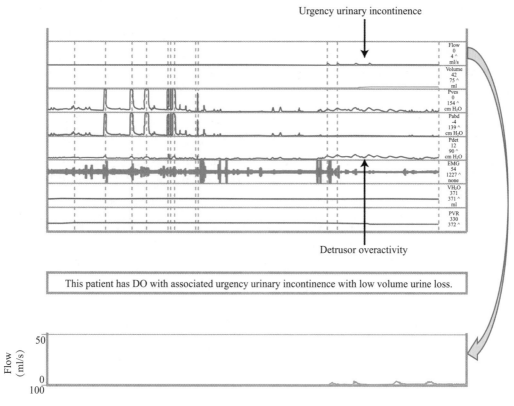

图7-6　本例患者表现为逼尿肌过度活动，伴有急迫性尿失禁，伴少量漏尿（摘自：Choe等，获得许可）

于10～15ml/cmH$_2$O的顺应性值应视为异常。顺应性降低可导致膀胱高压，从而使上尿路功能受损，可表现为上尿路恶化、膀胱输尿管反流和肾盂肾炎。人们一致认为，持续膀胱高压超过40cmH$_2$O可对上尿路造成显著风险。在多种神经系统疾病中，包括脑卒中、脊髓损伤、多发性硬化、多系统萎缩、脊柱裂、横贯性脊髓炎或盆腔手术引起的医源性神经损伤，都可以观察到患者的膀胱顺应性降低。非神经系统疾病也可引起膀胱顺应性降低，如膀胱流出道梗阻、慢性膀胱炎、慢性尿路感染，甚至长期导尿导致的膀胱壁结缔组织瘢痕。顺应性降低可导致储尿期症状，包括尿急、尿频和尿失禁。

解剖变化（如膀胱憩室）或固有括约肌缺陷，由于分别可导致额外的膀胱灌注量或尿液流失，可影响膀胱顺应性的测量结果。快速灌注膀胱可进一步降低膀胱顺应性。此外，有时周期性逼尿肌过度活动，尤其当表现为长时间、低幅度时，可被误认为顺应性异常。停止灌注可能有助于诊断。如果逼尿肌压力恢复到基线，那么逼尿肌压力的上升是由不自主的逼尿肌收缩引起的；如果逼尿肌压力保持升高，则逼尿肌压力升高是由膀胱顺应性异常引起的。

（3）膀胱感觉增强（increased bladder sensation）：ICS将膀胱感觉增强定义为首次膀胱充盈感（first sensation of filling）提前，首次排尿感（desire to void）提前和（或）低膀胱容量时出现强烈排尿感（strong desire to void）并持续存在。在充盈性膀胱测压时，患者也可出现尿急，这被定义为突然发生的无法抑制的排尿欲望。

有学者建议，健康个体的首次膀胱充盈感应出现在膀胱平均容量为（222.5±151）ml（男性）和（175.5±95.5）ml（女性）。首次排尿感的膀胱平均容量应为（325±140.5）ml（男性）和（272±106）ml（女性）。强烈排尿感膀胱平均容量为（453±93.5）ml（男性）和（429±153）ml（女）。另一项建议强调，首次膀胱充盈感平均出现在最大膀胱容量的40%，而强烈排尿感平均出现在最大膀胱容量的70%。在神经系统受损的患者中，膀胱感觉增强是由不自主逼尿肌收缩和膀胱顺应性受损引起的。

（4）膀胱测压容量减少（decreased cystometric capacity）：膀胱测压容量（cystometric capacity）是充盈期膀胱内压测量图终点的膀胱容量。膀胱充盈期的终点应明确标记在尿流动力学曲线上。正常的膀胱测压容量通常定义为300～550 ml，且男性比女性有更大的膀胱测压容量。Yoon和Swift将异常的膀胱测压容量降低定义为少于300ml。然而，笔者建议临床医生慎用膀胱测压容量降低，最好能与排尿日记的数据结合在一起分析。逼尿肌过度活动、顺应性下降，以及膀胱感觉增强可导致患者在胀满感出现前出现漏尿（图7-7）。在这些情况下，膀胱测压容量下降，应记录为漏尿开始时的容量。

最大膀胱容量是患者感觉他（她）无法再延迟排尿时的容量。在最大膀胱容量时，患者出现强烈排尿感，并提出他们的膀胱无法再容纳更多的尿。需要注意的是，根据ICS标准化术语，最大膀胱容量仅用于定义膀胱感觉正常的患者。由于神

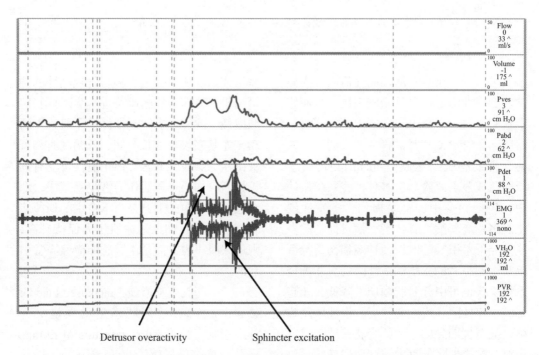

Detrusor overactivity　　　Sphincter excitation

图7-7　存在神经源性膀胱功能障碍和膀胱测压容量严重降低的患者的膀胱内压测量图。在研究开始时，膀胱压力和腹腔压力是相等的，相应逼尿肌压为零。首次膀胱充盈感膀胱容量为20ml，逼尿肌过度活动可见于29ml，首次排尿感出现在48ml。第二次不自主收缩可见于78ml并且出现相应漏尿（摘自：Smith等，获得许可）

经源性膀胱功能障碍的患者通常有膀胱感觉障碍，因此该参数不应在这组特殊患者中报道。

四、治疗

目前NDO管理策略的主要目的是保护上尿路，恢复下尿路功能，并且改善尿失禁和患者的生活质量。

1.非手术治疗　非手术治疗费用便宜，使用广泛，而且并不复杂。它包括行为治疗、生活方式的改变，以及其他疾病状态的管理。虽然其在神经系统受损的患者中缺乏良好的研究，但是非手术治疗应该被采用。这通常需要护理人员和卫生保健专业人员的支持才能成功。对患者和（或）其家属及护理人员来说，将非手术治疗与有关下尿路功能的教育结合起来介绍是有益的。在第17章"患者教育"中，将介绍现有技术的某些方面。

行为治疗包括两种主要的治疗方法：膀胱训练（bladder training，BT）和盆底肌肉训练（pelvic floor muscle therapy，PFMT）。BT包括使用排尿日记，制订膀胱控制策略，定时排尿，提示、按计划排尿或延迟排尿。以上这些都是用来改变患者的排尿模式。PFMT已被证实可以改善多发性硬化患者的排尿频率、每日尿失禁发作次数，以及平均膀胱容量。最近发表的一项关于脊髓损伤后NDO患者的研究提供了证据，证明PFMT的6周计划可能对促进NDO的自主控制有积极作用，并且可以减少某些因脊髓受损导致运动神经功能不全的病例出现尿失禁的次数。PFMT还包括尿急的抑制、控制策略和生物反馈。在多发性硬化女性患者中，PFMT、生物反馈和神经肌肉电刺激的联合治疗已被发现是安全有效的。

生活方式的改变包括对液体、咖啡因、饮食的管理和减肥。患者应个性化识别膀胱刺激物。目前的策略还包括厕所的无障碍措施和改善患者的行动能力。应告知患者尿垫和防护用品。男性尿失禁患者可以使用与集尿袋相连的阴茎套集尿。NDO患者禁忌使用阴茎夹，这是因为膀胱内压力有进一步增加的风险。

其他疾病状态的管理/治疗包括对与膀胱相关的合并症的优化、药物摄入的改变[如果这些因素影响利尿和（或）膀胱功能]，以及治疗其他生理和社会心理问题，如便秘、抑郁或焦虑。

2.药物治疗　对于受到神经源性膀胱困扰的神经疾病患者，推荐使用非手术治疗的同时结合药物治疗。神经源性膀胱药物管理主要目的是为了控制和缓解尿急、尿频和尿失禁等困扰症状。目前针对这种情况还没有有效的药物治疗。现有文献包括一些单独的研究和系统的综述。药物可口服、经皮或膀胱内注射。

（1）口服：这些药物包括抗胆碱药物和β_3受体激动药，后者的数据相对有限。

抗毒蕈碱药物多年来被广泛用于治疗NDO患者，目前被推荐为NDO治疗的首选。它们对全身毒蕈碱受体均存在拮抗作用，可通过阻断在膀胱内的M_2和M_3受体来改善逼尿肌过度活动的症状，因此被认为可以降低储尿期膀胱压力，防止逼尿肌不自主收缩，改善膀胱顺应性，增加膀胱容量，减少包括尿失禁在内的储尿期症状。

最近发表的一项Meta分析证实，与对照组相比，NDO患者接受抗胆碱药物治疗会有更好的患者自述疗效和尿流动力学参数改善。研究人员并没有证明一种药物优于另一种药物，并认为药物的唯一区别在于它们的副作用范围。他们强调，对于哪类抗胆碱能药物最有效以及药物的使用剂量，仍然存在不确定性。在神经源性膀胱功能障碍方面，更新的系统性回顾也未能回答这些关于口服抗毒蕈碱药物的疗效、耐受性和安全性等问题。

欧洲泌尿外科协会的专家小组在他们的神经泌尿学指南中分析了抗毒蕈碱药物的选择。该小组报道，即使在长期使用的情况下，奥昔布宁、曲司氯铵、托特罗定和丙哌维林是确定的、有效的和良好耐受的NDO治疗方法。达非那新和索利那新对脊髓损伤和多发性硬化患者的疗效评估也提示相似的结果。专家强调，使用弗斯特罗定治疗NDO临床数据缺乏。

与特发性膀胱过度活动症相比，抗胆碱药物治疗NDO处方剂量通常更大。不同种类抗胆碱药物治疗的研究表明，与标准剂量相比，增加剂量可以提升疗效。增加抗胆碱药物剂量或双倍剂量治疗，通常患者主观症状和尿流动力学参数均改善。目前的数据表明，与正常剂量的抗毒蕈碱药物治疗相比，出现的副作用相似。联合使用两种不同的抗毒蕈碱药物（受体略微不同），对于神经源性膀胱功能障碍患者，尤其是过去单药治疗效果欠佳的患者来说，可能也是一个正确的选择。这种治疗策略可减缓或延迟其他更具侵入性的治疗。值得注意的是，临床医生应该意识到，这种用法通常是超出膀胱过度活动症的监管许可的。

抗毒蕈碱药物禁忌用于窄角型青光眼的患者，这是因为它们的抗胆碱作用可诱导或促成急性闭角型青光眼。抗毒蕈碱药物会增加全身的抗胆碱负荷，特别是当患者还在用其他抗胆碱药物时。抗胆碱负荷不仅与认知功能障碍相关，也和死亡率升高与心血管风险增加相关。由于神经源性膀胱功能障碍通常是终身的，因此应当考虑到这些影响。潜在的副作用包括口干、便秘、视力障碍、皮肤反应、认知障碍、

膀胱排空功能受损。自主排尿的患者可发生尿潴留。因此，国家健康和护理中心指南推荐，对于在开始使用抗毒蕈碱药物治疗后没有使用间歇或留置导尿的患者，应监测残余尿量。这些患者的剂量调整应仔细。现有的数据表明，奥昔布宁的耐受性可能低于其他药物。特发性膀胱过度活动症的研究数据强调，如果有缓释剂，应避免使用抗毒蕈碱药物的速效剂型。据报道，缓释剂型更有效，副作用更少，但很少有证据支持使用某一种缓释剂优于其他缓释剂。

众所周知，在特发性膀胱过度活动症患者中，使用抗胆碱药物的依从性和持久性是很差的，但在NDO中关于这个主题的报道很少。对26 922例神经源性膀胱功能障碍患者的回顾性分析显示，38%的患者在1年内停止了口服药物治疗。

最近，Panicker等评估了管理神经源性逼尿肌过度活动常用的抗毒蕈碱药物。表7-1对他们的发现进行了更新总结。

最近β_3肾上腺素能受体激动药被引进。在特发性膀胱过度活动症中，米拉贝隆进行了可靠性评估证实其有效性。然而，目前依然缺乏关于神经源性患者的数据。一项回顾性分析和一项基于大鼠的横断面动物研究，描述了米拉贝隆对脊髓损伤和神经源性膀胱功能障碍的假设疗效。两篇论文的作者指出，米拉贝隆疗法可能是一种有效的治疗方法，但需进一步研究支持。

（2）经皮给药：神经源性膀胱功能障碍患者经皮给药的数据非常有限。一项关于伴有NDO的SCI患者的研究发现，奥昔布宁经皮给药耐受性好且有效，可能是一种很受欢迎的选择。在特发性膀胱过度活动症患者中，经皮途径显示出相似的疗效并显著减少副作用。

（3）膀胱内给药：为最大程度减少抗毒蕈碱药物的全身吸收和相关副作用，多

表7-1　管理神经源性逼尿肌过度活动常用的抗毒蕈碱药物

抗毒蕈碱药物[a]	剂量（mg）	频次	NB患者研究的证据等级
达非那新			
控释片	7.5～15	每日1次	3
弗斯特罗定			
控释片	4～8	每日1次	DNA
奥昔布宁			
速释片	2.5～5	每日2～3次	1
控释片	5～20	每日1次	1
透皮贴剂	36（每24h约释放3.9mg奥昔布宁）	每3～4天更换1次	1
丙哌维林			
速释片	15	每日1～3次	1
控释片	30	每日1次	1
索利那新			
控释片	5～10	每日1次	2
托特罗定			
速释片	2～4	每日1～2次	3
控释片	4	每日1次	3
曲司氯铵			
速释片	20	每日2次（餐前）	1
控释片	60	每日1次	1

注：Panicker等分析的更新总结。NB.神经源性膀胱；DNA（data not available）.数据不可用。[a]按字母顺序排列

项关于奥昔布宁膀胱内给药的研究随之展开。在NDO的治疗中，与口服给药相比，最近发表的一项随机前瞻性多中心对照试验证实了0.1%盐酸奥昔布宁膀胱内给药的有效性和安全性。另一项研究显示，电诱导释放技术可以改善膀胱内的药物吸收，并能获得更好的尿流动力学参数。研究表明，在膀胱内增加奥昔布宁剂量能提高其有效性，但副作用并未显著增加，且联合口服抗毒蕈碱药物治疗安全且效果更好。膀胱灌注的方法是用压碎的药丸在水中或生理盐水中稀释，并沿着插入的导尿管注入膀胱。膀胱内途径并不是没有缺点。这是一项耗时的工作，而且由于缓释口服药物的耐受性增加，它仍然是一种不常用的治疗方法。同时应该强调的是，目

前还没有标准的灌注方案，并且治疗也没有得到许可。

关于香草素（vanilloids）、辣椒辣素（capsaicin）和辣椒辣素类似物（resinifera-toxin）的膀胱内药物治疗也被报道过。然而，欧洲泌尿外科协会推荐，目前没有使用这些药物的指征，这些药物也没有获得膀胱内治疗的许可。Corcos和Ginsberg强调，目前还没有提出用这些方法来控制逼尿肌过度活动的提案。此外，研究表明，与膀胱内辣椒辣素类似物给药相比，A型肉毒杆菌注射能提供更好的临床和尿流动力学参数改善。因此，这些物质目前还没有在日常实践中使用。

3.A型肉毒毒素注射　不是所有的患者都能通过单纯使用抗毒蕈碱药物实现控

尿或尿路安全。鉴于A型肉毒毒素注射的广泛应用及其临床疗效，这种治疗目前被认为是二线治疗和最有效的微创治疗方案。A型肉毒毒素可抑制乙酰胆碱分泌，而乙酰胆碱是膀胱中一个重要的兴奋性神经递质，通过M_2和M_3受体刺激逼尿肌收缩（见第2章"神经源性膀胱病理生理学"）。在使用A型肉毒毒素对NDO的治疗中已经显示出尿流动力学参数（如最大膀胱容量和逼尿肌压）及临床参数（包括尿失禁）得到了显著改善。A型肉毒毒素还能提高患者的生活质量，并显著有利于保护肾功能。在最近发表的脊髓损伤和多发性硬化后NDO患者的Meta分析中，A型肉毒毒素的临床疗效已得到广泛证实。对其他疾病的治疗也报道了满意结果，如脑血管意外、帕金森病和多系统萎缩。

当抗胆碱治疗无效或耐受性差时，推荐注射A型肉毒毒素。患者操作前需进行尿流动力学检查以诊断NDO。其他原因导致的尿失禁可能不会受益于逼尿肌A型肉毒毒素注射。目前在欧洲和美国，有3种不同的A型肉毒毒素制剂可在临床上使用。这3种A型肉毒毒素是：Onabotulinumtoxin A（Botox®，Allergan公司，Irvine CA，美国），Abobotulinumtoxin A（Dysport®，易普森有限公司，巴黎，法国），和Incobotulinumtoxin A（Xeomin®，梅尔兹制药公司，Raleigh NC，美国）。然而，在泌尿外科领域，只有Onabotulinumtoxin A和Abobotulinumtoxin A有可靠和充分的临床数据支持。这两者治疗NDO推荐级别均为A，并且安全性和有效性都已得到证实。临床医生还应该意识到，两种制剂的使用都取决于当地的卫生保健当局，而且在许多国家，只有Onabotulinumtoxin A被批准用于NDO。此外，onabotulinumtoxin A是唯一美国食品和药品监督管理局（Food and Drug Administration，FDA）批准的制剂。

研究表明$200 \sim 300U$的Onabotulinumtoxin A相当于$500 \sim 750U$的Abobotulinumtoxin A。上述剂量的有效性已得到证实，但750U的Abobotulinumtoxin A和300U的Onabotulinumtoxin A分别与500U的Abobotulinumtoxin A和200U的Onabotulinumtoxin A相比，没有显示出更好的疗效。因此，NDO患者逼尿肌内注射的推荐剂量是200U的Onabotulinumtoxin A和500U的Abobotulinumtoxin A。就疗效而言，目前几乎没有关于Onabotulinumtoxin和Abobotulinumtoxin之间潜在差异的研究。孰优孰劣尚无推荐。

普遍认可在膀胱镜引导下，总量为200U的A型肉毒毒素，分20个位点进行逼尿肌内注射（图7-8）。每100 U的A型肉毒毒素应完全溶于10ml生理盐水中，使其浓度为10U/ml。因此，每个位点注射1ml的溶液。按照这个推荐，如果需要300U的Onabotulinumtoxin A，就应该在30个位点进行注射。目前文献推荐使用一种超细针（$22 \sim 27$ gauge，长4mm）。附加限位结构（stopper）有助于防止膀胱穿孔，并减少渗漏至膀胱腔内或膀胱外组织。在神经源性患者中，缺乏逼尿肌内注射、黏膜下注射和膀胱基底部注射之间相互比较的数据。对23例神经源性患者进行的一项小型研究，比较了逼尿肌内注射与黏膜下注射300U的Onabotulinumtoxin A，显示疗效并无差异。由于三角区有重要的黏膜下神经丛，据推测三角区内注射可引起膀胱输尿管反流和对感觉神经末梢的额外损害。然而，有研究报道表明，与三角区外注射比较，三角区内注射与膀胱输尿管反流、PVR增高或自家导尿的需求增加无关。有趣的是，36例脊髓损伤NDO的患者进行Onabotulinumtoxin A 300 U逼尿肌内注射与200U逼尿肌内注射加

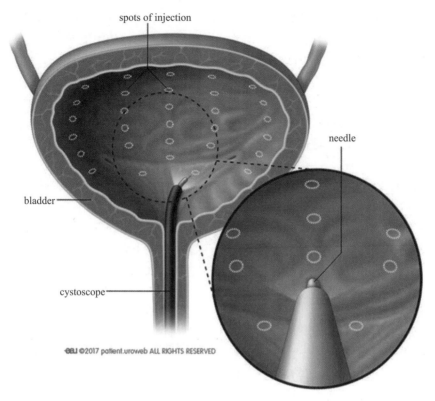

图 7-8　膀胱壁注射肉毒毒素（摘自：欧洲泌尿外科协会文件，获得许可）

100U三角区内注射的比较研究表明，包含三角区注射可以增加疗效。对用膀胱软镜和膀胱硬镜注射进行的分析研究表明，在尿流动力学结果、症状改善和患者生活质量方面没有统计学差异。外科医生的偏好和操作习惯通常决定了他会使用哪种技术。膀胱容量通常保持在150～200ml，注射时避开血管。局部麻醉、全身麻醉或区域麻醉均可使用。局部麻醉方法通常使用2%利多卡因（50ml，维持10～30min）灌注膀胱。现有数据表明注射A型肉毒毒素可在门诊安全操作，患者可在排尿后离开门诊出院。

逼尿肌内注射A型肉毒毒素治疗NDO的安全性已有文献记载。局部并发症包括尿路感染（16.7%）和血尿（4.9%），以及残余尿量增加（50%）或尿潴留（23.7%）。其他的副作用包括恶心/呕吐（13%）、抑郁（11%）、肌痉挛（9.7%）、便秘（9.3%）、局部或全身肌肉乏力（7%）、腰背痛（7%）、头晕（7%）、失眠（7%）、头痛（4%）、腹泻（6%）、流感样症状（5.7%）、新发自主神经反射异常（5.5%）和疲劳（5%）。神经毒素的中枢作用累及呼吸系统（呼吸肌麻痹）或胃肠道系统（吞咽困难）引起的全身并发症是极其罕见的，且尚无应用于泌尿系统疾病之后的相关报道。应告知患者所有可能的副作用和需要自家导尿的可能性。因此，在注射之前，应评估手功能、活动受限情况和全身情况。临床医生应记住，清洁间歇导尿的需求和副作用发生率似乎随着剂量的增加而增加。副作用已被证实具有剂量相关性。当第一次注射后出现不良反应时，临床医生可以考虑将onabotulinumtoxin A的后续注射剂量降至100U。因为A型肉毒毒素在逼尿肌过度活动之外有多种适应证（如整形科、肌痉挛、眼科），对于多个适应证的患者，每3个月内，推荐onabotulinumtoxin A的最大累积剂量不应超过360U。一些专家推荐使用同样的肉毒毒素制剂，所有部位在24h内完成注射，如不可行时，至少间隔3个月进行其他部位的注射治疗。

推荐注射A型肉毒毒素前预防性使用抗生素。一些临床医生建议在注射后服用呋喃妥因，每天2次，每次100mg，持续10d。onabotulinumtoxin A的制造商推荐，预防性抗生素应在治疗前1～3d、治疗日和治疗后1～3d用药。对于已进行清洁间歇导尿且容易出现尿路感染的患者，应考虑在操作前数日进行尿液培养，并根据药敏试验结果选择合适的抗生素进行预防。患者准备还包括治疗前停用抗血小板疗法或抗凝血治疗。在美国，推荐在注射前停用抗血小板疗法（包括阿司匹林）和抗凝血药物至少3d，但这些推荐在国际规范性文件中并不一致。

关于孕妇和哺乳期妇女的数据很少，在这一特定群体的患者中应避免使用A型肉毒毒素疗法。其他禁忌证包括在治疗时存在活动性尿路感染或急性尿潴留、全身肌肉疾病（如重症肌无力、Lambert Eaton综合征、淀粉样侧索硬化症）、对所选制剂的任何成分过敏或曾经出现过任一肉毒毒素治疗的副作用。对于手功能受限或照护不足的患者，或在需要时不愿意开始清洁间歇导尿的患者，以及那些无法持续避孕套导尿管的患者，使用肉毒杆菌毒素A的治疗可能会被禁止。制造商还推荐应避免使用氨基糖苷类抗生素和大观霉素（spectinomycin），因为这些药物在理论上存在增强onabotulinumtoxin A作用的风险。

对于自主排尿患者，建议在7～10d

后进行首次随访。应进行PVR测量，必要时应采用清洁间歇导尿（根据残余尿量和是否有症状）。推荐2～3个月后进行第二次随访评估疗效。此外，NICE的指南推荐对被认为有肾脏并发症风险的患者进行上尿路监测（如充盈性膀胱测压发现膀胱内高压的患者）。A型肉毒毒素产生持续时间长达约9个月的可逆性效果。目前的数据表明，重复注射不比第一次应用效果差。专家认为，多次接受注射的患者能够自己意识到毒素作用开始减弱，可以门诊随访并预约新的注射。以患者为基础的研究表明，重复注射的间隔时间在单个患者中似乎是相对恒定的。然而，治疗经验不足的患者可能要求更短的随访周期。

一些研究描述了一种称为"二次失败"的现象。即第一次注射或前几次注射后效果满意，随后疗效下降。据推测，潜在的免疫机制（抗A型肉毒毒素抗体）、后续注射的技术问题或潜在的神经系统疾病进展可导致这种现象。如果"二次失败"现象出现，建议注射失败后至少3个月后重复注射。一项小规模的非随机研究报道，如果首次注射治疗失败，用另一种制剂替代这种制剂可能是有效的。

4.神经刺激/神经调节　神经刺激是指为了达到预期的功能而直接施加于神经纤维的电刺激（括约肌收缩或逼尿肌松弛）。反过来，神经调节描述了间接施加的电刺激，以调节下尿路的感觉和（或）运动功能。确切的作用机制仍然不确定。据推测，神经调节是通过刺激躯体传入神经，人为地产生动作电位来调节膀胱传输到大脑的异常感觉。数个植入部位已被研究，但目前只有两个在日常实践中使用。骶神经调节（sacral neuromodulation，SNM）作用位点在骶神经根（S_3），而胫神经刺激（tibial nerve stimulation，TNS）

作用位点在胫神经的感觉成分。躯体传入神经的激活可抑制膀胱感觉通路和反射性膀胱过度活动，从而恢复正常膀胱功能。此外，还有学者提出了周围神经调节触发的皮质神经网络的可塑性重组。

尽管其作用机制尚不清楚，对于前述治疗方法失败的患者，神经调节仍然是一种可选的治疗方法。尽管神经调节的研究主要集中在特发性膀胱过度活动症患者中，但自然而然推测其可用于治疗继发于神经源性疾病的急迫性尿失禁。

（1）骶神经调节SNM：骶神经调节SNM是一个分期操作。在第一步中，在骨性标志和影像学引导下，将一个四触点的自固定电极经皮置入S3孔（图7-9）。然后，对骶神经根进行电刺激，以评估电极的位置。正确的放置诱发同侧足趾的跖屈反射，提肛肌风箱样运动，直肠牵拉感，或阴道、阴唇、阴囊、阴茎的刺痛/振动。置入阶段完成后，电极连接体外临时脉冲发生器。然后，患者进行为期1～2周的神经调节体验，可调节刺激强度及脉冲的频率和脉宽，以评估临床改善

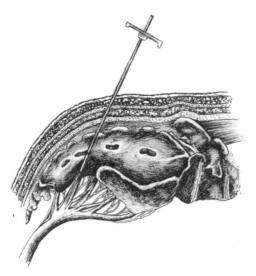

图7-9 第三骶孔置管示意图。理想的情况下，当穿刺针与骶骨上方皮肤成60°进针后，穿刺针的尖端依附于相应的骶神经上

的可能性。指导患者使用排尿日记记录症状和膀胱功能。之后，对所得结果进行评估。如果患者至少有50%的症状改善，电极将连接到可置入的脉冲发生器上，并将其固定在臀上部（图7-10）。否则，电级将被移除。

神经源性人群中SNM的数据仅限于脑卒中、帕金森病、多发性硬化症和不完全性脊髓损伤的患者。这些主要包括病例对照研究和异构性神经病变的病例报道。缺乏大样本量和长期随访的随机对照试验。更糟糕的是，大多数现有的研究没有关于疾病严重程度的描述或指标。无法做出高级别的推荐。然而，记住这些限制，现有的文献表明关于成功的测试阶段、设备置入、临床结果、尿流动力学结果、安全性和生活质量这些指标，SNM在神经源性和非神经源性患者中显示出了相似的疗效。应仔细筛选患者。神经源性患者测试阶段的成功率为50%～68%，而永久性置入的成功率为80%～92%。相比之下，非神经源性人群的置入成功率为80%～90%。临床医生应该永远记住，所取得的结果可能受疾病的分期及其进展的影响。研究表明，多达33%的多发性硬化症患者因疾病进展而无法获得成功的治疗。有潜在进展性神经系统疾病的患者应该被告知SNM治疗可能随着疾病进展而失去疗效。现在，人们普遍认为，进展性神经源性患者不适合使用SNM。

Peters等回顾性分析了71例因各种神经系统疾病导致的神经源性膀胱功能障碍并行SNM手术治疗的患者。大部分神经系统诊断包括脑卒中、帕金森病和多发性硬化症。据报道，尿频和尿急发作次数显著减少。然而，在日常尿失禁发作和尿失禁严重程度方面没有显示出统计学上的显著改善。作者强调，尿失禁缺乏统计学意义的改变可能是由小样本造成的。

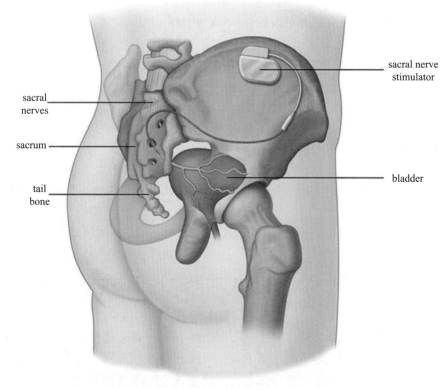

图7-10   脉冲发生器置入后的骶神经调节（摘自：欧洲泌尿外科协会文件，获得许可）

Chaabane等对34例NDO患者进行了SNM治疗。他们提示SNM显著减少了尿急、尿频和尿失禁的发作次数，同时改进了尿流动力学参数。最近发表的一项研究分析了50例脊髓损伤后的患者。其中26例患者存在NDO，并在体验期取得了满意的结果。随访时，65%的患者不需要额外针对NDO的治疗，80%报道完全尿控。尿频和尿垫使用频次均显著降低。超过90%的患者对治疗结果感到满意。然而，在SNM治疗前后的尿流动力学观察中，没有发现NDO受到显著抑制（SNM置入后平均6.6个月后随访尿流动力学检查）。笔者认为SNM在NDO患者中的应用价值有限。另一项研究显示了相反的结果，表明SNM是治疗多发性硬化症的一种有价值的治疗方法。Kessler等在Meta分析中指出，SNM治疗神经源性膀胱可能是一种安全有效的方法，但纳入病例数较少，且研究之间的异质性高。此外，目前尚不清楚哪些神经系统疾病患者最适合SNM，以及谁能获得最佳的治疗效果。另外，不同频率的效果及对临床疗效的影响尚未得到研究。频率通常设置为10～16 Hz，脉宽为210μs。为了做出强推荐，研究SNM治疗神经源性下尿路功能障碍的一项随机安慰剂对照双盲临床试验正在进行中。

副作用包括置入脉冲发生器区域不适、感染和电极移动。由于猜测可能具有流产或早产的风险，SNM禁用于孕妇。SNM治疗压力性尿失禁或混合性尿失禁疗效不佳。据报道，老年人和无法移动的患者疗效较差。SNM可能不适用于脊柱畸形或挛缩的患者（可能阻碍经皮电极放置）。此外，脊髓损伤后伴有活动障碍的患者可能会因置入脉冲发生器而出现骶部压疮。治疗前应仔细考虑患者的进展性疾病，因为他们可能需要在未来行MRI检查。因此，一些专家推荐，SNM仅适用于2年内无复发的复发缓解型多发性硬化症和那些不需要重复进行磁共振扫描的患者。腹部或骨盆的MRI是被禁止的，因为它可能导致电极移位或产热，以及设备的移位或设置的参数发生改变。然而，新一代的SNM设备使得1.5 T头部磁共振成像成为可能。

（2）胫神经刺激TNS：胫神经刺激TNS可考虑用于对SNM有禁忌证或由于SNM更具侵入性而拒绝SNM治疗的患者。通过内踝头侧4 ～ 5cm插入的电极刺激胫神经（图7-11）。在日常实践中，临床医生可以采用内踝头侧三指宽胫骨后缘一指宽的方法标定合适的位置。电极与皮肤的夹角为60°，位于胫骨后部3 ～ 4cm处。然后，在跟骨内侧面或足底放置一个贴片电极。之后，电极被连接到一个刺激器上。踇趾的屈曲或其他足趾的活动，以及一种感觉应答（刺痛感）可用于证实针式电极的正确位置。参考患者的疼痛和感觉调节刺激强度。疗程通常持续8 ～ 12周，每周30min。当患者报告结果满意时，可以重复治疗。

在随机对照试验中发现TNS治疗特发性膀胱过度活动症是安全和有效的。结果表明，TNS可能是治疗脊髓损伤后NDO有价值的方法。但最近发表的一项

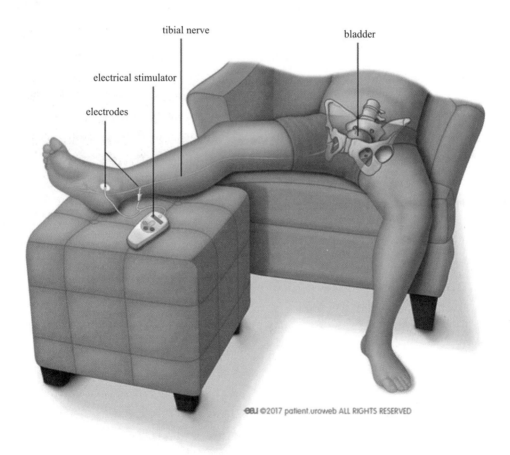

图7-11 胫神经刺激（摘自：欧洲泌尿外科协会文件，获得许可）

系统综述表明，只有初步证据证实TNS治疗神经源性膀胱患者的安全性和有效性。这些研究包括多发性硬化、帕金森病、脑卒中和脊髓损伤（完全和不完全）的患者分析。尿流动力学表现包括最大膀胱容量增加，首发逼尿肌过度活动时膀胱容量增加，以及储尿期最大逼尿肌压力降低。长期治疗也可以减少排尿次数、漏尿次数及残余尿量。另一项系统性综述提示TNS治疗NDO或尿潴留的成功率为40%～100%。虽然研究结果是充满希望的，但证据的总体质量很低，大多数研究的样本数量少，因此无法衡量主要的结果，导致严重的偏倚和混淆结果的风险。此外，目前尚不清楚哪种刺激参数和持续时间最有效。研究还表明，治疗效果相当短暂，对神经源性患者来说，重复下一个疗程的需求可能并不强烈。通过精心设计、足够样本和随机的临床试验获得更可靠的数据，是获得明确推荐的保证。TNS似乎是治疗神经源性下尿路功能障碍的一种有前途的新方法。没有关于TNS相关不良事件的报道。TNS还允许进行诊断性检查操作，例如重复MRI检查。对于骨骼异常导致电极置入复杂或不可行的患者，TNS也被认为是SNM的一个很好的替代疗法。因此，对于仔细筛选的患者，医生和患者应把胫神经刺激作为安全有效的三线治疗。

TNS治疗禁用于心脏起搏器、置入式除颤器、凝血功能障碍的患者或孕妇。

（3）经皮神经电刺激疗法（transcutaneous electrical nerve stimulation，TENS）经皮神经电刺激疗法是指非侵入性治疗，而侵入性经皮技术（percutaneous techniques）是指微创治疗。经皮技术利用贴片电极连接到刺激器上（通常是一台小型电池供电的机器）。1974年，Sundin等首次证明，阴部电刺激能抑制猫的膀胱收缩。随后，在不同的刺激位点对该技术进行了深入的研究，目前通过经皮神经电刺激（TENS）治疗各种泌尿系统功能障碍。目前，可以通过不同的解剖和技术途径直接刺激阴部神经。经皮刺激也可涉及胫神经，据报道这种方法治疗多发性硬化或脑卒中后急迫性尿失禁安全有效。

最近发表的一份关于TENS治疗神经源性下尿路功能障碍的系统综述显示，初步证据表明TENS是一种有效和安全的治疗方法。TENS定义为任何部位的经皮神经电刺激疗法。这项研究包括各种部位：耻骨上、阴蒂、阴茎、阴道、直肠和骶部皮肤。笔者提出，TENS可增加最大膀胱容量和逼尿肌首次活动过度时的膀胱容量，同时降低储尿期最大逼尿肌压力和首次逼尿肌过度活动的最大逼尿肌压。长期治疗还可减少24h内的排尿次数和漏尿次数。然而，与TNS相关数据相似，由于缺乏精心设计、足够样本的随机的临床试验，TENS的证据质量低。笔者强调，他们的工作证明了TENS具有治疗神经源性膀胱功能障碍的潜力，并指出需要更可靠的数据来得出明确的结论。

TENS禁用于心脏起搏器、置入式除颤器、孕妇、电极部位有皮肤病变（如皮炎、湿疹）、或对电极、凝胶或胶带有过敏反应的患者。

5.手术治疗

（1）膀胱扩大和逼尿肌切除术（detrusor myectomy）：当微创治疗失败或患者有微创治疗的禁忌证时，应考虑手术治疗。对于伴有严重并发症如脓毒症、尿道/会阴瘘、肾衰竭[继发于肾积水和（或）输尿管膀胱反流]或严重的尿失禁患者也可考虑创伤更大的治疗。手术方法用于治疗逼尿肌过度活动和（或）膀胱顺应性降低。因此，手术治疗的目的是降低逼尿肌收缩的幅度和增加储尿囊容量。手术治疗也是优化肾脏保护和患者生活质量的重要方法。最常见的手术方法是肠道膀胱成形术（膀胱扩大术）和逼尿肌部分切除术（逼尿肌切除术，自体扩大术）。

肠道膀胱成形术或膀胱扩大术，似乎是最有价值的手术方式。这一过程通过将肠段吻合到膀胱使得膀胱容量增加（图7-12）。此外，增加肠段还可减少逼尿肌收缩力。去管化远端回肠是最常用的（回肠膀胱成形术）。回肠在使用便捷、并发症风险和疗效方面似乎效果最好。其他选择还包括去管化的结肠或盲肠段及部分胃。如果手术前观察到合并有膀胱输尿管反流，应考虑行输尿管再植作为保护肾功能的一种方法。但目前而言再植是否有益仍不明确。尽管如此，如果出现Ⅳ级或Ⅴ级反流，输尿管再植可能是必需的。

总体来说，NDO行肠道膀胱成形术后尿控率报道为80% ～ 100%。在13例神经源性膀胱功能障碍患者肠道膀胱成形术治疗中，92%的患者膀胱容量和顺应性增加，取得良好或中等的远期疗效。尽管如此，仍有31%的患者持续存在逼尿肌过度活动。最近，对脊髓损伤后患者的长期研究表明，回肠膀胱成形术扩大膀胱可以显著降低储尿压，提高尿控率。扩大回肠膀胱成形术对于多发性硬化和骨髓发育不良的患者也是一种有效的手术方法。膀胱壁纤维化患者也应考虑膀胱替代。

手术相关的特定并发症包括结石形

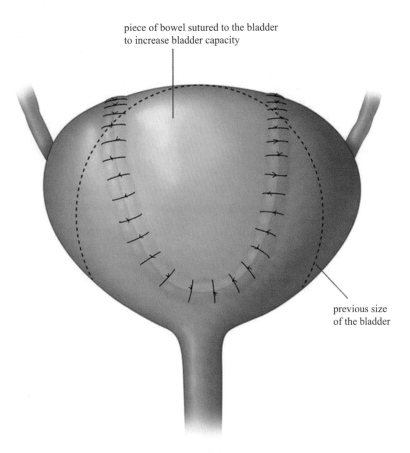

piece of bowel sutured to the bladder
to increase bladder capacity

previous size
of the bladder

图7-12 肠道膀胱成形术（摘自：欧洲泌尿外科协会文件，获得许可）

成、复发性尿路感染、再次手术（由于过度膨胀或导尿管损伤导致新膀胱破裂、膀胱穿孔）、黏液分泌导致无法导尿、代谢紊乱（慢性高氯性酸中毒和低钙血症伴骨质丢失，维生素 B_{12} 缺乏症）、小肠传输功能障碍（术后回肠和小肠梗阻或腹泻、慢性肠道功能障碍），以及肾功能的长期恶化和恶性肿瘤。重要的是，与使用小肠相比，使用大肠或胃壁患恶性肿瘤的风险更高。在选择肠段时，应仔细考虑这一因素，特别是在年轻患者中。发生恶性肿瘤的危险因素包括泌尿系淤滞（stasis）、亚硝胺、感染、膀胱结石、慢性炎症斑块和免疫抑制。肿瘤通常是膀胱或肠道腺癌，最常见于吻合区。肠道膀胱成形术也可能影响膀胱排空，因此有些患者可能不得不开始间歇导尿。其他残余症状可能需要辅助抗胆碱治疗、膀胱颈重建和（或）可控尿流改道（如 Mitrofanoff 通道）以获得完全尿控。外科医生应该记住，需要膀胱扩大的患者经常会合并一些其他的疾病，使术后恢复更具挑战性。术后护理应密切关注肠功能的恢复，因为神经功能受损的患者经常合并神经源性肠道功能障碍，可能需要积极的肠道治疗。鉴于所提供的数据，推荐在手术前与患者和（或）其家人和照护人仔细讨论并发症、风险和替代治疗。在扩大膀胱成形术后，应提供患者终身随访。尽管存在多种并发症，但最近发表的研究报道显示，与多次注射 BTX-A 相比，扩大膀胱成形术后患者的生活质量更高。

目前，使用机器人辅助腹腔镜进行扩大膀胱成形术是可行的，但与开放途径的对比研究仍有必要，以便提出可靠的推荐。

肠道疾病（Crohn 病、先天性异常如泄殖腔外翻）、膀胱恶性肿瘤、导致短肠综合征的状况（宽肠切除术）、既往手术后严重的腹腔粘连、盆腔照射后，以及肾功能受损的患者应避免膀胱扩大术。严重的肾损害仍然是有争议的相对禁忌证。同时有慢性肾功能不全和神经源性膀胱的儿童接受扩大膀胱成形术，1.9 年后随访时，73% 的患儿肾功能无变化，只有 18% 有改善。认知功能受损和手功能受限是相对禁忌证，因为可能导致无法进行清洁间歇自家导尿操作。

逼尿肌部分切除术（partial detrusorectomy），也称为逼尿肌切除术（detrusor myomectomy）和膀胱自体扩大术，包括切除部分逼尿肌，从而产生一个膀胱假性憩室来增加容量和顺应性。膀胱尿路上皮是完整的。与肠道膀胱成形术相比，其主要优点是并发症发生率低（腹膜腔未打开，肠道不受影响），手术时间较短，并保留肠段，以备将来膀胱自体扩大术失败时使用。然而，自体扩大术的长期疗效和耐久性似乎不如肠道膀胱成形术。此外，专家还指出，逼尿肌切除术后患者出现自发性或外伤性膀胱穿孔的风险增加。由于神经源性患者行逼尿肌切除术尚有争议，不应常规推荐此手术。

（2）尿流改道术：当所有治疗方案失败时，为保护肾脏必须考虑尿流改道。尿流改道的适应证包括肾积水加重，进行性肾衰竭，以及反复出现严重的泌尿道感染。第 13 章"肾衰竭"对尿流改道做了进一步的描述。

不幸的是，一些患者在医学上无法进行在本章中提出的许多或所有的治疗方案。这些人通常不得不使用姑息性尿液收集方法，如永久性留置导尿、避孕套导尿管或尿垫。

五、结论

见表 7-2，表 7-3，图 7-13。

表7-2　总　　结

总　　结	证据级别
据估计，神经源性逼尿肌过度活动（NDO）所致尿失禁的患病率，多发性硬化症患者为50.9%，帕金森病患者为33.1%，脊髓损伤后为52.3%，脑卒中后为23.6%	2
对尿失禁患者的评估包括：完整的病史包括膀胱日记和问卷、体格检查、尿液分析/尿液培养、尿垫称重试验、肾超声、排尿后残余尿量、自由尿流率、膀胱超声、膀胱镜、CT、磁共振成像和尿流动力学检查	4（专家意见）
NDO患者尿流动力学表现包括不自主逼尿肌收缩、顺应性降低、膀胱感觉增强和（或）膀胱测压容量下降	2
目前NDO管理策略的主要目标是保护上尿路和恢复下尿路功能，以及改善尿控和患者的生活质量	4（专家意见）
非手术治疗包括行为治疗（膀胱训练，盆底肌疗法），生活方式的改变，以及其他医疗问题的管理。现有数据表明这些方法可能有助于控制症状	2～4
与安慰剂相比，NDO患者进行抗毒蕈碱治疗与患者主观疗效和尿流动力学参数的改善相关	1
抗毒蕈碱的药物可以口服、经皮或膀胱内给药。口服给药研究最全面	1
用A型肉毒毒素治疗NDO已证明显著改善脊髓损伤和多发性硬化症患者的临床和尿流动力学参数及生活质量	1
神经源性下尿路功能障碍患者进行骶神经调节和胫神经刺激的研究证据不足，但目前的数据表明，这种治疗方法可能有助于治疗NDO引起的尿失禁患者	2/3
文献提出了治疗NDO的两种主要手术方法：肠道膀胱成形术（膀胱扩大术）和逼尿肌部分切除术（逼尿肌切除术，自体扩大术）	3/4

表7-3　推　　荐

推　　荐	推荐等级
推荐对每一位怀疑患有NDO尿失禁的患者进行下述检查：全面收集病史，仔细进行体格检查，随后进行排尿日记/问卷，尿液分析/尿液培养，尿垫称重试验，肾超声，尿流动力学检查和其他必要的检查	专家意见
根据潜在的神经病理学、患者病史以及相关症状和体征，在具备临床指征时，才进行其他必要的检查	专家意见
对于所有因NDO出现尿失禁的患者，应考虑非手术治疗。患者、家属和（或）照护者应接受有关下尿路功能的教育，并了解NDO治疗目标	C
如果没有禁忌证，对于所有NDO尿失禁的患者，应采用抗毒蕈碱药物治疗	A
如果口服抗毒蕈碱药物无法耐受，可考虑经皮或膀胱内途径	B/C
对药物治疗反应欠佳或不能耐受药物治疗的患者推荐注射A型肉毒毒素（B）。当抗胆碱治疗无效或耐受性差时，尤其对脊髓损伤或多发性硬化的患者应考虑这种方法（A）	B，A
上述治疗方法失败后应考虑骶神经调节或胫神经刺激，并可推荐给仔细筛选的患者。相对而言，骶神经调节是一种更具侵入性、不可逆转和风险更高的方法	C
当所有其他治疗方法无效或患者有微创治疗禁忌证时，可采用外科手术治疗	C

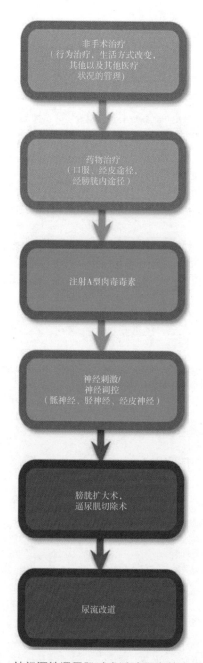

图7-13 神经源性逼尿肌过度活动尿失禁治疗流程图

参考文献二维码

一、概述

尿潴留是神经源性下尿路功能障碍的临床表现之一，患者无法自主排尿，可表现为急性的或慢性尿潴留。急性尿潴留是指患者突然发生不能排尿，耻骨上区可触及或叩及充盈膨胀的膀胱并伴有胀痛。慢性尿潴留是指患者无膀胱区胀痛，但在排尿后仍可在耻骨上区触及或叩及充盈膨胀的膀胱。由于残余尿量长期升高，患者也可表现为充溢性尿失禁和反复尿路感染。

患者的尿流动力学特征常包括逼尿肌活动低下（DU）或逼尿肌括约肌协同失调（DSD）。逼尿肌活动低下是指尿流动力学观察到的逼尿肌收缩强度减弱和（或）收缩持续时间缩短，导致膀胱排空时间延长和（或）在正常时间范围内无法完全排空膀胱。在有神经系统相关疾病的患者中，该尿流动力学表现可被称为神经源性逼尿肌收缩功能低下（NDU）。该定义不包括特发性、肌源性和药源性的逼尿肌活动低下。NDU通常发生于骶髓、骶下病变和调控下尿路功能的外周神经通路的损伤（参见第2章和第3章）；NDU也可出现在中枢神经损伤的急性期和一些常见的运动障碍中（如帕金森病等）。虽然有相关研究表明逼尿肌活动低下与患者的整体运动功能有关，但总体而言这些特定的逼尿肌活动低下患者的潜在病理生理学目前还尚不清楚。在逼尿肌活动低下范围

内，如尿流动力学检查中没有发现逼尿肌的收缩，则定义为逼尿肌无收缩。逼尿肌括约肌协同失调（DSD）是指膀胱逼尿肌收缩时，尿道和（或）尿道周围横纹肌同时发生不自主收缩。当脑干（脑桥排尿中枢）和骶髓（骶骨排尿中枢）之间出现神经损伤时，可以观察到这种情况（见第2章和第3章）。在没有神经系统相关病变的患者排尿期间出现逼尿肌和括约肌之间的协调障碍不应称为DSD，更适合定义为功能障碍性排尿或盆底活动过度。

二、流行病学

由于神经系统疾病的多样性，NDU和DSD确切的发病率和患病率很难精确评估。缺乏流行病学资料的重要原因还与NDU和DSD只能通过尿流动力学的压力流率测定进行诊断确诊有关，一些研究仅考虑患者的排尿症状而没有相应的尿流动力学评估。现有数据来源仅限于单一的队列研究或病例报道。更糟糕的是，目前临床上对逼尿肌活动低下的诊断尚未达成一致，这包括逼尿肌收缩力下降，膀胱排空时间延长或排尿时间的标准范围，所以将来需要再进一步研究确定具体的标准值范围。

逼尿肌活动低下最常见的神经源性病因包括糖尿病、既往盆腔手术史和放射治疗、骶下脊髓损伤（SCI）、椎间盘突出、多发性硬化和帕金森病等。逼尿肌活动低

下也可能出现在脑血管意外、创伤性脑损伤和脊髓损伤的急性期。

DSD可以发生介于脑桥下和骶髓上之间的各种神经创伤或疾病，主要包括脊髓损伤、多发性硬化、多系统萎缩、脊柱裂和横贯性脊髓炎等。相对于脊髓不完全损伤，DSD更常见于脊髓完全性损伤，而且脊髓完全损伤患者中DSD更可能是持续存在的。

与病症相关的排尿症状和尿流动力学的异常表现的流行病学资料详见第3章。

此外，尿潴留是感染相关神经源性膀胱中的最常见的临床表现。这些神经性疾病包括腰骶部带状疱疹、泌尿生殖器的单纯疱疹、脊髓结核、吉兰-巴雷综合征、莱姆病、脊髓灰质炎和获得性免疫缺陷综合征（AIDS）等。其中，只有与AIDS有关的排尿障碍被详细的评估，排尿障碍影响了16%～45%的AIDS伴有神经系统并发症的患者，随着AIDS疾病的进展，膀胱功能受损更为常见，AIDS患者的神经源性排尿障碍往往预示预后不良。AIDS患者血清转化时，患者的急性尿潴留的症状主要由于DSD引起。如果神经受累持续进展，则有高达45%的患者发生NDU或逼尿肌无收缩。

NDU和DSD及其伴随的排尿症状影响患者的生活质量并危及肾功能。值得注意的是，DSD可能比NDU对肾功能的影响更大。据研究，高达50%的DSD患者会发生严重的相关泌尿系统并发症，排尿期间膀胱内的高压力会导致输尿管和肾盂逆行压力升高、肾盂积水、肾脏瘢痕形成，并最终导致终末期肾衰竭。此外，DSD通常与逼尿肌活动过度合并发生，特别是在骶上脊髓损伤（SCI）的患者中。DSD相关并发症在女性和多发性硬化症患者中发生率较低，可能是与逼尿肌压力较低的原因有关。

三、诊断

1. 病史采集和体格检查　详细的病史是初始评估很重要的一部分。患者与尿潴留相关的主诉通常归结为膀胱排空功能障碍。因此，国际尿控协会（ICS）对大多数患者主诉的排尿问题（排尿等待，排尿费力，尿线细，排尿时间延长和间断性排尿，排尿终末尿滴沥）和排尿后症状（尿不尽感，排尿后尿滴沥）这些术语进行了定义和进一步完善。

- 排尿等待——通常是指在排尿启动时出现困难，即在个体准备好排尿之后导致排尿开始的延迟。
- 排尿费力——是指为了启动排尿，维持或改善尿流情况而常常需使用额外的肌肉力量辅助排尿。
- 尿流缓慢——是指患者将自己的尿流量与以前的表现或与其他人比较，认为有所减少的主观认识。
- 间断性排尿（间歇性）——是指在排尿期间一次或多次停止和重新开始排尿的过程。
- 排尿终末尿滴沥——是指在排尿终末阶段，尿流呈滴沥的状态。
- 尿不尽感——感觉膀胱没有完全排空，总是有想排尿的感觉，表示患者在排尿之后的主观感觉。
- 排尿后尿滴沥——是指当患者在排尿完成后（通常是在男性离开厕所马桶后，或者在女性从马桶上站起来后），立即出现无意识的尿液漏出。

询问病史的时候应该了解患者启动排尿时的相关信息（反射性排尿，腹部肌肉辅助用力排尿，Credé法排尿等），并调查是由患者本人完成还是由看护人员辅助完成。患者也可能表现为完全没有排尿（通常伴有腹痛）或尿失禁（由于尿液不自主溢出）。对于已插导尿管的患者，应记录每次更换导管前使用导管的时间和导尿技术。定期评估膀胱排空技术也是非常重要的。此外，应询问患者其他相关的泌尿系症状，尤其是与膀胱储尿功能相关的症状，包括尿急、尿频、夜尿症等，因为NDU和DSD有时可能发生储尿障碍和排尿障碍症状混合存在的情况。临床医生还应该评估膀胱的感觉功能。对患者发病时的主诉应该仔细分析，并将其分类为急性或慢性尿潴留，在慢性尿潴留患者中，由于症状发作可能是渐进的，因此可能会被护理人员或那些有膀胱感觉障碍的患者所忽视，或有严重认知障碍的患者无法表述症状。要关注患者以前的尿潴留病史或留置导尿管的相关病史。由于DSD患者的病情会逐渐恶化，并且其临床表现与神经功能状况相关，因此应该明确排尿功能障碍是否存在进展的可能性（主诉有可能是稳定的或者有所改变）。

同样，逼尿肌活动低下的发生可能随着年龄的增长而增加，研究报告指出这种情况在男性中更常见，高达48%。在此类患者中，应该排除可导致逼尿肌活动低下的潜在肌源性原因，因为老年非神经源性患者也可能显示出逼尿肌的不活跃，这包括膀胱灌注受损（慢性局部缺血常见于动脉粥样硬化和微血管疾病患者）、膀胱纤维化和年龄相关的退化。应该特别注意糖尿病患者，因为出现的这些症状通常是由综合原因造成的，即肌源性和神经性混合性影响和损害。在老年男性患者中，出现的排尿症状也可能与良性前列腺增生导致的膀胱出口梗阻（bladder outflow obstruction，BOO）有关，但没有做过尿动力学检查，是不可能区分NDU、DSD和BOO的。有研究表明，在这个特定的患者群中，临床症状和尿流动力学诊断之间的相关性很少。此外，还要准确评估一些可能提示并发症或其他原因引起的尿潴留的症状（血尿、排尿不畅和发热等），从而排除恶性肿瘤、尿石症或尿路感染引起的尿潴留。与潜在的神经病理学相关的神经系统症状也应该详细记录（疾病的起始、严重程度、进展和治疗情况等）。

我们应该重视症状对其生活质量的影响，因此，应该仔细询问症状影响患者生活的严重程度，是否影响他们的日常活动、社交活动和工作效率。

由于患有神经源性泌尿系统疾病的患者也可能同时患有神经源性肠功能和性功能障碍，所以我们应该重视肠道病史和性生活史。肠道病史应获得的信息包括：排便方式和频率、直肠感觉、排便欲望，以及有无大便失禁，便秘或辅助通便（手指、栓剂使用）。性生活史应了解生殖器或性功能障碍的症状、生殖器区域感觉的存在、缺乏欲望（性欲减退）、难以达到性高潮、女性性交疼痛，以及男性勃起功能障碍或射精问题（过早，延迟，逆行，不射精）等。

不同的合并症可能会加重尿潴留和其他排尿问题。除了潜在的神经系统疾病引起的尿潴留之外，尿潴留的其他病因还包括阻塞性，感染性/炎症性或药理性因素。男性最常见的阻塞性病因是良性前列腺增生。此外，终末期BOO也可能导致严重的逼尿肌活动低下。其他梗阻性的病因还包括前列腺癌、包茎和应用于阴茎外部的收缩装置。在女性中，梗阻性尿潴留通常和盆腔器官脱垂有关，如膀胱膨出、直肠脱垂或子宫脱垂。在男女性患者中，尿道狭窄、结石和异物，以及有血块的膀胱肿瘤都可以直接阻断尿流。良性或恶性盆腔肿块及粪便嵌塞和胃肠或腹膜后肿块等都可能导致膀胱颈外部受到压迫导致尿潴留。在男性中，急性前列腺炎和前列腺脓肿可能会导致尿潴留。在女性中，外阴阴道病变和外阴阴道炎导致的疼痛会严重影响排尿。尿道炎（尿道感染或性传播感染）及生殖器疱疹（伴有局部炎症和尿痛）可能导致男性和女性的尿潴留。许多药物对下尿路有直接或间接的影响，并可能降低逼尿肌收缩力。处方药和非处方药均可能使排尿症状恶化并导致尿潴留，具有抗毒蕈碱特性的药物（如三环类抗抑郁药），可能与乙酰胆碱在毒蕈碱受体上竞争，导致膀胱松弛；非甾体抗炎药已显示出可双倍增加尿潴留的风险；钙通道拮抗药偶尔也会在一些身体虚弱的患者发生尿潴留。此外，已经有报道称过多联合应用以上相关药物会明显增加尿潴留的风险。

表8-1列出了与排尿困难治疗有关的药物。

其他导致尿潴留的原因可能包括曾经的尿道创伤或手术、产后并发症（如产后肛门括约肌损伤、尿道周围撕裂、伤口破裂等）及产后泌尿系统症状等。

一个完整的病史信息应该对患者的社会状态进行详细的记录，涉及护理、如厕、导尿管和其他日常用品可能受到经济限制或其他社会因素的限制，还应询问家属或看护者的接受情况，以及评估患者的独立生活能力等。

良好的病史询问不仅应该包含诊断膀胱功能障碍的病因和性质的内容，而且还要包含确定神经源性下尿路功能障碍的相

表8-1 与尿潴留和排尿症状相关的药物

分　类	药　物
抗心律失常药	丙吡胺，普鲁卡因胺，奎尼丁
抗胆碱药（选择性）	阿托品，颠茄生物碱，苯托品，比哌立登，达非那新，双环胺，丙吡胺，弗斯特罗定，黄酮哌酯，格隆溴铵，莨菪碱，异丙托溴铵，奥昔布宁，丙胺太林，东莨菪碱，索利那新，托特罗定，苯海索
抗抑郁药	阿米替林，阿莫沙平，氯米帕明，地昔帕明，多塞平，度洛西汀，丙米嗪，马普替林，去甲替林，帕罗西汀
抗组胺药（选择性）	溴苯那敏，氯苯那敏，赛庚啶，苯海拉明，羟嗪，氯苯甲嗪，异丙嗪
抗高血压药	肼屈嗪，硝苯地平
抗帕金森病药	金刚烷胺，苯托品，溴隐亭，左旋多巴，苯海索
抗精神病药	氯丙嗪，氯氮平，氟奋乃静，氟哌啶醇，丙氯拉嗪，喹硫平，硫利达嗪，硫代噻吨
抗溃疡药	西咪替丁，雷尼替丁
钙通道拮抗药	氨氯地平，地尔硫䓬，非洛地平，硝苯地平，维拉帕米
化疗药物	长春新碱，顺铂
荷尔蒙剂	雌激素，黄体酮，睾酮
肌肉松弛药	巴氯芬，环苯扎林，地西泮
拟交感神经药（α-肾上腺素能药）	麻黄碱，苯福林，苯丙醇胺，伪麻黄碱
拟交感神经药（β-肾上腺素能药）	异丙肾上腺素，奥西那林，特布他林
其他	安非他明，卡马西平，多巴胺，汞利尿药，非类固醇消炎药（如吲哚美辛），阿片类镇痛药（如吗啡、氢吗啡酮、羟考酮）

关并发症的内容。尿潴留的后果取决于症状的持续时间和尿潴留的程度。在急性完全性梗阻患者中，包括酸中毒、氮质血症和高钾血症在内的代谢紊乱可能会危及生命；膀胱内和输尿管内压力增加可以显著降低肾小球滤过率和肾血流量；尿道损伤破裂也可能发生。在慢性潴留患者中，初次病史采集可了解到肾积水、肾衰竭、反复尿路感染及尿路结石等相关情况（见第10～15章）。

除病史外，还应进行全面的体格检查，包括腹部，背部和腰部，以及盆腔和生殖器官的检查。腹部检查应包括膀胱区的叩诊和触诊。如果膀胱内含有至少150ml的尿液，则膀胱可以叩诊到，而且一般叩诊到膀胱尿液都已达到200ml以上。应评估膀胱的叩诊音和疼痛感。进一步的检查腹部或侧面是否可触及肿块，以排除恶性肿瘤或粪便嵌塞。建议临床医生应进一步评估骶骨区域感觉（尤其是 $S_{2\sim4}$ 皮下感觉）和肛周区域感觉（图4-1），脊髓介导反射（表4-3），以及肛门括约肌强健程度和自主收缩能力。

检查尿道是否存在阻塞性肿块、憩室、囊肿或破损。评估外生殖器是否存在损伤，病理性肿块或可导致排尿疼痛和尿潴留的局部刺激。男性应评估前列腺大小，女性应进行盆腔检查，是否存在可能导致膀胱出口阻塞的盆腔器官脱垂情况。双合诊可能有助于评估子宫的大小、位置和支撑组织，同时排除任何可触及的病理性肿块。阴道视诊可发现萎缩、损伤或术后瘢痕的情况，以及尿液导致的皮肤破损。提肛肌的触痛可能盆底张力过高引起的排尿功能障碍。此外，还需检查是否有尿道过度活动和压力性尿失禁（由Valsalva或咳嗽诱发）的现象。

临床医生应仔细检查患者的手部功能，尤其是拇指和中指的功能，因为尿潴留患者通常需要自家间歇导尿。

临床医生还应该评估患者的精神状态、认知、行走的方式、活动、步态、平衡、协调、无力和痉挛状态。

2.排尿日记和问卷　由于患者的主诉需要客观指标来定性，因此临床上应采用详细或通用的调查问卷来评定（请关注第4章有关SCI患者调查问卷的讨论，第7章有关一般通用调查问卷和多发性硬化症患者的问卷）。排尿日记可以有助于明确患者症状出现的频率和严重程度（见第5章中关于"测试"排尿日记的讨论）。在尿潴留患者中，导尿日记的记录方式与排尿日记相同，而且可能更有价值。导尿日记记录的参数包括导尿的时间和导尿量，以及导尿期间任何的排尿情况。若患者有尿急感，也需要记录。数据记录的完善和增多有助于提高患者对其自身管理计划的依从性。导尿日记记录的参数包括导尿的时间和导尿量，以及导尿期间任何的排尿情况。若患者有尿急感，也需要记录。数据记录的完善和增多有助于提高患者对其自身管理计划的依从性。而且，仔细记录导尿的情况可以显示出尿量的波动，这可帮助患者设定合适的导尿次数。

3.尿液分析和尿液培养　感染性和炎性病变可能会导致或加重神经功能受损患者的排尿障碍。因此，对于尿潴留患者，推荐定期进行尿液分析检查。另外，如尿液分析检查中发现血尿、蛋白尿或尿糖等情况，可提示神经源性膀胱的并发症或合并症。正如在第5章中的描述，试纸分析对于尿路感染的排除作用更大。若存在感染的证据，则需要进行尿细菌培养及抗生素药敏试验。值得注意的是，无症状性菌尿不宜常规治疗（见第5章中的"尿液分析/尿培养"）。对于已经在导尿的患者，不应该分析集尿袋中的尿液样本，建议从最新插入的无菌导管中取出的尿液样本或从导管端口取出的尿液样本。

4.尿流率测定　对于能排空尿液的患者，应进行非侵入性的尿流率测定，以客观地记录膀胱排空尿液的方式和初始能力，这也是监测临床治疗效果非常有价值的方法。获得的尿流率结果可能包括尿液流速低、峰值流速下降、长时间和间歇性排尿、排尿等待、排尿量少和排尿时间延长等（图8-1）。然而，这些数据并不具备特异性，因为它们也可能在NDU、DSD或尿道结构异常等情况中发生。

5.残余尿（post-void residual，PVR）对于所有怀疑有尿潴留的患者，都应评估残余尿量。PVR升高容易导致尿失禁、尿路感染、膀胱结石和肾衰竭。升高的PVR表明排尿功能障碍，但不能用来辨别这是由逼尿肌收缩力差（逼尿肌不活跃）或梗阻（DSD或结构异常）引起的。然而，测量PVR能提示是否需要立即进行插管导尿（如果患者尚未实施）。当PVR容量到达某一临界值时，我们应改变导尿策略。具体数值的确定和膀胱功能有关，且存在一定的争议。目前推荐，当PVR容量持续超过100ml并且患者有相关症状时，建议患者接受导尿治疗。另一方面，传统上将慢性尿潴留定义为PVR＞300ml。现有资料提示，用超声方法测量PVR优于插导尿管测量，并且在日常临床实践中使用，便携式扫描仪可作为便捷的非侵入性工具。

6.肾功能评估　对于残余尿量有明显升高，既往有尿潴留病史或有慢性肾脏疾病危险因素的患者，推荐进行肾功能评估。通过实验室和影像学检查，我们可以来对肾功能进行评估，血清肌酐、血尿素氮、电解质水平及肾小球滤过率（GFR）也有助于肾功能的评估。肌酐清除率能够提供更精确的数据，但需要收集24h尿液来评估肌酐含量，如果不能够完整地收集可能导致对肾功能低估。当肾功能较差、肌肉量减少或者需要分别评估各肾功能时（如高危患者），建议使用评估肾小球滤过率的肾闪烁扫描法。肾脏超声检查有助于对肾脏结构进行一般评估，是对肾脏结构进行一般评估的有价值的工具，可显示出肾盂积水、异常肿块、瘢痕、结石和其他影响肾实质的结构变化（见图5-1～图5-3）。

7.膀胱超声　膀胱超声有助于检测泌尿道结石和肿瘤，提示引起尿潴留的其他可能原因。

8.其他检查　其他一些辅助检查可能有助于临床进一步的诊断。根据患者的病史、症状和体征可以进行血糖和前列腺特异性抗原（PSA）的检测。膀胱尿道造影可能有助于描绘膀胱颈和尿道的解剖形态以及膀胱输尿管反流。通过尿道膀胱镜直视下可能有助于检测尿路狭窄、肿瘤、结石或炎症，尤其是复发性尿路感染患者。当怀疑存在膀胱颈外部异物挤压、盆腔、腹部或腹膜后肿块时，高级成像技术（计

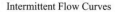

Intermittent Flow Curves

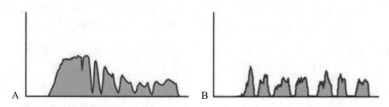

图8-1　（A）逼尿肌-括约肌协同失调。（B）Valsalva排尿曲线：膀胱无反射或膀胱痉挛的患者伴有Valsalva动作排尿表现出间歇和不规则的排尿曲线（摘自：Storme和McCammon，获得许可）

算机断层扫描、磁共振成像等）更有助于检测。

9.尿流动力学检查 由于患者的症状缺乏足够的精确性，因此尿流动力学检查在最终诊断中是非常有价值的。它不但可以区分NDU（低压低流、逼尿肌收缩力受损）和DSD（高压低流、括约肌功能障碍），在神经源性下尿路功能障碍中，只有尿流动力学研究可以提供更详细的信息。尿流动力学检查操作应遵循普遍采纳和可靠的推荐，包括ICS的尿流动力学检查技术规范和术语2016：尿流动力学检查，自由尿流率，膀胱测压和压力-流率研究，以及美国泌尿学会尿流动力学检查，女性盆底医学及泌尿生殖重建委员会发表的AUA/SUFU成人尿流动力学检查指南。

（1）神经源性逼尿肌活动低下导致的尿潴留：主要的尿流动力学表现是逼尿肌活动低下，定义为逼尿肌收缩强度降低和（或）持续时间减少，导致膀胱排空时间延长和（或）未能实现完全的膀胱排空。在尿流动力学检查中，当没有看到逼尿肌收缩时，可以定义为逼尿肌无收缩，这些异常在排尿阶段单独出现。尽管如此，因神经系统病变导致尿潴留也可能存在储尿期异常，包括感觉减退和膀胱容量增加。

①逼尿肌活动低下：逼尿肌活动低下的尿流动力学检查表现为最大尿流率（Qmax）较低，尿流模式异常，持续时间较短，逼尿肌收缩幅度较低（图8-2，图8-3）。然而，目前还没有统一的被广泛

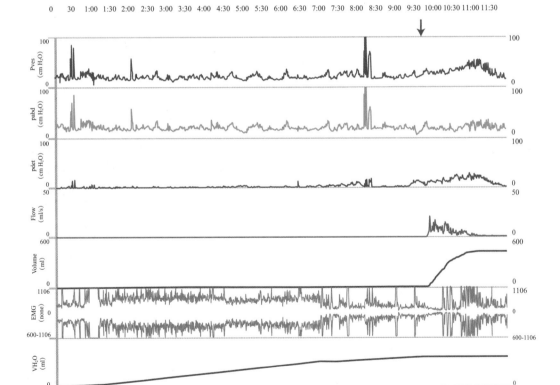

图8-2 由于逼尿肌活动低下，排尿困难的女性患者的尿流动力学检查。红色箭头表示患者排尿，可以看到患者腹部压力的略微升高，依靠耻骨上区域施加外部压力，或Credé排尿的方式来辅助排尿。这也反映在膀胱压力曲线的记录中。平均尿流率相当低，当排尿开始时，肌电图（EMG）显示适当的松弛，但在排尿期间增加的肌电图活动可能反映括约肌的紧张（摘自：Bacsu等，获得许可）

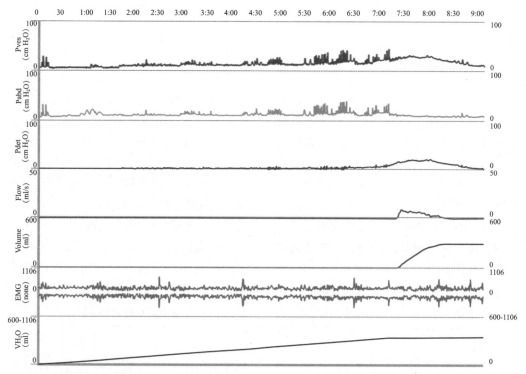

图8-3   男性前列腺根治性切除术后4年的尿流动力学检查，膀胱排空不全和残余尿升高。排尿出现2次，并注意到腹部和膀胱测压导管的压力增加。尿量排出很少，逼尿肌压力曲线没有随着排尿而大幅度升高并且可以看到一个延长的尿流曲线。Qmax：10mL / s，Pdet @ Qmax：14cm H_2O。BCI（PdetQmax＋5Qmax）是64＜100，表示逼尿肌活动不足。检查结束时，导出90ml尿液（摘自：Bacsu等，获得许可）

接受的尿流动力学参数来定义所呈现的异常。

ICS没有明确界定具体的标准，对评估方式也没有规定。评估的标准缺乏规范性的数据，因此具有一定的主观性。

有很多概念提出当怀疑逼尿肌活动低下时逼尿肌压力（Pdet）和尿流量（Q）之间的关系。对于日常的临床实践，一些专家提出了简单的逼尿肌活动度低下的标准：

Pdet @ Qmax＜30～45cmH_2O

同时 Qmax＜10～15ml / s

Pdet @ Qmax 为最大尿流率时的逼尿肌压力，Qmax为最大尿流率。

由于女性膀胱在排尿期间的压力较低，一些研究认为当达到Qmax时逼尿肌压力小于10 cmH_2O时，可考虑女性逼尿肌活动低下。为了使膀胱收缩力客观化，已经制定了数学公式。这些公式主要包括膀胱收缩指数（BCI）、瓦特因子和线性化被动尿道阻力的关系（linPURR）。其中，BCI似乎是日常临床实践中最有用的。它简单、计算快速、可重复。BCI是基于最大尿流率时的逼尿肌压力（Pdet @ Qmax）和最大尿流率（Qmax）：

BCI＝Pdet@Qmax＋5 Qmax

在男性中，BCI＞150表明收缩力强；BCI 100～150表明正常的收缩力；BCI＜100表示收缩力较弱。完全没有逼尿肌收缩被称为无收缩膀胱（图8-4）。由于该公式主要针对膀胱出口梗阻的男性患者，Tan修改了BCI计算方法，并提出了一个

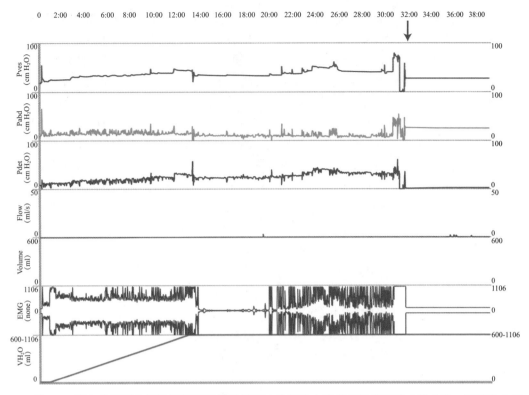

图 8-4 因多发性硬化导致逼尿肌无收缩及无法排尿的女性患者的尿流动力学曲线。尿流动力学曲线显示排尿初感觉推迟（537ml）和733ml的最大膀胱容量。在膀胱灌注过程中未观察到尿失禁。尽管在排尿时患者有较大的膀容量和强烈尿意感（在红色箭头处），但没有发生任何逼尿肌收缩。尿动力测压管拔出后，患者仍无法尝试正常的排尿，只排出11ml尿液。在尝试失败之后被诊断为逼尿肌无收缩（摘自：Bacsu等，获得许可）

新的女性收缩强度公式，称为预计等容性逼尿肌压力（PIP）：

$$PIP = Pdet@Qmax + Qmax$$

参考这个修改的公式，女性的逼尿肌正常收缩定义为PIP = 30 - 75，为了更好地阐明逼尿肌活动低下，有学者提出了更进一步的计算方法，可以帮助评估更复杂的患者，这些在专业的尿动力学文献中有进一步阐述。

②膀胱感觉迟钝：膀胱充盈时的感觉纯粹是主观的，因此取决于患者的配合度和信息的可靠性。如果在整个膀胱充盈期间膀胱感觉降低，则膀胱感觉迟钝，膀胱感觉也可能完全消失。许多神经功能受损的患者可能会出现膀胱充盈时感觉的改变，失去初尿意感和（或）强烈尿意感。已有研究表明，非神经功能病变患者中，30%患者有膀胱感觉受损，相比之下，SCI患者或骨髓增生异常患者中膀胱感觉受损高达71%。在膀胱感觉改变的患者中，神经系统病变患者中多达40%出现膀胱感觉完全缺失，而非神经系统病变的患者为3%。有趣的是，当这些非神经系统病变的患者在进一步检查后，能发现潜在的神经系统病变，如糖尿病性多发性神经病、多发性硬化症或骨盆手术后导致的外周神经病变。因此，临床医生应考虑到对膀胱感觉的评估具有强烈的主观性，应谨慎分析，即使尚未灌注膀胱，一些患者仍表诉有膀胱逐渐充盈的感觉。此外，由于

有些患者可能膀胱在未被充盈时会说出有膀胱充盈的感觉，所以膀胱感觉的评估是非常主观的，临床医生应该谨慎分析。参考第7章中"尿流动力学"部分，"由于神经源性逼尿肌活动过度引起的尿失禁"。

③膀胱容量的增加：正常的膀胱容量一般为300～550ml，与女性相比，男性膀胱容量更大。逼尿肌功能减退和膀胱感觉降低均可明显导致膀胱容量的增加。在日常的临床实践中，此现象最常见于糖尿病性膀胱病变（图8-5）。

（2）逼尿肌括约肌协同失调（DSD）而导致的尿潴留：DSD是在尿流动力学的排尿阶段所诊断的，其尿流动力学观察结果是尿道和（或）尿道周围括约肌与逼尿肌收缩协同失调。DSD可能导致逼尿肌收缩时间延长、膀胱结构损伤、膀胱输尿管反流和上尿路损伤。由于DSD发生在脑干和骶髓之间的病变中，患者也可能伴有神经源性逼尿肌活动过度（NDO）和不由自主排尿。

健康人在膀胱充盈过程中，括约肌肌电图（EMG）活动有轻微的逐渐增加。EMG信号应保持相对平静和稳定。在排尿期间，第一个过程为括约肌突然完全放松，此时，肌电图无电信号。随后，当膀胱和近端尿道变成等压时，逼尿肌压力立即升高。膀胱排空后，肌电信号恢复原始。在腹部压力突然增加的过程中，括约肌肌群也出现协调变化。咳嗽或Valsalva动作引起括约肌反射性收缩，也可表现为肌电图活动增加。

DSD患者排尿过程中，在逼尿肌收缩时，尿道及周围括约肌没有放松，因此导致尿潴留。EMG的诊断需要在没有Valsalva和Credé动作影响情况下，逼尿肌收缩时肌电图活动增加。提示Valsalva和Credé动作的指征为腹压（Pabd）的升高。影像尿流动力学检查已被证明对DSD有诊断价值，影像中，可以看见尿道括约肌收缩以上的扩张，尿道括约肌无造影剂充盈，以及可能存在尿道括约肌间歇性的收缩（图8-6）。

DSD目前存在两个分类系统。Blaivas

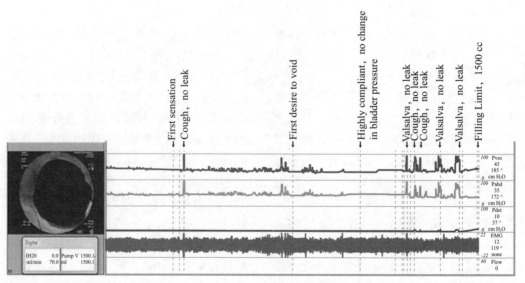

图8-5　患有糖尿病性膀胱病变的患者的膀胱尿动力测压结果显示，无收缩的大容量膀胱；一直未达到最大膀胱容量。膀胱充盈初期膀胱压随腹压的升高而升高，但逼尿肌压力为零。灌注至1500ml时停止灌注。膀胱高顺应性，没有发现逼尿肌过度活动（摘自：Smith等，获得许可）

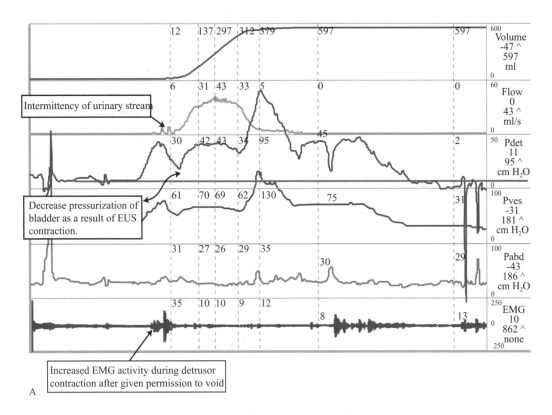

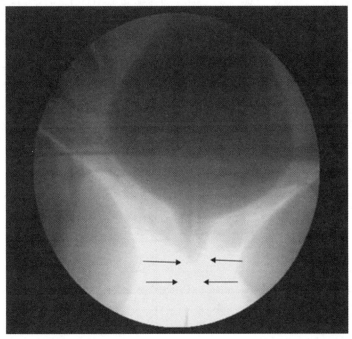

图8-6 A.括约肌肌电活动增加导致尿道梗阻；B.膀胱颈开放，造影剂通过尿道括约肌受阻（摘自：Harris等，获得许可）

等提出DSD应根据尿道外括约肌肌电活动的模式进行分类，而Yalla等提出根据膀胱压力和流率进行分类。为方便临床实践，根据逼尿肌收缩期间括约肌收缩的协调性，目前主要把DSD分为两种类型：将DSD定义为间歇性（图8-7）或连续性（图8-8）。然而，对DSD的初始描述及其发生机制仍存在争议。有研究表明，尿道括约肌可以在逼尿肌收缩前、后或同时收缩。

值得注意的是，肌电图诊断DSD仍未标准化，比如电极类型（针头，贴片）及其放置位置都有诸多不同，电极类型（针头，贴片）及电极的放置等都有很多不同。由于贴片电极更容易放置，有更好的耐受性以及患者可活动度高，所以临床上较常使用。

患者的一些意识行为尤其要引起注意，如由于疼痛或不适，Valsalva / Credé动作都可以引起盆底肌电活动增加，或其他来源的伪像（贴片上的液体）等都可能出现与DSD相似的表现。如果EMG信号出现异常增加而没有任何可识别的伪影，则应使用影像尿流动力学检查来确定诊断。影像尿流动力学对DSD的诊断以及确定是否有膀胱输尿管反流起了非常大的作用，而且，荧光显影检测比直接观测更灵敏，EMG和影像尿流动力之间的诊断差异从40%到46%不等。男性患者通常通过肌电图（EMG）进行诊断，而女性患者则更常用影像尿流动力诊断。有学者提出，男性DSD的诊断，由于解剖结构上的膀胱出口梗阻（前列腺），如果通过影像尿流动力检查，会影响检查结果，而女性DSD的诊断，如果通过EMG诊断，可能由于电极干扰等因素而影响检

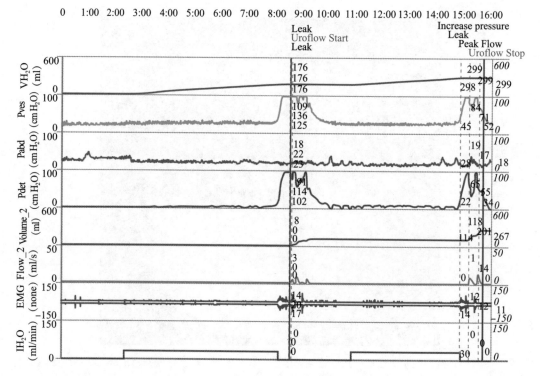

图 8-7　逼尿肌括约肌协同失调。在逼尿肌不自主收缩过程中出现间歇性不自主尿道外收缩括约肌收缩（摘自：Borawski，获得许可）

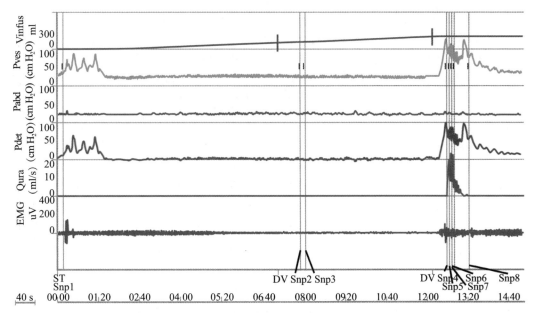

图 8-8 逼尿肌括约肌协同失调。尿道外括约肌的不自主收缩持续贯穿在逼尿肌不自主收缩的过程中（摘自：Bolawski，获得许可）

查结果。肌电图和影像结合似乎是最好的选择，但是实用性有限。除此以外，有研究建议在尿流动力学检查过程中临床医生应该在场，这样更有助于提高诊断的准确性。神经功能受损患者还有一个罕见的表现：膀胱颈松弛和逼尿肌收缩不协调。这种异常也被称为膀胱颈协同失调、逼尿肌内括约肌协同失调、平滑括约肌协同失调和近端括约肌协同失调。原发性膀胱颈梗阻导致的逼尿肌高压，尿流率低，与 DSD 有相似表现。非神经源性原因协同失调包括：男性的良性前列腺增生和尿道狭窄，女性的盆腔器官脱垂、尿道狭窄以及既往治疗尿失禁的手术史或尿道憩室等。另一种在男性和女性中都可能出现的原因是盆底功能障碍。与 DSD 或排尿功能障碍（肌电图仅反映尿道外括约肌的变化）患者的尿流动力检查中不同，盆底功能障碍导致的协同失调在肌电图电活动不会有显著增加。膀胱颈协同失调只能在排尿期间通过同步图像采集来进行诊断。影像尿流动力中压力-流率检查将显示当外括约肌

放松时膀胱颈部没有开放（膀胱颈闭合和无膀胱颈漏斗出现）。DSD 的影像学表现是出现膀胱颈开放，但同时尿道外括约肌没有松弛。

要注意的是，没有神经系统病变下，患者的逼尿肌收缩和括约肌松弛协调失常通常被称为排尿功能障碍或盆底过度活动。排尿功能障碍的定义是指由于尿道周围横纹肌的不自主间歇性收缩而导致的间歇性和（或）波动的流速，并且患者无神经功能受损。由于 DSD 患者存在多发性并发症（如肾衰竭）的风险高，并且随着时间的推移，疾病往往会恶化，因此应向这类特定患者提供常规的长期随访。

四、治疗

1. 治疗神经源性逼尿肌收缩功能低下（NDU）引起的尿潴留

（1）间歇性导尿：间歇性导尿术（intermittent catheterization，IC）是一种通过将导管以指定的时间频率插入膀胱，

排空尿液，然后移除导管的治疗方法。这种技术并不需要患者有完整的排尿反射存在。无论是临时性还是长期性治疗，IC被认为是治疗神经源性膀胱功能障碍的一种安全和有效的方式。目前，对于那些无法充分排空膀胱尿液的患者，IC应该被推荐为首选治疗方案。开始进行IC治疗的残余尿（PVR）数值目前仍然是争议的问题。有专家提出，当PVR值超过100ml时，并有临床症状的患者应提示IC的开始。此外，当患者出现与PVR相关的反复尿路感染、充溢性尿失禁或上尿路损伤时应立即实施IC。

IC可以由患者（间歇自行导尿，intermittent self-catheterization，ISC）或护理人员完成。如患者同时伴有以下神经功能障碍现象：包括手法灵活性差、无力、震颤、僵硬、痉挛、会阴感觉障碍、视力障碍、认知功能障碍或截瘫可能会影响患者进行自我导尿的能力。此外，老年患者不应该被否认其自我导尿技能的能力，因为研究表明他们具有与一般人群相似的学习能力。因此，对于老年患者，应该尽量提供和指导患者进行IC导尿。此外，相比于他人辅助的IC，ISC有较低的抑郁症发病率和停导率。

IC的禁忌证包括：
- 异常的尿道解剖（狭窄，假道，膀胱颈梗阻）。
- 小容量膀胱（＜200ml）。
- 无法或不愿按时导尿的患者。
- 必须大量饮水的患者（可能需要频繁导管插入）。
- 不良反应或心理缺乏接受的患者。
- 治疗期间仍有膀胱充盈时发生输尿管反流的现象。
- 家庭护理人员的不配合（相对禁忌证）。

在IC开始治疗前，应仔细评估这些禁忌证。IC可以分为无菌或清洁导尿。无菌IC技术主要是医院的医护人员常用的技术，需要使用无菌一次性导管、无菌手套、口罩和消毒用品等。清洁IC技术更适合患者在家庭应用，使用无菌一次性使用导管或重复使用但消毒过的导管，操作前患者只需用肥皂和水清洗即可。建议使用无菌一次性导管，使用一次性导管的尿路感染发病率估计在40%～60%，明显低于多次使用导管后的尿路感染患病率（70%～80%）。目前，清洁IC技术是最常用的，该方法已经在家庭、社区环境中得到广泛应用，因为它更省时，更容易执行，同时也降低了IC的成本。目前，专家建议当清洁IC发生复发性尿路感染时可用无菌IC替代。

合适的导管材料也是IC成功的重要因素。目前有几种类型的导管可用：
- 没有聚氯乙烯涂层的导管。
- 没有聚氯乙烯涂层的导管配合单独的润滑剂。
- 凝胶包被的聚氯乙烯涂层的导管。
- 需遇水才被激活的亲水涂层导管。
- 直接有亲水性涂层的（涂层已经含有水分）的导管。

针对不同的IC患者，可以选用不同的导管（图8-9）。最近文献表明，亲水涂层导尿管在降低尿路感染、尿道创伤风险方面及提高患者的满意度方面具有明显的优势。预润滑导管已被证明是优于传统的聚氯乙烯涂层导管。而且，值得注意的是，导管类型对于患者对IC治疗的依从性是很重要的，因为患者的满意度直接影响到其对IC方案的依从性。研究表明，亲水性导管与常规聚氯乙烯涂层导管相比，具有更方便、舒适和易于插入的优点，因此患者对亲水性和预润滑导管的满意程度更高。因此，建议针对新患者刚开始接受IC治疗时应选用亲水性或预润滑

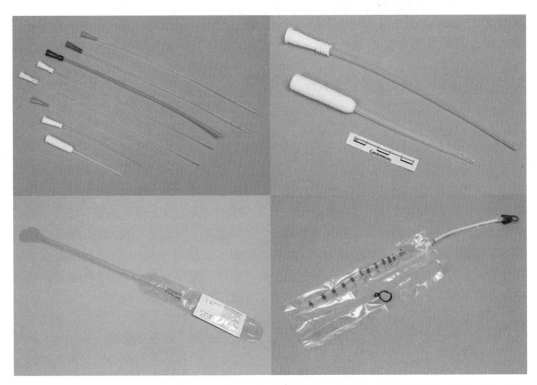

图 8-9　基于不同的使用环境，为了使间歇导尿更容易而设计的各种不同导管 [失禁产品建议，国际尿控协会（ICS）的文件，获得许可]

的导管最合适。

为了更好的治疗效果和并发症的预防，患者需要在 IC 初期和未来的随访期接受适当的教育和培训指导。经验丰富的临床医生及专业护士，在教导患者正确的 IC 技术，并保持对其长期管理的依从方面起着至关重要的作用。良好的 IC 患者培训教育项目已被证明可以更好地提高治疗效果和患者依从性（见第 17 章）。

IC 每日的导尿的频率取决于膀胱容量、液体摄入量、PVR 数值及尿流动力学参数（膀胱顺应性，逼尿肌压力）等因素。频率范围可以从自主排尿伴偶尔的 IC 到完全依靠 IC 排空尿液。专家建议，每 24h 应进行 4 ～ 6 次导尿。有些患者可能还需要晚上从睡眠中醒来增加一次导尿。如果患者导尿时的膀胱容量一直超过 500ml，则建议增加 IC 的频率并积极调整患者液体的摄入量。此外，应该注意每天

如果超过 6 次的 IC 导尿可能被认为是过度的，可能让患者对治疗的依从性产生负面影响。常用的导管尺寸为 12 ～ 16Fr。IC 期间如果出现仍有漏尿的患者需要特别引起注意。这种情况的可能原因包括泌尿系统感染、神经系统疾病的进展、新出现的膀胱或尿道括约肌的问题及不适当的液体摄入量等因素。针对那些能够排尿但不能完全排空尿液的患者，建议每天最好配合 1 ～ 3 次的 IC 治疗。

IC 的并发症包括菌尿、尿路感染、尿道炎、附睾炎、前列腺炎、尿道损伤 / 血尿、尿道假道、尿道狭窄和膀胱结石等。然而，有时本身的膀胱功能障碍也会导致这些并发症的发生，所以有时会难以鉴别与区分。患者自己 IC 导尿的并发症发生率明显低于医护人员辅助下的 IC 导尿。对于复发性泌尿系统感染的 IC 患者，临床医生应重新评估导尿技术，并考虑改变

导管类型，或给予抗生素预防。无症状菌尿是IC患者的常见现象，据估计，每次导尿时菌尿的发生率为1%～3%，清洁IC时平均每100d可能会发生1～4次的细菌尿，IC治疗平均30d后，几乎所有的患者都会出现菌尿的情况。除非是孕妇或患者将要进行泌尿道手术，无症状单纯菌尿不必常规进行抗菌治疗（见第10章）。

（2）长期留置导尿：对于不能进行IC导尿的患者，长期留置导尿是一种选择的治疗方式。这是一种将导管长期保留在膀胱排空尿液的方法，可以通过尿道手动插入导管，或者通过外科手术耻骨上膀胱造瘘的方式完成。

长期留置导尿的适应证为：

- 急性神经损伤（为了监测尿量和体液平衡）的重症监护患者。
- 不能进行IC治疗的患者（四肢运动差，痉挛，瘫痪，认知障碍等）。
- 缺乏护理人员的辅助。
- IC治疗期间仍有尿失禁的发生并难以控制。
- 每天必须高液体量摄入的患者。
- IC治疗期间仍有输尿管反流的患者。
- 患者综合考虑后的自主选择。

只要是经尿道插导管途径的，全硅亲水或水凝胶涂层导管都是最佳的选择。建议使用12～16Fr导管，尽可能选择大的导管腔和小的气囊，旨在最大限度地减少对膀胱颈部的刺激影响，并最大限度地阻止污垢堵塞导管。导管更换的频率取决于导管材料和导管腔的大小。有学者建议硅化乳胶导管每1～2周更换一次，硅胶或水凝胶涂层导管则每2～4周或更长时间更换一次。对于有导管钙化结痂或膀胱结石史的患者，应考虑每1～2周更换导管。建议使用无菌材料和无菌技术进行导管放置，然后进行常规导管护理，以保持封闭的引流系统无菌，并最大限度地减少并发

症。患者还应接受日常清洁和卫生保健方面的教育，不推荐常规膀胱冲洗和应用抗生素预防感染。

与IC相比，经尿道长期留置导管明显增加了并发症的风险。尽管经尿道短期留置导管的治疗是一种安全的治疗方式，但长期留置导管的优缺点仍存在争议。建议经尿道长期留置导管的患者每年定期检查一次尿流动力学膀胱功能以及上下尿路成像的情况。经尿道长期留置导管与患者尿路感染、尿道炎、附睾炎、前列腺炎、败血症、尿道损伤/出血、尿道瘘管、尿道侵蚀、膀胱/肾结石、膀胱癌和过敏等各种并发症均有明显相关性。

而通过耻骨上膀胱造瘘的途径则可以明显减少以上这些并发症，与耻骨上膀胱造瘘相关的独特并发症是导管插入时的肠穿孔损伤。但值得提出的是，无论是经尿道还是耻骨上膀胱途径都不如IC更安全。

耻骨上膀胱造瘘的适应证为：

- 尿道异常（狭窄、假道、膀胱颈梗阻和尿道瘘）。
- 尿道损伤（尿道口出血、会阴及阴囊血肿）。
- 尿道导管插入困难。
- 导管引流不通畅反复阻塞。
- 由于尿漏继发的会阴皮肤破裂、感染。
- 前列腺炎、尿道炎或附睾炎。
- 希望改善性功能的患者。
- 心理上的考虑（身体形象，个人喜好等方面）。

但也有文章报道，由近80%的患者认为耻骨上膀胱造瘘能够改善他们的泌尿生活质量。在另一项研究中发现，耻骨上膀胱造瘘患者的满意度均高于清洁IC的患者。目前，大多学者认为耻骨上膀胱造瘘是一种安全有效的短期治疗方法，但并不是常规推荐的长期使用方法。有些医生非

常推崇耻骨上膀胱造瘘来进行长期治疗管理，而另一些医生则担心长期使用会出现一些并发症。如果应用耻骨上膀胱造瘘进行慢性管理，则建议尽量使用刺激性较小的导管，改进的闭合引流系统和密切的定期随访，并且建议每 4 周更换一次耻骨上导管。在有导管结痂或膀胱结石史的患者中，则应改为每 1 ~ 2 周更换一次导管。

多项研究显示，长期留置导管的患者膀胱癌的发生率会升高。确切的病理生理机制尚未明了，一般而言膀胱癌的风险增加可能归因于复发性感染、结石以及与导管相关的慢性炎症。一些研究表明，留置导管患者的膀胱尿道镜检查对早期膀胱癌的诊断和处理至关重要，尽量保持患者良好的健康和生活质量。因此，建议针对长期留置导管的患者，尤其是超过 5 ~ 10 年以及那些发生血尿或难治性慢性尿路感染的患者应该至少每年一次的膀胱镜检查（如果需要，可进行活检）。对于有易患膀胱肿瘤危险因素（如吸烟、职业暴露）的患者，可考虑更密切的随访检查。菌尿的发生在长期留置导管慢性管理的患者中是不可避免的。这可能会导致经常性导管堵塞和全身感染。留置尿道导管患者菌尿的每天的发生风险为 3% ~ 10%，30d 后接近 100%。在另一方面，每 100d 只有 1 次会发生发热性尿路感染。当然，无症状菌尿不建议常规抗菌治疗。

如患者发生急性尿潴留的情况，应立即通过尿道或耻骨上途径导尿排空膀胱减压。曾有假说认为快速减压可能导致一些潜在的并发症，如血尿、低血压和梗阻后利尿，但是也没有直接的证据表明膀胱逐渐减压可以避免这些并发症。因此，建议快速减压并完全排空膀胱，怀疑有梗阻后利尿的患者，必须定期检测患者的血电解质（每天 2 ~ 3 次），并对症治疗，直至利尿现象消退。

（3）骶神经调控：已经证实骶神经调控（sacral neuromodulation，SNM）对于逼尿肌功能不全导致的尿潴留患者有积极的治疗效果，使尿潴留患者成功摆脱留置导管的有效率高达 69% ~ 81%，但该治疗方法可能对神经受损的患者受益有限，因为这些试验都把神经系统疾病导致的尿潴留患者排除在外。Lombardi 等一项分析 SNM 治疗不完全 SCI 患者的非梗阻性尿潴留的研究，该研究中所有患者分类均为美国脊髓损伤协会（ASIA）分类 C 或 D（见第 4 章），结果显示有 42.4%（36/85）的患者对 SNM 的第一阶段刺激反应良好，术后尿流动力学显示膀胱感觉改善，最大尿流量增加，PVR 降低，其中 22 名患者能够自发排尿。但在一阶段随访期间，有 1/3 的患者至少有一次或多次"失败"需要对侧或 S4 的电极置入。在所有二期置入的 36 名患者平均 23 个月的长期随访中，永久性 SNM 高度有效。另一项研究，评估了 11 名具有慢性神经源性非阻塞性尿潴留的 SCI 患者，发现 82% 的受试者一阶段测试效果良好，并且在置入后能够自发排尿。尽管如此，也有研究者发现在 SNM 治疗下，某些尿流动力学参数（包括最大膀胱容量，逼尿肌压力和膀胱顺应性）没有发生显著改变。一项对 10 名多发性硬化症和 NDU 患者的研究发现，100% 的受试者未能通过 SNM 的测试阶段。总之，非梗阻性尿潴留患者接受 SNM 治疗的成功率要低于存储功能障碍的患者（见第 7 章中的"由于神经性逼尿肌活动过度导致的尿失禁"内容）。最近有学者发表了一项旨在预测男性膀胱排空障碍 SNM 治疗成功的试验性研究，并提出了一种新的诊断方法可用 BOO-收缩性（Maastricht-Hannover）列线图预测 SNM 的治疗反应，低于第 10 个百分点的患者可能是治疗无应答者，而高于 10 个百分点的男性大多数是应答有效者。大多数学者认为SNM只能在脊髓、脊髓根和排尿中枢通路完整的情况下才能发挥出有效的作用。此外，由于SNM成本较高，还缺乏长期的疗效数据，因此这种治疗方法建议应该由经验丰富、经过专门训练的神经或泌尿科医生来进行操作。

SNM置入技术及相关并发症详见第7章中的"神经刺激/神经调节"内容。

（4）其他方式：辅助膀胱排空技术（触发反射性排尿，Valsalva或Credé方法）目前并不被推荐。这些技术可能导致进一步的膀胱内压力上升和膀胱出口阻力增加，从而更加危及上尿路。此外，这种方法还可能进一步损害盆底功能，导致伴随压力性尿失禁的发生。在SCI患者中，触发反射性排尿也可能诱发逼尿肌过度收缩活动的发生。对NDU的药物治疗研究取得的成果很少。在非梗阻性尿潴留的患者中没有理由使用α-肾上腺素受体阻滞药，α受体阻滞药预计不会改善NDU，仅被认为可减少尿道括约肌痉挛或良性前列腺增大患者的膀胱出口阻力。拟交感神经药物，如氨甲酰胆碱刺激胆碱能受体，可能增加逼尿肌收缩，但在临床实践中并不显示疗效。乙酰胆碱酯酶抑制剂（如双嘧达莫、吡啶斯的明、新斯的明）的研究显示了同时的结果。此外，多方面的不良反应如恶心、呕吐、腹泻、腹部绞痛、支气管痉挛、潮红、头痛、视力障碍、流涎、出汗及少见的心脏骤停等副作用限制了这些药物的临床应用。

NDU的外科手术干预已经变得越来越不常见。膀胱容量减少成形术（部分膀胱切除减少膀胱容积和增加逼尿肌收缩力）和横纹肌肌瓣膀胱成形术（膀胱背部横纹肌肌肉转位）仅在个别医疗中心进行。更糟糕的是，风险与受益的比率尚未确定，因为这种技术仅在少数患者群体上

得到验证，长期疗效结果还不得而知。由于目前临床主要还是广泛使用侵入性较小的治疗方法，所以以上技术建议只有经过专门培训和经验丰富的神经或泌尿科医生才能对其他治疗失败的尿潴留患者进行该手术治疗。

图8-10总结了NDU常用的治疗方法。

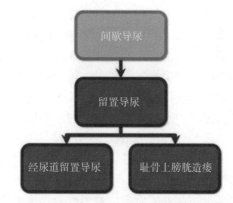

图8-10　神经源性逼尿肌收缩功能低下（NDU）引起尿潴留的治疗方法

2.治疗逼尿肌括约肌不协调（DSD）引起的尿潴留

（1）间歇性导管＋药物治疗：DSD管理的原则是帮助膀胱排空，减少膀胱内压力。因此，IC联合抗胆碱能药物（详见第7章）是DSD最常见的治疗方式。应指导DSD患者通过导管至括约肌水平，等待痉挛减少后再继续通过导管。其他药物如α受体阻滞药和抗痉挛药物（苯二氮䓬类药物、巴氯芬、丹曲林）已被研究，并被发现在DSD的治疗中的作用有限。尽管一些关于神经源性患者的研究表明，α受体阻滞药（包括阿夫唑嗪、哌唑嗪、西洛多辛、坦索罗辛、特拉唑嗪、乌拉地尔和苯氧苯扎明）可能会降低尿道阻力，改善尿流率和排尿期症状，但总体改善数据较低，缺乏统计学意义。此外，这些研究仅在特定挑选的患者中进行，因此所获得的结果不能直接映射到所有患者中。一

些泌尿科医生凭经验（以较高的推荐剂量）使用 α 受体阻滞药治疗 DSD，但可能带来较大的副作用。对于膀胱颈痉挛或伴随良性前列腺增大的尿潴留患者，可合理考虑 α 受体阻滞药，但某些药物（抗痉挛药物）可能会产生麻烦的不良反应，包括全身肌无力和步态障碍等。

（2）肉毒杆菌毒素 A 注射：不能进行 IC 的 DSD 患者可考虑 A 型肉毒杆菌毒素（BTX-A）的括约肌内注射。患者的认知、视觉障碍及手动灵活性并不影响这种治疗的选择。BTX-A 注射治疗的机制主要是减少尿道阻力。Dykstra 等通过 BTX-A 的括约肌内注射治疗减少了 11 例脊髓损伤患者中 8 例患者的 PVR 数量，并降低了 7 例患者的尿道压力，有趣的是，有 5 例患者的逼尿肌活动过度的症状也有所减轻。Schurch 等报道，88% 的患者（21/24）尿道最大压力显著降低，71% 的患者 PVR 降低。DeSèze 等对 13 例 DSD 和 SCI 患者进行了随机、双盲对照研究，试验组使用 100U 的 BTX-A，对照组使用 4ml 的利多卡因，在 1 个月的随访中发现最大尿道压力和 PVR 显著下降，与对照组有显著的统计学差异。陈等前瞻性评估了 20 位接受单剂量 100 U BTX-A 注射的 SCI 患者，治疗后减少肌电图和最大尿道关闭压力，PVR 在 6 个月的随访期间显著下降，并且没有观察到不良反应。鉴于以上研究结果，已有学者提出将 DSD 和伴随逼尿肌活动过度的患者同时注射到尿道括约肌和膀胱逼尿肌中的建议。BTX-A 治疗 DSD 的最新 Meta 分析显示，这种治疗方法在 30d 后会改善一些尿流动力学参数，例如尿道压力和 PVR 数值。

BTX-A 通常可经会阴或膀胱镜下两种方式注入尿道括约肌。

经会阴途径：在男性中，通常将注射针插入到会阴正中区，距离阴囊和肛门之间的正中距离，直接穿刺至前列腺的顶端位置；在女性中，经阴道将注射针位于尿道中部下方和尿道口近端约 2cm 处插入阴道前壁，一次内侧或两次外侧注射。值得注意的是，单个 6 点位括约肌注射和两个 5、7 点位括约肌注射在治疗效果方面并没有发现差异。针的正确位置由外部尿道括约肌的典型强直活动或阴蒂挤压（球海绵体反射）引起的反射活动证实。BTX-A 也可以通过超声引导经会阴方法注入外括约肌，但是这种技术还没有被广泛采用。

经膀胱镜途径：在括约肌的 12、3、6 和（或）9 点位分别选择 2～4 个位点进行注射。注射针必须插入 1cm 左右深度注入 BTX-A，因为药物需要到达括约肌的肌肉才能发挥作用，而不是在尿道黏膜下。

研究报道，80～100 U 的 onabotulinumtoxin A 和 150～250 U 的 abobotulinumtoxin A 注射治疗都是有效的。通常溶于 2～4ml 的 0.9% 盐水中稀释，手术过程通常在局部麻醉下进行（在注射前 10min 注射 10ml 利多卡因凝胶到尿道中）。有自主神经反射异常的患者在手术过程中需要监测血压。据报道，BTX-A 注射治疗总体满意率为 60.6%。尽管如此，BTX-A 在 1～4 个月可能引起症状的复发，因此需要频繁的手术治疗。有学者提出，在初始治疗成功后，继续连续 2 个月的 BTX-A 注射治疗可能会使有效时间延长至 12 个月。

尽管 BTX-A 对 DSD 治疗有效，但仍缺乏明确的证据和高质量的随访数据，没有研究提供长期数据，也没有评估重复注射的作用的临床研究。

其他微创技术：如尿道扩张术、经尿道球囊扩张术、尿道内支架置入等均不作为常规治疗方法推荐。

（3）骶神经调控：骶神经调控（sacral neuromodulation，SNM）是 DSD 的一种可选治疗方式，但治疗效果仍有较多争议。一项研究分析了24例患有DSD的SCI患者，66.7%的患者（16/24）一阶段测试有效（定义为症状改善＞50%），但尿流动力学方面的参数并无显著统计学差异。Lombardi等治疗NDO伴有DSD组的患者，发现没有任何改善；但SNM治疗单纯NDO组患者的尿失禁症状和尿流动力学参数却有显著降低。Chaabane等报道成功治疗了9例DSD患者中的8例患者。一项对25例多发性硬化症患者的研究发现，其中9例因DSD的尿潴留患者膀胱排尿量明显增加，导管PVR数值也显著减少，患者的生活质量明显提高。

根据这些研究得出结论，SNM作为一种可选的治疗方法，不常规推荐用于DSD的治疗，但在不伴有逼尿肌活动过度的DSD、不完全性SCI患者及由于DSD导致慢性尿潴留的多发性硬化症患者中可以考虑应用。

（4）外括约肌切开术：针对以上治疗方法均无效的男性DSD患者中，外括约肌切开术是一种可选的治疗方式。它可以预防导管留置导致的并发症和由DSD导致的并发症。外括约肌切开术可以降低外括约肌的阻力，从而更有利于留置导管的处理。有报道男性DSD的患者行外括约肌切开术后，70%～90%的患者可以改善膀胱排空和上尿路功能。该疗法主要推荐用于非手术治疗失败，PVR增多和高压排尿的男性DSD患者，其他适应证是四肢功能较差、反复发作的自主神经反射异常、反复尿路感染的患者、由于尿道假道和（或）继发性膀胱颈梗阻而难以插管的患者以及有DSD并发症的患者如肾功能减退、膀胱输尿管反流、结石和泌尿生殖系统感染等。

可以使用冷刀、电刀、等离子或激光进行外括约肌切开术。切口建议在外括约肌11点、12点或1点的位置较好，从膀胱颈切至靠近精阜的水平，应该避免在外括约肌3点或9点切开，因为可能导致较多出血。

外括约肌切开术是DSD最具侵袭性的治疗手段，可能的并发症包括出血（25%）、阳萎（7%）、尿失禁及尿道狭窄（3%～13%）。据报道，0～23%的患者接受输血，这取决于切口的位置。应考虑采用钕-钇-铝-石榴石（Nd：YAG）激光外括约肌切开术。研究表明，激光外括约肌切开术在大多数患者中具有相似的效果并显著降低出血概率。术后建议留置20F以上的导管3～5d。外括约肌切开术治疗失败可能表现为继发性尿路感染（25%）、持续性肾积水（33%），膀胱输尿管反流（10%～60%），PVR升高（20%～25%）或自主神经反射异常（5%～10%）。失败的原因可能包括没有外括约肌切开不够充分以及同时伴有膀胱逼尿肌收缩功能受损的情况。手术失败可考虑重复外括约肌切开术或给予留置导管治疗处理。据文献报道15%～40%的男性DSD患者术后需要重复手术。此外，如患者存在膀胱颈梗阻，可考虑使用α受体阻滞药或膀胱颈切口/切除术治疗。

（5）长期留置导尿、尿流改道和其他外科手术：难治性DSD患者经过以上治疗均失败，则可考虑需要长期留置导尿，尿流改道或骶前神经根的背根切断术等治疗方法（仅限于专业中心）。

图8-11总结了DSD常用的治疗方法。

五、对逼尿肌过度活动合并收缩力受损患者的特别思考

逼尿肌过度活动合并收缩力受损（detrusor hyperactivity and impaired contractility，DHIC）的特点是尿流动力学检查发现膀胱充盈期可见轻微的逼尿肌无抑制

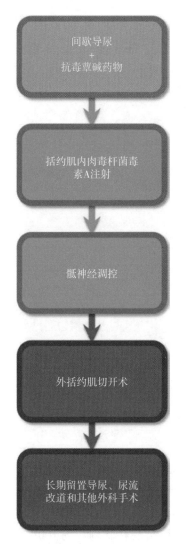

图8-11 逼尿肌括约肌不协调（DSD）引起尿潴留的治疗方法

性收缩、膀胱排尿期可见逼尿肌收缩力的降低（图8-12）。患者临床常表现为排尿困难、PVR增多和慢性尿潴留的同时，还可表现出尿频、尿急和急迫性尿失禁的症状。这种情况主要好发于老年患者中，这种矛盾的排尿功能障碍的病理生理学仍不清楚。据推测，DHIC可能是长期逼尿肌活动过度或巧合两个独立致病因素相关联的导致的后果。DHIC患者常伴有脑卒中、帕金森病、多发性硬化症、脊髓神经病、骶/突触后脊髓损伤及周围神经病变等疾病。

DHIC的临床表现各可以各不相同，常常还伴有其他的排尿功能障碍表现。由于良性前列腺增生伴出口梗阻，顽固性尿频伴逼尿肌收缩力减弱引起慢性潴留，导致充溢性尿失禁，临床往往被误诊为急迫性尿失禁。老年患者尿失禁可能是由于逼尿肌活动过度引起的尿失禁，也可能是逼尿肌收缩力减弱引起的充溢性尿失禁，临床可能同时伴有储尿期和排尿期的症状，临床医生的诊断需要了解这种情况，结合仔细的体格检查、排尿日记和尿流动力学检查，从而做出正确的判断和制订正确的治疗方案。影像尿流动力可能更有助于诊断伴有尿道固有括约肌功能不足的患者（见第9章"神经源性括约肌缺损尿失禁"）。由于许多DHIC老年患者常常住在养老院中，因此应特别注意评估患者的精神状态和认知功能，以便规划合适的膀胱功能康复治疗方案。

DHIC的治疗对泌尿科临床医生来说是一个挑战，治疗方式的选择有赖于患者临床症状、困扰影响程度和尿流动力学检测结果。非手术治疗包括：生物反馈电刺激盆底康复治疗、生活行为方式控制（液体摄入量调整等）以及一些药物治疗可能有助于控制患者的临床症状。在以储尿期症状为主的DHIC患者中，可在密切监测PVR的情况下给予小剂量抗胆碱能药物或β_3受体激动药，由于DHIC主要以老年人群为主，抗毒蕈碱药物可能会严重影响患者认知功能，抗胆碱能的应用也与患者死亡率和心血管风险增加有关，这些都必须在长时间药物治疗的DHIC患者中给予充分考虑。在以排尿期症状为主的DHIC患者中（特别是男性患者），α受体阻滞药可能有助于减少出口阻力并改善排尿困难的症状；如患者PVR数值持续升高或即将发生尿潴留的情况，则推荐使用IC来治疗。但针对养老院的极度虚弱的尿失禁患

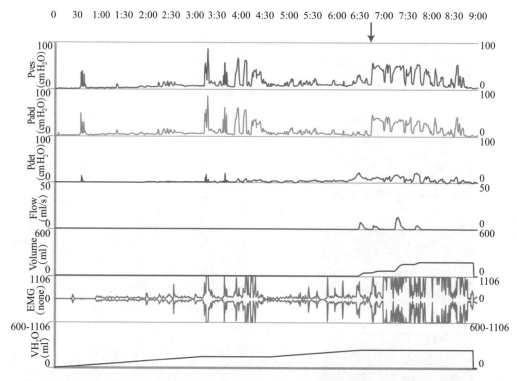

图 8-12 老年逼尿肌过度活动合并逼尿肌收缩功能减退的尿流动力学检查。排尿前可见逼尿肌无抑制性收缩，排尿时可见逼尿肌收缩力偏弱（红色箭头标注）。初始腹压排尿，没有诱发出非常高的逼尿肌压（摘自：Bacsu 等，获得许可）

者，生活自理能力较差，往往被取消 IC 资格并建议使用长期留置导管进行治疗。在储尿期和排尿期均有症状的混合性 DHIC 患者中，推荐可用 α 受体阻滞药和抗胆碱能药物或 β_3 受体激动药联合治疗的方法。

最近有一项评估 DHIC 患者进行 SNM 治疗的研究，在治疗逼尿肌活动过度伴收缩受损方面取得了令人满意的效果。在 SNM 置入的第一阶段，70% 的患者（14/20）治疗有效，其中有 9 例患者对储尿期和排尿期症状均有改善，4 例患者仅对逼尿肌活动过度有改善，1 例患者仅对逼尿肌收缩力弱有改善。尽管结果令人满意，但 SNM 实际的应用可能受限，因为大多数 DHIC 患者通常是身体虚弱的老年人，不适于接受 SNM 治疗。另一项关于膀胱内注射肉毒毒素 A 作为 DHIC 的微创治疗的有效性和安全性研究，21 例经尿流动力学检查证实的 DHIC 患者和 21 例特发性膀胱过度活动症（OAB）患者，两组患者均接受膀胱内注射 100U 肉毒毒素 A 治疗，治疗后两组患者的主观症状评分均有显著改善，两组间无统计学差异，但 DHIC 组患者治疗后急迫性尿失禁症状并未减少。DHIC 组患者的疗效平均持续时间为（4.9±4.8）个月，OAB 组患者的疗效平均持续时间为（7.2±3.3）个月。尽管两组患者不良事件的发生率均较少，但是应用膀胱内注射肉毒毒素 A 治疗 DHIC 效果还是有限的和短期的。

六、结论

见表 8-2，表 8-3。

表 8-2　总　　结

总　　结	证据级别
神经源性逼尿肌收缩功能低下（NDU）引起的尿潴留常见于糖尿病、既往盆腔手术或放射疗、骶/脊髓损伤（SCI）、椎间盘脱出、多发性硬化和帕金森病的患者。也可能发生于脑血管意外和创伤性脑/脊髓损伤的急性期患者	2/3
逼尿肌括约肌协同失调（DSD）常见于发生在桥脑以下至骶髓以上的创伤或疾病。主要包括：脊髓损伤、多发性硬化、多系统萎缩、脊髓裂及横贯性脊髓炎等	2/3
评估 NDU 的常用检查方法有：询问病史、体格检查、膀胱排尿日记、问卷调查分析、尿培养、尿流率测定、残余尿（PVR）检测、肾 B 超、膀胱 B 超、膀胱镜、CT、磁共振成像（MRI）和尿流动力学检查等	4（专家意见）
NDU 患者的尿流动力学表现包括逼尿肌收缩力减弱，膀胱感觉降低和膀胱容量增加	2/3
DSD 患者在尿流动力学表现为逼尿肌收缩同时伴随尿道和（或）尿道周围横纹肌的不自主收缩	2/3
NDU 导致的尿潴留治疗包括间歇性导尿或长期留置导尿（经尿道或耻骨上）	1/2
带亲水涂层导管的间歇导尿可降低尿路感染和尿道损伤的风险，并提高患者的满意度。已经证明预润滑的导管优于常规的聚氯乙烯导管	1
长期留置导管伴有较高的并发症风险	3
尽管经尿道留置导管与膀胱造瘘的护理和相关并发症类似，但膀胱造瘘对尿道的创伤较小，其他并发症也相对较少	3
骶神经调控（SNM）对功能性脊髓损伤导致 NDU 的患者中已证实有一定的效果	3
其他辅助膀胱排空技术（如触发反射性排尿、Credé 排尿等）可能会恶化肾功能	4
α- 肾上腺素能受体阻滞药和拟交感神经药物在 NDU 治疗中作用有限	3
间歇导尿（IC）联合抗胆碱能药物降低逼尿肌压力是 DSD 最常见的治疗方式	2/3
其他药物如 α 受体阻滞药和抗痉挛药物（如苯二氮䓬类、巴氯芬、丹曲林等）在 DSD 治疗中作用有限	3
在四肢瘫痪的男性不能进行 IC 和多发性硬化患者中，尿道外括约肌注射肉毒毒素 A 能减少膀胱出口梗阻，有一定的效果，但疗效维持时间较短	2/3
骶神经调控（SNM）已被证明在不伴有逼尿肌过度活动的 DSD、不完全性 SCI 患者及由于 DSD 导致慢性尿潴留的多发性硬化症患者中可以考虑应用	3/4
尿道外括约肌切开术已证实可改善 DSD 患者膀胱排空功能和维持上尿路的稳定	3

表 8-3　推　　荐

推　　荐	推荐等级
对每一位神经源性尿潴留的患者都需要进行详细的病史采集、仔细的体格检查、其他必要的辅助检查及尿流动力学检查	专家意见
基于潜在的神经源性病变和患者病史，以及相关的症状和体征，在临床需要时应进行其他必要的检查	专家意见
对于所有无法排空膀胱的患者，均可采用间歇导尿（IC）作为标准治疗	A
导尿时推荐使用亲水涂层和预润滑的导管	B

续表

推　　荐	推荐等级
在DSD患者中，间歇导尿（IC）可联合抗毒蕈碱药物	C
患者必须得到很好的指导：如何进行间歇导尿（IC）	专家意见
应尽量避免长期留置导尿（经尿道和膀胱造瘘），除非有间歇导尿（IC）禁忌证的患者	B
应尽量避免其他辅助膀胱排空技术（触发反射性排尿，Credé排尿等）	C
骶神经调控（SNM）可以用于治疗功能性脊髓损伤导致的NDU，在不伴有逼尿肌过度活动的DSD、不完全性SCI患者及由于DSD导致慢性尿潴留的多发性硬化症患者中效果更好	C
在四肢瘫痪的DSD男性患者及多发性硬化症的DSD患者，并且不能进行间歇导尿（IC）的，可考虑尿到外括约肌注射肉毒毒素A	C
外科手术干预只适合对于不能或不想做间歇导尿（IC）的患者，其他治疗方案失败的患者及有微创治疗禁忌证的患者	C
尽管传统的冷刀外括约肌切开术上是DSD患者的首选手术，但是激光外括约肌切开术因其功效相似，并发症更少，可能是一种更好的替代方法	C
外部括约肌切开术不建议应用在女性DSD患者中	C

参考文献二维码

第9章
神经源性括约肌缺损尿失禁

一、概述

在正常人的下尿路中，尿控得以维持是因为尿道压力大于膀胱压力。先天性尿道括约肌缺损被认为是无尿道压或低尿道压致膀胱漏尿。目前，对先天性尿道括约肌缺损缺少一个标准化的定义。因此，在目前条件下诊断和比较不同治疗方法的疗效是具有挑战性的。先天性尿道括约肌缺损通常与难治性尿失禁相关连，包括神经源性和器质性两种。如果伴有潜在的神经系统疾病，则被称为神经源性尿道括约肌缺损（neurogenic sphincter deficiency，NSD）。NSD的治疗对于泌尿科医生来说是非常具有挑战性的，主要的方法是改善膀胱出口阻力的。例如，人工尿道括约肌、吊带、注射填充剂、膀胱颈重建或膀胱颈关闭等。由于每种方法都有其优缺点，而且没有一种方法对所有患者都有效或被视为真正的黄金标准，所以临床医生需要仔细分析哪种方法最适合患者。

二、流行病学

逼尿肌过度活动症是神经源性下尿路功能障碍患者最常见的尿失禁病因（详见第7章"神经源性逼尿肌过度活动尿失禁"）。NSD是尿失禁中不常见的原因，因此本章中讨论的患者是高度选择的。NSD被认为是当神经系统出现病变或骶髓以下出现损伤时所导致的尿道括约肌的去神经支配。这些患者通常具有骨髓发育不良、骶骨发育不全、骶髓及以下损伤、椎板切除术后并发症、椎间盘疾病、严重骨盆骨折和低位结直肠癌切除术后神经损伤的患者。对于NSD的发病率及患病率方面现在缺少大样本的数据。

在神经功能受损的患者中，先天性尿道括约肌缺损也可能发生于非神经源性机制。尿道括约肌直接损伤可能来自长期慢性留置导尿。长期留置导管侵蚀并损伤膀胱颈，同时可能合并有外括约肌的损害。所以导致的括约肌功能变弱或无。

NSD也可能作为神经源性膀胱的并发症而出现。对于自行间歇性导尿的男性患者，在长期随访期间可能出现外括约肌的膜性尿道狭窄。用尿道成形术修复狭窄可能损伤尿道外括约肌并使潜在的NSD发生。

三、诊断

1. **病史采集**　NSD的诊断应基于一个有精确体格检查的详细病史。尽管逼尿肌过度活动症表现为急迫性尿失禁，但NSD通常表现为压力性尿失禁。压力性尿失禁（stress urinary incontinence，SUI）是指因劳累、体力消耗、打喷嚏或咳嗽而引起的不自主排尿，这种情况经常困扰患者并常影响其生活质量。与NSD相关的SUI

患者通常报道有严重的尿失禁。然而，完全性尿失禁也有可能伴有其他病理改变，如尿道阴道瘘或异位输尿管。应详细询问患者诱发因素，因为任何腹压增加的活动都可能导致不自主的漏尿。尿失禁可以由最小的活动诱发，比如走路或从椅子上站起。临床医生应该意识到，漏尿的多少可能与压力不成正比。应仔细评估尿失禁的严重程度、发生频率和尿量。这可以通过询问尿垫的使用情况来评估，包括尿垫的重量、尺寸，使用的尿垫的数量，以及每天的尿失禁发作的次数。尿失禁的开始及持续时间需记录在案。应该调查患者饮水习惯，并询问患者每天饮用多少饮料、他们喜欢什么类型的饮料，以及24h内饮水的次数。还应询问患者有无其他泌尿系统症状，包括潴尿症状（尿急、频率、夜尿增多）、排尿症状（排尿等待、排尿费力、排尿中断）、排尿后症状（排尿不完全、排尿淋漓不尽）和膀胱感觉受损。因此，针对主要症状，如不完全排空、与慢性尿潴留相关的尿失禁（称为溢出性失禁）、功能障碍及患有潜在神经系统疾病的询问可能提示NSD。仔细评估可能的并发症（血尿、排尿困难、发热），以排除恶性肿瘤、尿石症或尿路感染等其他疾病。

在采集泌尿系统病史后，应该获得完整的神经系统病史及系统病史。与神经系统有关的神经症状应记录在案，包括发病、进展和任何治疗。不同的合并症可能会加重包括尿失禁在内的储尿症状。此外，固有括约肌损害也可能是由于构成尿道括约肌机制的结构的非神经源性损伤（由尿道导管创伤引起的直接括约肌损伤或之前的与非神经源因有关的手术干预）引起的。压力性尿失禁也可能是由于尿道支持组织薄弱导致尿道过度活动。因此，一份详细的系统病史应包括内分泌系统疾病（糖尿病控制不佳或伴有合并症，尿崩

症）、心血管疾病（容量状态或利尿药治疗可增加尿流量并导致尿失禁）、泌尿系统疾病（即尿路结石、膀胱/前列腺癌）、呼吸功能障碍伴有慢性咳嗽（慢性阻塞性肺疾病，慢性支气管炎）、排便功能障碍（便秘或大便失禁）、慢性盆腔疼痛、盆腔肿瘤、骨盆放射治疗术后、痴呆、无法走动和认知障碍。应特别注意以前的广泛或根治性盆腔手术（如根治性子宫切除术或前列腺切除术）及治疗失禁手术或复杂的尿道手术（如尿道憩室切除术或尿道阴道瘘修补术）。

在妇女中，必须获得详细的妇产科病史资料，以排除SUI的其他潜在病因。一般产科病史包括分娩时间、分娩方式、儿童出生体重、分娩年份、产期并发症（如分娩有关的损伤、产科肛门括约肌损伤、尿道周围撕裂、伤口撕裂），以及可能需要通过剖宫产、硬膜外阻滞或长时间劳动等产后泌尿症状（如需要长时间插管或SUI）。盆腔器官脱垂或既往手术可能影响未来治疗的成功率。提示有脱垂史的因素包括以前使用过子宫托、性交困难和阴道压力或饱胀感。如果患者患有神经系统症状，也可能患有神经源性肠道和性功能障碍，肠道病史和性生活史也很重要。肠道病史应包括有关排便模式和频率的信息、排便的时间、直肠的感觉、便意及可能出现的大便失禁、便秘或排便（肛门检查、栓塞使用）。性生活史应调查生殖器官或性功能障碍、生殖器区域感觉的存在、性欲减退、难以达到性高潮、女性可能有性交困难、男性可能有勃起功能障碍或射精问题（早泄、迟发、逆行、无射精）等。

此外，应该获得患者药物（包括非处方药）的完整列表，以确定单个药物是否可能影响导致尿失禁的膀胱或尿道的功能。可加重尿失禁的药物包括利尿药、α-肾上腺素阻滞药、咖啡因和酒精。血管

紧张素转换酶抑制药（ACEI）可能增加咳嗽，导致更频繁的尿失禁发作。在适当的时候，应该停止或改变这些药物来帮助控制患者的尿失禁。

一个完整、良好的病史，应对患者的社会状况进行评估。护理、厕所用品的可及性可能受到经济限制或其他社会因素的限制。应该确定家庭或护理人员的支持，并评估患者的独立性。

适当的病史不仅要诊断膀胱功能障碍的原因和性质，而且要确定相关的并发症（见第10～15章）。

虽然病史对于NSD患者的筛查是重要的和有用的，但是患者的其他病史对于NSD的诊断也是必要的。

2.体格检查　一份详细的病史还应包括彻底的体格检查。应该从精神状态、认知、肥胖、身体功能、运动能力、平衡和协调的一般评估开始。应该特别注意运动能力，因为运动能力受损的患者在失禁之前可能没有足够的时间到达厕所。腹部检查应认真和常规进行。应排除腹直肌分离、肿块、腹水和器官肿大等影响腹内压导致尿失禁的可能性。检查背部可能提示脊柱闭合不全或脊髓栓系综合征的体征，如皮肤凹陷、瘢痕或毛丛。盆腔检查应包括对炎症、感染和发育的评估，因为尿失禁或大便失禁引起的化学刺激及感觉受损可能导致皮肤损伤。由于尿道和膀胱三角区是雌激素依赖的组织，雌激素缺乏也可能导致括约肌功能障碍。在雌激素水平不足的患者中最常见的是萎缩性阴道炎，表现为阴道上皮变薄和苍白、皱褶消失，小阴唇消失和尿道肉阜的存在。伴有膀胱膨出、尿道息肉或直肠膨出等盆腔器官脱垂的萎缩性阴道炎。脱垂也会产生尿道的相对阻塞，从而影响膀胱排空，并掩盖或减轻症状的严重程度。这被称为潜在的、被掩盖的或隐匿性的SUI。随着脱垂的减少，SUI可能会变得明显或恶化。出现器官脱垂时，应使用推荐的方法和标准记录。在今天的临床实践中，目前推荐使用简化的盆腔器官脱垂定量系统（S-POP-Q）。应该对泌尿生殖器区域的感觉进行评估和记录（见第4章"病史采集和体格检查"，图4-1）。应进行直肠指检，评估肛门括约肌张力和自主收缩。评估球海绵体膜（和其他脊髓介导的，见第4章表4-4）反射也很重要。应描述大肠和直肠的粪便负荷。尿道检查可能会显示憩室，通常以尿道下方的远端隆起来诊断。该区域的轻柔按摩通常会从尿道开口处产生脓性排出物。慢性留置导管患者应记录任何异常情况。包括男性创伤性尿道下裂和女性膀胱颈部糜烂。

由于NSD患者通常抱怨SUI，这种情况下应该仔细调查并记录。咳嗽压力测试客观地证明尿道漏尿的同时伴有咳嗽，这是SUI诊断标准。值得注意的是，测试的阴性结果（没有漏尿）并不排除出现压力性尿失禁。测试的阴性结果也可能是因为迟发性漏尿，因此应注意是否有咳嗽引起的逼尿肌过度活动（见第7章）。咳嗽压力测试通常在患者膀胱舒适充盈或逆行充盈至少300ml时进行。测试可以在仰卧或站立位进行。但是，如果仰卧位时结果是阴性，那么测试必须在站立位重复并且膀胱充满至少300ml液体。患者站立时，戴着一个垫子，或者将他（她）的双腿分开放在地板上的布或纸上，以观察漏尿。如果有压力性尿失禁症状的患者检查中没有出现尿漏，医务人员需要通过测量尿量和尿后残留量来确保患者膀胱完全充盈。此外，如果咳嗽力度不够，盆底肌肉收缩超过尿道括约肌功能不全，或严重脱垂掩盖了漏尿，也可能会出现假阴性结果。脱垂患者应该解除脱垂。目前，建议对所有怀疑有压力性尿失禁的患者进行咳嗽压力测试。咳嗽压力测试的修改是仰卧空压力测试。排尿后，患者仰卧位，要求进行咳嗽和Valsalva动作。如果在任何操作过程中从尿道口观察到尿道漏尿，则记录阳性测试。虽然这个测试在神经源性患者中确认其可靠性，但是现有的数据表明，当结果为阴性（无漏尿）时，固有括约肌缺乏不太可能存在。

尽管NSD患者中尿道结构良好，但在一些患者中，NSD可能与尿道高运动性有关。因此，由NSD导致的SUI可能会进一步恶化。尿道过度活动指的是在做Valsalva动作时尿道过度下移。Q-tip（棉签）测试可客观定量尿道高活动度（图9-1）。测试中，患者取截石位，将一润滑好的棉签从尿道口插入，至尿道膀胱交界处，然后评估棉签相对于水平的角度。接下来，患者咳嗽或用力，记录棉签角度的变化。若角度超过水平面30°，则定义为过度活动。临床医生应该意识到，Q-tip测试不是标准化的或可重复的，因为没有控制患者测试时产生的压力量。

手动尿道支持可能有助于区分固有括约肌不足和尿道过度活动（膀胱颈的下降）。这项测试称为Bonney测试，手动支撑阴道前壁，校正尿道过度活动（图9-2）。测试的目的不应该是提升阴道前壁，而是防止其下降。示指和中指放在尿道的两侧以支撑膀胱颈。如果没有漏尿，可以为尿失禁是由膀胱颈部下降引起的。如果仍有漏尿，则高度怀疑是由于固有括约肌不足而导致的失禁。然而，在尿道过度活动矫正的同时，还存在尿道堵塞的趋势。使用环形钳代替手指可以降低这种堵塞的风险。与Q-tip测试类似，Bonney测试不是标准化的或可重复的，没有漏尿，不排除内在括约肌缺损。

最近，Thubert等已经描述了一个简单的临床试验：患者取仰卧位，使用内镜轻轻向下牵引阴道后壁，并向膀胱注入400ml生理盐水。若测试中的漏尿提示阳性，则与固有括约肌缺损有关（定义为最大尿道闭合压力＜20cmH_2O），阳性预测值为94.67%。请注意，该测试尚未在神经系统患者中得到验证。

神经功能受损的SUI患者也应进行盆底肌力评估。通过指导患者挤压（收缩）盆底肌肉，然后通过阴道触诊来评估。

临床医生不应该忘记对NSD导致的SUI怀疑患者进行肺和心血管评估。肺部

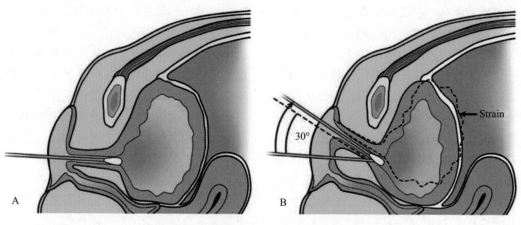

图9-1　棉签测试评估尿道结合部移动性

注：A.正常位棉签；B.用力时（做Valsalva动作）的棉签。尿道结合处下降，导致Q-tip的向上偏转（摘自：Dell，获得许可）

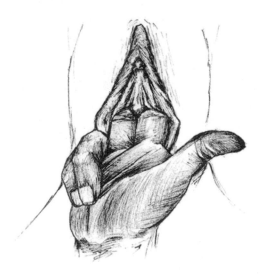

图9-2　Bonney测试方法

检查应排除慢性咳嗽的可能原因。心血管检查应寻找容量超负荷（水肿）的证据，这可能会导致尿流增加，加重尿失禁。

3.其他可选择的检查　排尿日记可以提供排尿的准确记录、平均排尿量、排尿次数、尿失禁发作的频率和性质（诱发因素），以及液体摄入的类型和体积。通过使用经过验证的问卷，可以促进对症状的评估和对生活质量影响的评估。尿液分析和（或）尿液培养对于评估尿失禁患者神经源性下尿路功能障碍至关重要，应该排除尿路感染、血尿、蛋白尿和糖尿。血液分析，包括评估血清肌酐水平，有助于评估患者的整体状况。垫重测试有助于评估尿失禁的严重程度。高危患者，尤其是脊髓损伤和脊柱裂患者，也应考虑上尿路评估。根据患者的病史及相关的症状和体征，以及临床指征进行排空后残余容积、自由尿流率计、膀胱超声检查、膀胱镜检查、计算机断层扫描（CT），磁共振成像（MRI）、核素肾图（GFR）和排尿膀胱尿道造影。有关讨论的测试的详细内容见第7章。

4.尿流动力学检查　尿流动力学检查提供NSD的客观数据。低最大尿道闭合压力（maximal urethral closure pressure，MUCP）（＜20cmH$_2$O）和低腹部漏尿点压力（abdominal leak point pressure，ALPP）（＜60cmH$_2$O）通常被用作固有括约肌功能不全的指标。医生应该记住，这些并不是绝对的值，因此文献中的差异确实存在。此外，在测量MUCP和ALPP方法上缺乏共识。MUCP的数值取决于尿道导管的类型、大小和硬度，患者的位置，膀胱容积，撤回速度和使用液体灌注导管时的输注速率，以及尿道传感器的方向（如果使用微尖导管）。ALPP的测量取决于患者的体位、膀胱容量、尿道中用于测量膀胱内压力的任何导管的大小、使用的基线压力、反应速度及患者如何增加腹压。

MUCP的值是在段尿道高压区计算出的，如果存有缺陷，可能会发生尿失禁。MUCP是最大尿道压力和膀胱内压力之间的最大差异。通常情况下，MUCP在静息时进行测量，而不是在腹压升高期间和模拟尿失禁测量的ALPP。

ALPP是在没有逼尿肌收缩的情况下由于腹压增加而发生漏尿的膀胱内压力。ALPP可以通过咳嗽（咳嗽漏尿点压力）或Valsalva（Valsalva漏尿点压力）诱发。已经表明，咳嗽漏尿点压力通常大于Valsalva漏尿点压力，而后一个参数在引发SUI方面表现出较小的变异性。因此，一些专家认为，Valsalva操作比咳嗽评估固有括约肌功能更为可靠。值得注意的是，国际尿控协会最近公布的"良好尿流动力学实践和术语"更新引入了单一术语"漏尿点压力"。漏尿点压力（leak point pressure，LPP）是在尿道外可见液体从膀胱排出的压力（自发的或引起的）（也可以用于额外的压力，尿失禁或尿道造口）。这可能是指腹部，咳嗽或Valsalva漏尿点压力。自发的或引起的LPP的类型应该被记录。膀胱内容积可能会影响LPP

测量，如果它太高或太低，建议在膀胱容积为150ml时首次评估LPP，然后再以200～300ml的体积重新进行检查。可以每50～100ml进行一次复查，直到SUI被引出，咳嗽和Valsalva的组合可以用来再现漏尿的迹象。

由于SUI也可能由尿道过度活动引起，尿流动力学可能有助于区分固有括约肌不足和尿道过度活动。已经提出，60cmH$_2$O或更低的ALPP指示显著程度的固有括约肌缺损，而90cmH$_2$O或更高的ALPP通常与纯的尿道过度运动相关。ALPP值为60～90cmH$_2$O形成一个灰色区域，其中高动力和内在括约肌缺乏通常共存。

影像-尿流动力学在灌注和排尿期间给出膀胱颈的更精确的视图。许多学者认为影像-尿流动力学是诊断内固定括约肌功能不全（漏尿无尿道过度活动）的最佳方法，特别是在神经系统疾病患者中。在视频成像中观察到的膀胱颈开放和尿道近端可能对NSD的正确诊断有价值。荧光显影也可以用于捕获少量漏尿的图像，用传统的尿流动力学检测不到。然而，额外的费用和放射设备的要求使得这个测试在一些中心是不可能的甚至是不可用的。图9-3列举了NSD患者尿流动力学的一个例子。

四、治疗

1.非手术治疗　盆底肌肉康复治疗是SUI的非手术疗法。虽然针对神经功能受损患者进行的研究很少，但应该考虑此种治疗方法，因为它费用低，易于广泛推广，并且并发症少。有时可能需要在护理人员和专业保健人员的指导下才能获得成功。同时对患者、其家庭成员和护理人员进行下尿路功能教育也有助于这种治疗方法的实施。关于这些方法的介绍详见第17章"患者教育"。

盆底肌肉康复治疗旨在加强和改善盆

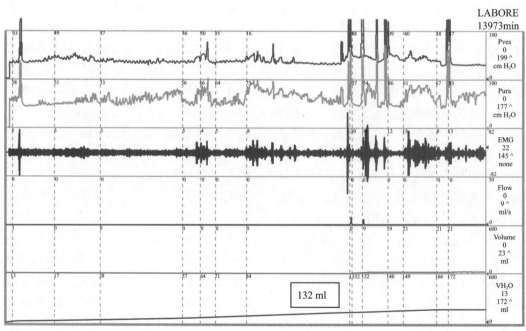

A

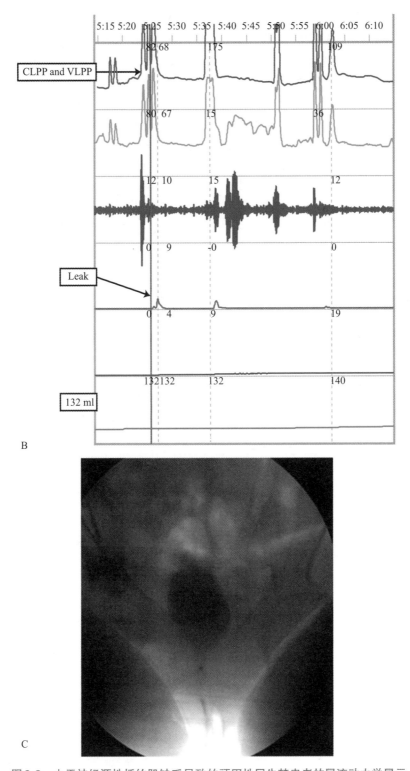

图9-3　由于神经源性括约肌缺乏导致的顽固性尿失禁患者的尿流动力学显示

注：A.跟踪显示在膀胱容量为132ml时诱发了压力性尿失禁，患者的 Valsalva 漏尿点压（LPP）为44cmH$_2$O，咳嗽 LPP 为102cmH$_2$O；B.尿流动力学检查追踪部分显示可见无抑制性逼尿肌收缩，透视图像显示膀胱颈在休息和漏尿时都是开放的；C.尿液漏尿期间开放的膀胱颈（摘自：Suskind 和 Clemens，获得许可）

底肌肉的功能，从而改善SUI的症状。最近发表的关于标准盆底练习（12周疗程）改善由于内括约肌功能障碍导致SUI的女性患者的研究表明，这一特定的患者群在主观、客观方面都从这种治疗中获益。然而，本文作者没有揭示内括约肌功能障碍的根本原因。McClurg等的一项研究在患有SUI的多发性硬化症患者中得到了同样的结果。显然，虽然物理疗法不能被普遍应用，但在具有收缩盆底肌肉功能且有意愿的患者中可以考虑，因为它没有副作用，盆底康复的个体化治疗是必要的，应该根据患者的能力进行调整。

2.手术治疗　NSD的手术方法旨在增加膀胱出口阻力，但也可能导致过高的膀胱内压力。因此，当逼尿肌活动能够受到控制并且没有明显的膀胱输尿管反流时，推荐手术。无论什么手术，同时或延迟的膀胱扩大和间歇性导尿有时可能是必要的。最近的一项荟萃分析评估了神经源

性SUI的所有手术治疗方案，结果显示与非神经源性患者相比，神经源性患者中并发症发生率和再次手术率更高，成功率更低。人工尿道括约肌（AUS）成功率最高，其次是尿道吊带手术。相比之下，尿道注射填充剂的失败率最高。

（1）人工尿道括约肌置入术（artificial urinary sphincter，AUS）：前列腺切除术后失禁是AUS的主要适应证，由NSD引起的SUI也可以用这种方式治疗。许多学者主张将AUS作为膀胱出口手术失败的神经源性患者的主要或次要治疗。该装置包括一个压缩尿道袖套、一个腹内压力调节气囊和一个控制泵（阴囊内或阴唇内），以使患者能够在他们希望排空时放气（图9-4，图9-5）。泵暂时将流体从尿道袖套转移到储存器以打开尿道和排尿。AUS可以帮助患者自发排尿，相比之下，膀胱颈的悬吊或重建，两者都能产生固定的出口阻力，而且产生尿潴留的

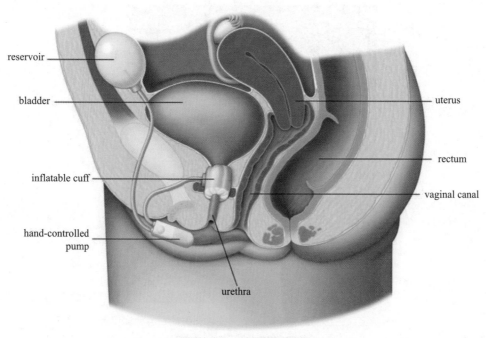

图9-4　在女性下尿路AUS置入（摘自：欧洲泌尿外科协会文件，获得许可）

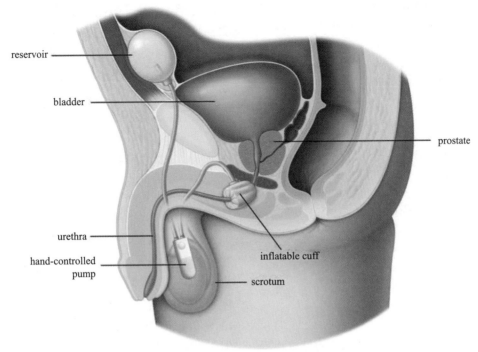

图9-5 男性下尿路AUS置入

注：在神经源性患者中，建议将袖带放在前列腺周围，靠近膀胱颈部（摘自：欧洲泌尿外科协会文件，获得许可）

风险更高。现有资料显示，放置AUS后约50%的患者能够充分排空，不发生尿潴留相关并发症，并且不需要进行如间歇性导尿等的额外治疗。尽管如此，目前的文献并没有强有力的证据支持神经源性个体进行此项治疗。大多数研究调查了患有脊髓脊膜膨出的儿童和青少年，结果显示总体成功率高达80%。Fulford等的一项研究分析了68例（34例NSD，中位年龄26年，范围8～76）进行AUS手术的患者，结果显示其中3/4的人达到令人满意的排尿可控性效果。在另一项研究中，90名NSD患者的研究（平均年龄26岁，范围13～62）中，92%的患者实现了排尿可控性。在一项回顾性分析51名成年神经源性男性患者的研究中，74%的患者表现出完美或中度的排尿可控性。目前，AUS被认为是治疗SUI的金标准，在神经源性

患者中，具有23%～100%（平均70%）的高恢复尿控率。然而，目前仍缺乏大样本随机临床研究，而且大部分可用的数据为成年男性患者。

对于膀胱容量良好、膀胱顺应性良好、无膀胱扩大术的适应证、无导管辅助下的自发性排尿、具有正确使用和操作人工尿道括约肌能力的NSD患者应特别推荐该手术治疗。强烈建议进行术前内镜评估，因为无法预知的尿道病理会使手术置入复杂化，并可能影响长期预后。

目前，全世界置入最多的AUS是AMS800装置（Boston Scientific, Marlborough MA, USA）（图9-6）。AUS最近召开的关于AUS的共识会议就AMS800™的适应证、管理/置入及随访/修正提出了建议。会议的报告及精心制定的指南构成了重要参考文件，对于泌尿外科医生今天的临床

实践有很大的帮助。

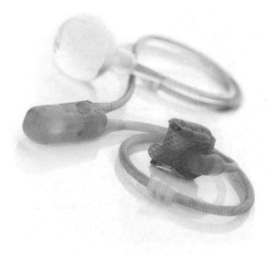

图9-6 AMS800泌尿系统控制系统（摘自：美国马萨诸塞州马尔堡波科，获得许可）

这份文件的作者报道，预防性抗生素应该在术前60min内使用。此外，应该尽一切努力来确保置入AUS时的较低细菌计数。所有的感染部位，包括泌尿道，应该在手术前进行治疗，以确保手术区域免受细菌污染。皮肤细菌计数也应该随着术前皮肤准备立即降低。AUS置入手术取截石位或仰卧位。外科医生可选择剃刀或剪刀，以便于术前准备男性生殖器。然后，用聚维酮-碘进行皮肤准备。此外，建议术前5min外用抗菌擦洗液。对于AUS袖套，最好采用会阴切口，但在一些脊柱或肢体畸形或神经运动状况的患者中，经阴囊切口可能是会阴部袖带置入的有效替代方法。尿道解剖应该直接用肉眼观察，确认尿道的完整性。有两种置入路径，即尿道周围袖带置入和膀胱颈袖带置入。第一种被认为是标准的方法，第二种可能在某些情况下被考虑，例如具有既往尿道手术史的患者或患有尿道异常的患者。切开后，外科医生通过测量尿道或膀胱颈周围组织的周长来确定使用的袖带大小。如果测量的大小在两个尺寸之间，则应选择较

大的尺寸。在神经源性患者中，大部分研究都倾向于放置在膀胱颈部（男性在前列腺周围）而不是尿道。由于神经源性膀胱的并发症，使用硬性膀胱镜进行膀胱颈放置可以降低AUS损伤的风险。因为神经源性患者经常需要额外的间歇性导尿术，据报道AUS在膀胱颈部可以在长期间歇性导尿的情况下降低尿道侵蚀的风险。而且，在坐轮椅的人中，久坐可能使尿道球部产生较高的压力，当将袖带放置在该区域时增加了因压疮引起的侵蚀的风险。一项对51例男性NSD患者的研究表明，在膀胱颈部置入AUS袖带的患者中，大多数都取得了令人满意的结果。置入后，假体可以填充无菌盐水或造影剂填充液。$61 \sim 70cmH_2O$的压力调节球囊最常用，但对于膀胱颈套囊患者，根据医生的偏好，$71 \sim 80cmH_2O$压力调节球囊可能是首选。压力调节气囊应该填充$22 \sim 27ml$的液体，而袖口保持空虚状态。填充后，压力调节气囊必须放置在腹壁筋膜之下，并且可以插入到耻骨后间隙或者在腹部肌肉组织和腹横筋膜间隙中。下一步是将泵置于睾丸腹侧面的阴囊根部，以确保患者能够在术后使用。当所有组件都被置入后，需要进行连接。推荐使用AMS快速连接工具（美国马萨诸塞州马萨诸塞州波士顿科学公司）。AUS置入的最后阶段为检查尿道潜在的损伤和术中疗效评估。在直接观察下，设备应循环数次，以确保液压机构具有足够的功能。术后护理包括短期导尿（小于14Fr，短时间内，通常一夜之后取出），口服镇痛药和（或）大便软化剂，以及适当的身体活动和恢复指导（术后6周内有限的体力活动期）。目前不推荐标准的术后抗生素治疗。AUS应在置入$4 \sim 6$周后激活。术后$3 \sim 6$个月应确保长期随访，之后，至少每年一次。强制性评估应包括症状评估及与其症状相一致

的设备故障、感染和（或）侵蚀。

对于神经受损患者，有学者提出了改良的置入技术。一项对脊髓损伤后患者的研究建议提出，使用皮下接口进行泵更换可在术后袖带压力进行调整，并省去重复激活泵的必要性。8年的随访证明这种改良是成功的、可靠的、安全的且经济的。尽管如此，这项技术只是51例患者的单一中心经验。第二个建议是，将AUS袖带放置在膀胱颈处，不需要置入储器和泵，但只有31%的控尿率。最近的研究也报道了使用da Vinci机器人置入AUS的可行性。虽然这些改良可能有助于取得更好的结果，但不推荐在日常临床实践中使用。

在AUS术后，神经源性下尿路功能障碍患者与前列腺切除术后患者相比并发症率更高。可能的并发症包括侵蚀（袖套侵蚀尿道，泵侵入阴囊/阴唇）、尿道萎缩、感染及机械/设备相关的故障，导致7%～100%的置入病例再次手术修复、置换或取出。在一组神经源性患者的研究中显示AUS置入的特殊并发症可能还包括膀胱颈、尿道和直肠穿孔，其与耻骨后和膀胱颈解剖位置相关。在神经源性患者中平均再手术率约为51%，与非神经源性患者的再手术率为27%相比，这个比例相对较高。AUS侵蚀是目前神经源性膀胱系统再手术取出AUS的主要原因，发生率为6%～31%。与非神经源性患者相比，神经源性患者由括约肌感染引起的AUS取出率更高（高达8%）。如果怀疑AUS感染，应进行膀胱尿道镜检查以评估尿道是否被袖带侵蚀。在严重或持续的感染中，整个设备应该在临床安全期尽快取出。值得注意的是，间歇导尿患者较自主排尿或者用膀胱挤压排尿（Credé）的患者，AUS感染率似乎并没有增加。然而，由于反复的尿道外伤，间歇性导尿常导致

较严重的侵蚀。这说明在AUS失效之前，教育患者正确使用间歇导尿技术的重要性。有些患者应该考虑同时增加膀胱成形术，并且可以在AUS置入时进行。

目前推荐接受AUS手术治疗的神经源性患者必须进行长期的泌尿系统随访，使用UDS和上尿路影像学检查监测上尿路恶化情况。在NSD患者中放置AUS的潜在风险是发生逼尿肌活动过度。这种并发症较为常见，约30%的患者在AUS后发生，几年后将再次发作。有研究报道，4%～42%的伴有神经源性下尿路功能障碍的AUS患者最终可能需要再行膀胱成形术。因此，这也说明了NSD患者置入AUS后需要终身监测尿流动力学的重要性。

AUS中位使用期限为5～7年。由于神经源性下尿路功能障碍患者常比较年轻，考虑到很可能需要更换AUS，所以年轻患者应该慎重考虑AUS。每次更换AUS都需要将AUS袖带置入到尿道的不同位置，所以对于相对年轻的患者置入AUS进行终身治疗是不可能的。

（2）吊带手术治疗：吊带的原理是通过压迫尿道来增加膀胱出口阻力。由于AUS置入神经源性患者并发症发生率高，不能被视为终身治疗，因此吊带置入具有良好的耐久性的特点。最近的一项荟萃分析显示与尿道吊带相比，AUS具有更高的再次手术率。另一方面，患者不能自主排尿，几乎所有患者都需要进行间歇性导尿。

在神经源性患者中，目前吊带置入的文献报道多见于脊柱裂患儿。多项关于自体筋膜吊带的研究显示其能够治疗因NSD导致的尿失禁。尽管成年神经源性人群的吊带手术证据与儿童相比较少，但是有数项研究证实了其疗效。已有研究表明，高达90%的NSD导致尿失禁的成年女性在

使用自体筋膜阴道吊带治疗后效果满意。但是，完全干燥的患者通常必须进行间歇性导尿。目前关于男性神经源性患者耻骨前列腺吊带治疗的数据较少（吊带经精囊和膀胱颈之间的间隙绕过膀胱颈）。对13名使用膀胱颈吊带进行治疗的男性患者进行研究，结果显示9名患者（69.2%）术后达到完全干燥并进行间歇导尿，2名患者尿控功能有所改善（15.4%），2名患者完全失败。完全干燥及尿控功能有所改善的患者都放置了腹直肌筋膜吊带。2名失败的患者接受合成吊带置入，都发生了尿道侵蚀，最终需要经尿道切除术。随后对12名成年男性的腹直肌筋膜吊带的研究显示，总体成功率为83%，其中8名患者完全干燥，2名患者显著改善并且仅有少量漏尿。虽然自体吊带在手术后尿控改善，但手术部位疼痛和感染等并发症使其具有局限性。

目前，大多数使用自体吊带的手术已经被耻骨后（无张力阴道吊带，TVT）或经闭孔（TOT）尿道中段合成吊带手术取代（图9-7，图9-8）。在尿道中段的位置置入合成吊带是基于解剖学和病理生理学研究的。合成吊带被认为是非神经源性患者SUI的标准治疗方法。在男性中，尿道合成吊带用于治疗轻到中度的前列腺切除术后失禁（图9-9，图9-10）。不过，关于NSD患者的合成吊带治疗的报道很少。TVT治疗女性NSD的长期预后研究显示出令人鼓舞的结果。12名妇女（平均年龄53.3岁，范围41～80岁）用TVT治疗并监测10年。在10年的随访中，有3例患者随访丢失，7例患者完全干燥，其余2例患者尿控有所改善并且只需要每天使用1～2次护垫。2名患者影像-尿流动力学证实神经源性逼尿肌活动过度，没有SUI的证据。所有患者均使用膀胱排空技术（耻骨上压迫或间歇导尿）。重要的是，手术前所有患者都进行了膀胱引流术。这些结果也与以前报道的TVT在短期随访期间的成功率相似。最近发表的一

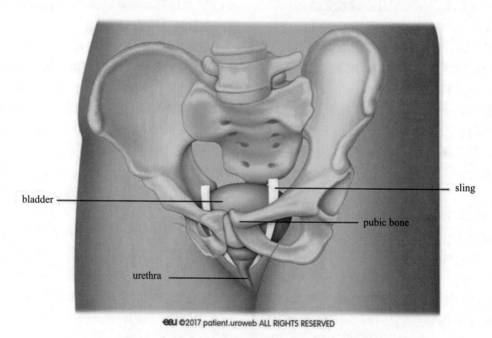

bladder

sling

pubic bone

urethra

图9-7　耻骨后（无张力阴道吊带或TVT）女性吊带
注：吊带的末端附着在耻骨上方（摘自：欧洲泌尿外科协会文件，获得许可）

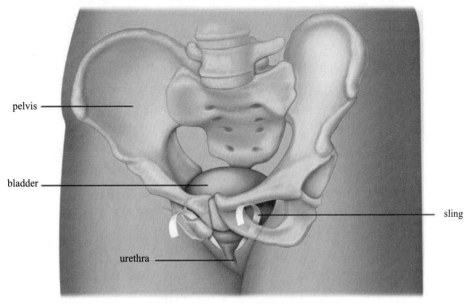

图9-8　经闭孔（TOT）女性吊带

注：吊带的末端附着在闭孔腹股沟周围的组织上（摘自：欧洲泌尿外科协会文件，获得许可）

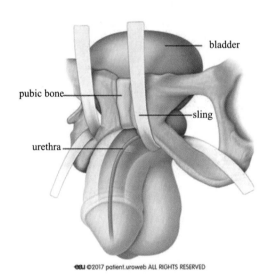

图9-9　普通类型的耻骨后双臂吊索

注：在双臂吊索中，吊带的两端放置于尿道的两侧，像吊床一样。然后，将吊带的两端固定于耻骨上方或腹股沟周围的组织（摘自：欧洲泌尿外科协会文件，获得许可）

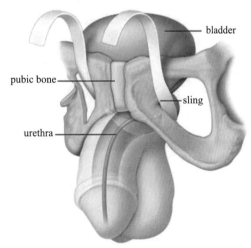

图9-10　普通类型的四臂吊带

注：在四臂吊带中，两端固定于腹股沟，另外两端固定于耻骨周围的组织（摘自：欧洲泌尿外科协会文件，获得许可）

项研究比较了 TVT 和耻骨阴道肌筋膜吊带治疗低运动神经元病变导致的女性 SUI 的疗效和安全性，该研究评估了 40 名妇女：20 名 TVT 和 20 名耻骨阴道肌筋膜吊带，两组患者的治疗结果相当，TVT 治愈率为 80%，阴道吊带治疗率为 85%。有趣的是，所有阴道吊带手术的患者术后残余尿＞150ml，需要间歇性导尿，TVT 组中有 8 名患者（53%）术后残余尿＜150ml，手术后不需要间歇导尿。TVT 组剩余的 12 名患者中，有 5 名患者在术前使用间歇导尿，7 名患者残余尿较术前增加（PVR＞150ml），因此术后需要间歇导尿。笔者认为 50% 的患者术后可以避免间歇导尿。

一项调查 TOT 治疗女性 NSD 的长期效果的研究显示了同样的结果。平均随访 5.2 年，观察 27 例患者（平均年龄 56 岁，范围 30 ～ 82 岁）。22 名患者（81.5%）在手术后完全干燥。1 名患者只有在膀胱充盈时才发生尿失禁，但感到满意。这些患者（85.2%）对治疗结果感到满意。4 名患者（14.8%）控尿仍然呈湿润状态。25 例患者（92.6%）手术后无膀胱管理改变。2/5 的患者（40%）术前排尿困难，术后需要行间歇导尿。2 名患者新发逼尿肌过度活跃。有趣的是，这个结果与进行 TOT 手术的一般人群相当。

鉴于上述研究结果，TVT / TOT 被认为是安全有效的，对于 NSD 导致的神经源性尿失禁，女性患者通常具有良好的中/长期结果。这种治疗方式可能对具有良好排尿功能且残余尿＜150ml 的 NSD 妇女有益，并且不需要间歇性导尿。应该详细告知患者间歇性导尿具有一定的风险，特别是那些术前发生排尿困难的患者。

目前，有关神经源性 NSD 男性患者合成吊带手术的数据很少。一项研究评估了 20 名神经源性 NSD 男性施行 AdVance 男性吊带（Boston Scientific，Marlborough MA，USA）手术的可行性、有效性和安全性。在 1 年的随访中，有 13 例患者效果良好（8 人治愈，5 人改善），7 人失败。笔者的结论是，这种微创治疗方案的治疗效果好，患者接受度及满意度高，是一种可行的治疗方法。最近发表的一项回顾性分析评估了 13 名接受 TOT 治疗和 3 名接受耻骨后可调吊带系统置入的脊髓损伤男性患者的治疗效果（图 9-11）。在 TOT 组中，9 例患者恢复排尿可控，1 例患者改善，3 例患者保持不变。在用可调节系统治疗的组中，没有患者改善，并且由于严重感染，2/3 的患者必须取出装置。另一项研究评估了 20 名神经源性 NSD 男性患者中分别使用 4 种不同类型的吊带的治疗效果。总体成功率仅为 29%，其中 7 例患者有新发低顺应性膀胱（$n=5$）或逼尿肌活动过度（$n=2$）。另外，30% 的患者由于感染或伤口破裂而进行了吊带取出。

根据上述报道，合成吊带置入是 NSD 导致尿失禁的男性患者的有效微创治疗手段。TOT 具有成功率高且并发症发生率低的特点，是一种有前景的微创手术方式。但是，必须制定适合患者的选择标准，并且目前尚无长期疗效研究结果。前瞻性的长期研究需要临床医生的日常临床实践的支持。男性患者在手术前自发排空膀胱（与女性相似），术后可能需进行间歇性导尿，并应告知患者吊带置入后长期依赖间歇导尿的可能性增加。

吊带置入后膀胱功能障碍的恶化需要进一步的研究和随访评估。神经性逼尿肌活动过度或吊带置入可能导致逼尿肌活动过度新发，可能是由于刺激近端尿道传入受体激活排泄反射。据报道，一般人群尿道中段吊带手术后的逼尿肌活动过度率高达 15%。神经功能障碍患者的数据很少。有趣的是，初步结果显示神经源性患者吊带治疗后逼尿肌活动过度的发生率在可接

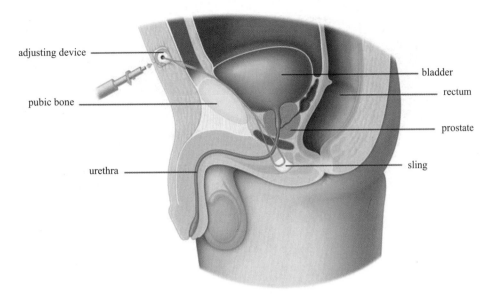

adjusting device

pubic bone

urethra

bladder

rectum

prostate

sling

图9-11　普通类型的可调节吊带

注：目前共有数种可调整节吊带系统，并且每种类型的吊带都具有其特定的特征，效果和可能的并发症（摘自：欧洲泌尿外科协会文件，获得许可）

受的范围内。由于这种膀胱出口手术的长期效果尚未在神经源性患者中广泛研究，所以仍需要对手术治疗（即使采用微创方法）之后的NSD患者终身尿流动力学监测。一些专家认为，逼尿肌过度活跃或低顺应性的患者在吊带置入前应进行减压手术。

吊带置入的术中并发症包括出血和尿道/膀胱损伤。在非神经源性SUI患者中，经闭口入路手术并发症的总体风险显著低于经耻骨后入路。术后早期并发症包括残余尿和排尿功能障碍、尿潴留、感染、吊带突出和疼痛。临床医生也应注意，吊带张力过大可能会影响术后间歇性导尿的成功率，需行吊带切开来缓解膀胱出口阻力。恰当的吊带张力对于减少手术后排尿功能的紊乱尤为重要。术后晚期并发症包括吊带裸露（阴道暴露）、侵蚀（下尿路或胃肠道内的侵蚀）、储存/排尿功能障碍、尿潴留和复发性尿路感染。

（3）填充剂注射治疗：NSD尿失禁患者的内镜治疗包括在膀胱颈或后尿道处注射可置入的填充材料以增加膀胱出口阻力。填充剂作为液体注入继而硬化成海绵状材料（图9-12）。填充剂可以由合成材料（如牛胶原、右旋糖酐/透明质酸、聚二甲基硅氧烷等）或人体组织制成。

尿道周围注射填充剂治疗NSD尿失禁效果的研究结果参差不齐，通常为短期改善，但长期疗效往往不佳。大部分研究在儿科人群中进行。有关成年NSD尿失禁的注射剂治疗的研究是十分有限。对6名患有NSD相关性尿失禁的成年女性的研究得出了积极的结果。在有限的随访中，所有妇女使用间歇导尿法均可实现完全尿控。另有对11名患者的研究得出了类似的结果。治愈或显著改善7例，注射后4例仅有轻微改善或无效。使用填充剂作为补充（辅助）治疗也已被研究，但结果不尽如人意。

即使注射填充剂在治疗NSD方面的价值有限，但由于并发症发生率低（主要

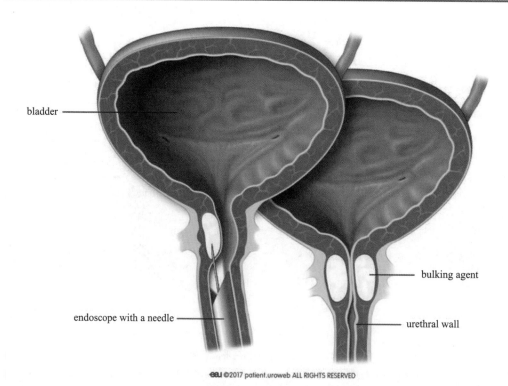

bladder

endoscope with a needle

bulking agent

urethral wall

图9-12　填充剂注入尿道壁（摘自：欧洲泌尿外科协会文件，获得许可）

是对注射物质或感染的不良反应），这种方法可能在特定患者中考虑使用。这包括其他治疗方法失败，无手术介入指征但手术欲望强烈，希望改善尿失禁症状的患者。

（4）人工压迫装置（气囊置入）：人工压迫装置压迫膀胱颈下方的尿道。该装置由2个插入尿道两侧的气囊、小的钛接口及将气口连接到气球的小管（图9-13，图9-14）组成。这些端口允许医生调节气囊中的气流量。

此装置在非神经性人群中治疗的整体成功率为52%～80%（完全恢复尿流可控患者的比例）。一项回顾性研究调查了13例男性和24例女性NSD相关性尿失禁患者，结果表明，可调尿控装置的置入是一种微创且安全的治疗手段。在4年的随访期间，每24h尿失禁发作的平均次数和平均使用次数减少了2倍，54.5%的患者

表示SUI症状改善50%以上，其中38.9%表示完全控制。尽管如此，39.4%的患者经过4年的随访后仍需要取出该装置。另一方面，对于非神经源性患者，取出率和并发症的发生率在可接受的范围内。因此，人工压迫装置可以长期显著改善神经源性SUI。因此，对于不愿意、不适合或尚未准备好进行更多侵入性手术（如AUS或吊带放置）的患者来说，这可能是一种合理的选择。没有治疗或治疗不充分的伴神经源性逼尿肌活动过度可能对手术并发症发生率和最终结局产生不利影响。在这些患者中，应避免气囊插入。目前，还没有其他的研究调查这种方法。

置入人工压迫装置是一种耗时短且微创的手术，患者伤口愈合快，住院时间短。患者通常接受脊髓或全身麻醉。然后，外科医生在阴唇/会阴处切开一个切口，并使用X射线引导，将气囊放置在尿

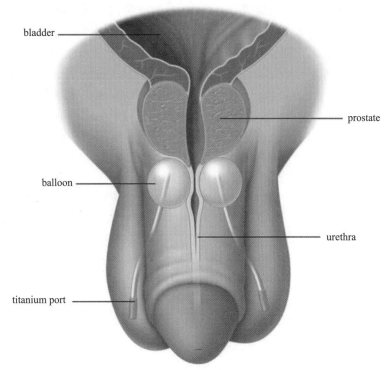

图 9-13　人工压迫装置（气囊）压迫男性尿道（摘自：欧洲泌尿外科协会文件，获得许可）

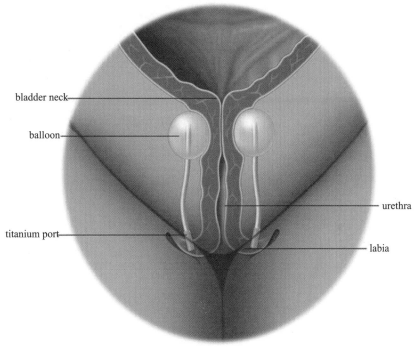

图 9-14　人工压迫装置（气囊）压迫女性尿道（摘自：欧洲泌尿外科协会文件，获得许可）

道的两侧。之后，钛接口放置在阴唇/阴囊处并连接到气球。术后通常需要对参数进行调试以优化尿控效果。通常需4～5次调试才能达到最好的效果。

可能发生的不良事件包括侵蚀/迁移、装置感染或故障、置入部位疼痛、膀胱结石形成及难以进行间歇导尿。文献报道非神经源性患者的取出率为8%～58%。有趣的是，发生不良事件后可在局部麻醉下进行门诊手术，取出气囊，并可在3个月后重新置入。

（5）其他侵入性手术：膀胱颈重建手术是AUS和吊带置入术的替代手术。目前有许多技术用来增加膀胱出口阻力，使近端尿道可控。最常见术式为Young-Dees-Leadbetter、Leadbetter-Mitchell、Kropp手术。这些术式对于受过特殊训练的外科医生来说，成功率尚可，但是目前发表的证据主要局限于儿科患者。此外，

包括膀胱镜检查和间歇性导尿在内的后续手术也变得困难。膀胱颈或尿道近端的股薄肌肌肉转位手术能够增强括约肌功能，但此类手术目前很少开展。

所有治疗方案失败或可能发生全部治疗方案失败的患者可能需要进行尿流改道术。手术后形成可控或不可控的腹部造口（见第13章"肾衰竭"）。同时可能需要闭合膀胱颈或尿道，特别是女性患者。长期留置导尿管或压迫溃疡导致会阴尿道遭到破坏和尿道不能被修复，膀胱颈/尿道闭合通常被认为是最后一种治疗方法。对于顽固性尿失禁的严重患者可行膀胱颈/尿道闭合加尿道分流术。

图9-15为NSD治疗策略。

五、结论

见表9-1，表9-2。

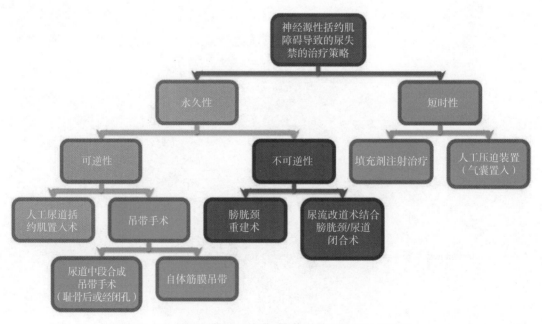

图9-15　神经源性括约肌障碍导致的尿失禁的治疗策略

表9-1　总　　结

总　　结	证据级别
关于由神经源性括约肌功能障碍（NSD）导致的尿失禁的流行病学数据较少。当神经损伤出现在骶髓平面以下并导致固有括约肌去神经支配时，发生NSD。这些患者通常是具有脊髓发育不良、骶骨发育不全、骶骨/骶骨脊髓损伤、椎板切除并发症、椎间盘疾病、严重骨盆骨折和低位结肠直肠癌切除导致的神经损伤	3/4
尿失禁患者的评估包括膀胱日记和问卷调查等详细的病史资料、体格检查、尿液分析/尿液培养、血生化、会阴垫称重试验、泌尿系超声检查、残余尿量评估、尿流率、膀胱镜检查、计算机断层扫描、磁共振成像、排泄性尿路造影和尿流动力学检查	4（专家意见）
通常将最大尿道关闭压（MUCP）（＜20 cmH$_2$O）和腹压漏点压力（ALPP）（＜60 cmH$_2$O）减低作为尿道内括约肌功能障碍的诊断标准	4（专家意见）
对于患有NSD相关性尿失禁的神经源性患者的盆底康复等非手术治疗方法尚未得到很好的研究	3/4
NSD的手术选择包括人工尿道括约肌、吊带（自体和合成）、尿道周围填充剂、人工压迫装置、膀胱颈重建术加膀胱颈/尿道闭合术	4（专家意见）
旨在增加膀胱出口阻力的治疗可能导致新发膀胱逼尿肌活动过度或预先存在的神经源性逼尿肌活动过度恶化	2/3
人工尿道括约肌被证明有效。然而，其缺点主要为有限的机械寿命和高成本。长期随访结果显示并发症发生率高，大部分患者需要进行再次手术修复	2
自体吊带手术后尿控改善明显，但其受限于手术部位疼痛和感染等手术并发症	2
合成尿道中段吊带是一个十分有前景的微创手术方式，具有可接受的成功率和可以容忍的并发症率。但是，必须制定适合患者的选择标准，目前尚无长期结果	3
尿道周围填充剂的长期的效果不佳	2
人工压迫装置在目前初步研究中具有疗效，但神经源性患者的可用数据有限，并且这种治疗方法目前还不成熟	3
最常见的膀胱颈重建术式是Young-Dees-Leadbetter术、改良的Leadbetter-Mitchell修复术、Kropp修复术和Pippi Salle术。尿道分流术和膀胱颈/尿道闭合手术治疗NSD也有报道	3

表9-2　推　　荐

推　　荐	推荐等级
对于怀疑有NSD的尿失禁患者，推荐详细地询问病史、仔细地体格检查，然后进行尿液分析/尿液培养、血液化学检查、会阴垫称重试验、上尿路影像学检查和尿流动力学检查	专家意见
根据临床情况决定其他必要的检查（根据神经系统病理、病史及相关症状和体征）	专家意见
目前仍缺乏关于NSD相关性尿失禁的最佳治疗方式的指南	专家意见
非手术治疗通常在有意愿且具有盆底肌肉收缩能力的患者中进行。盆底康复治疗应根据患者的个体能力进行调整。应对患者及其家属和（或）护理人员进行关于下尿路功能和治疗目标的教育	专家意见
治疗NSD相关的尿失禁过程中，在进行任何可能造成膀胱出口梗阻的治疗方法之前，必须充分治疗逼尿肌活动过度或降低膀胱顺应性，否则储尿期膀胱压力增加将损害肾功能	专家意见
人工尿道括约肌置入可以成功地治疗由NSD导致的尿失禁。因为神经源性患者与非神经源性患者相比并发症率更高，所以应当谨慎地进行此种治疗方法	B

续表

推　荐	推荐等级
AUS术前应该详细告知患者AUS的机械故障率、侵蚀和感染率	专家意见
对于严格挑选的患者，自体或合成的尿道中段吊带（TVT，TOT）是可选择的微创手术治疗方式	C
吊带术前应当告患者术后尿潴留的风险，并且可能长期间歇导尿或留置导尿管	专家意见
填充剂是治疗NSD相关的失禁的微创手段。应该告知患者此方法的成功率低，远期疗效差	C
对于不愿意，不适合或尚未准备好进行如置入人工括约肌或吊带等侵入性手术的患者，可考虑行人工压迫装置	C
当其他治疗方法失败或患者有微创手术禁忌证时，可考虑膀胱颈重建手术	C
对于顽固性尿失禁的严重患者，膀胱颈/尿道闭合加尿道分流术是其最后的选择	C
必须对膀胱出口手术患者进行严密随访，因为手术长期疗效尚不清楚。建议长期进行尿流动力学监测和上尿路监测，以维持安全的膀胱内压力，并降低慢性肾损伤的风险	专家意见

参考文献二维码

第四部分

神经源性膀胱并发症

一、概述

尿路感染（Urinary tract infection，UTI）是神经源性下尿路功能障碍患者最常见的并发症。尿路感染的风险主要取决于潜在的尿流动力学病理改变和使用的膀胱排空技术。留置导尿、间歇性导尿操作方法不正确及使用外用集尿装置均会增加尿路感染的风险。其他危险因素还包括膀胱高压、膀胱低顺应性、排尿功能受损伴膀胱排空不良、尿潴留、膀胱过度扩张、膀胱出口梗阻、内在防御机制改变、泌尿系结石、膀胱憩室、膀胱输尿管反流、泌尿道器械使用、导管材料、药物治疗、药物治疗继发的免疫抑制、液体摄入减少、卫生状况不佳、微生物会阴定植、压疮/其他局部组织损伤表现及慢性疾病导致机体防御能力的降低。由于导致神经源性膀胱功能障碍的原发病各不相同，患者间的危险因素差异很大，每个患者必须个体化评估。

二、定义

尿路感染是指实验室检查异常（菌尿、白细胞尿、尿培养阳性）并呈现相应的体征和（或）症状的一种疾病。但各地实验室检查的参考值存在差异，其正常范围仍有争议。

目前可供参考的指南建议有临床意义菌尿的判定标准如下：进行间歇性导尿的患者，每毫升（ml）尿液中的细菌数量 $>$ 10^2 个菌落形成单位（colony-forming units，CFU），清洁中段尿液标本中细菌浓度 $>$ 10^4 CFU/ml 或耻骨上穿刺获取的尿液中检测到任何浓度的细菌。对于长期留置导尿的患者缺乏相关数据制定其有临床意义菌尿的判定标准。一般认为，在使用导尿管的患者（间歇性导尿、留置导尿、耻骨上造瘘置管、阴茎套）单个导管尿液标本中发现 1 种或 1 种以上的细菌浓度 $>$ 10^3 CFU/ml 可判定为有临床意义菌尿。值得注意，菌尿并不一定意味尿路感染。临床医生应谨记，只有出现症状的菌尿才可以诊断为尿路感染。临床医生操作标准提示：不应使用抗生素治疗无症状菌尿——传统上定义为在无症状人群中合格采集的标本中 1 种或多种微生物浓度为 10^5 CFU/ml。

白细胞尿（脓尿）指的是尿液中发现白细胞。有临床意义的白细胞尿其参考值尚不统一。一般认为在离心尿液标本中每高倍视野（400×）发现 10 个或 10 个以上白细胞具有临床诊断意义。与菌尿相似，仅有脓尿也不能诊断为尿路感染，白细胞也可能由相关导管引起的刺激作用而产生，特别是当每个高倍视野下白细胞数低于或等于 30 个（WBC/HP）时。当尿白细胞在 50 个/HP 以上时提示高水平脓尿，与尿路感染的发病率升高有关。

细菌定植与尿路感染并不等同，前者

缺乏细菌入侵导致的炎症反应和相关症状体征。无论采用何种膀胱排空处理方式，包括留置导尿或间歇性导尿，神经源性下尿路功能障碍的患者都会出现膀胱细菌定植。这类膀胱细菌定植引起的无症状菌尿不应常规治疗，否则尿液中可能会出现更具侵袭性和耐药性的细菌。

三、流行病学

神经源性膀胱患者尿路感染的发病率较高，且因潜在的病理改变不同而异。在这些患者中，平均每个患者每年会发生2.5次尿路感染，其中1.8次是发热性尿路感染。导尿管置入后患者菌尿的日发生率为5%～8%，而留置导尿的患者在4周内菌尿的发生率可达到100%。在进行清洁间歇性导尿的患者中，菌尿的发生率为23%～89%。一项针对46 271名神经源性下尿路功能障碍患者进行的回顾性研究显示，超过1/3的患者（29.2%～36.4%）在诊断膀胱功能障碍后1年内会出现尿路感染。重要的是，这些患者中有20%需要接受住院治疗。该研究指出，相比于多发性硬化症患者而言，脊髓损伤（spinal cord injury，SCI）患者因尿路感染需要接受更多的住院治疗。对脊髓损伤患者的前瞻性队列研究结果显示，住院患者平均住院时间为15.5d。最近发表的一项针对脊髓损伤患者的大型队列研究的结果对日常临床实践很有意义，作者表明这些患者中有51.2%的病例可避免出现因发生尿路感染而接受急诊治疗。尿路感染是所有感染中最常见的一种，也是脊髓损伤患者中最常见的发热原因。神经系统受损的患者更容易发生尿路感染，这些患者进行泌尿系统的各种操作都有较高的感染风险。例如，尿流动力学检查后尿路感染的发生率约为16%，显著高于非神经源性患者。一些专家建议在进行尿流动力学检查前进行尿液灭菌，可将尿路感染的风险降低50%。男性患者通过增加膀胱内压来排空膀胱，如进行Valsalva或Credé运动时，尿液会反流到前列腺和精囊中，超过50%的患者会导致其他并发症的发生，如睾丸附睾炎。留置导尿的患者会出现射精管和前列腺腺管的堵塞，并可能导致精囊炎、前列腺炎、附睾炎和睾丸炎等并发症。

尿路感染还可能加重潜在的神经源性病理改变，尤其是多发性硬化症。现有的数据表明，泌尿系统内的细菌感染可能是引发疾病恶化的因素。多达30%的多发性硬化症患者由于尿路感染可能会出现病情恶化。此外，有文献报道，若未联合使用有效的抗生素，细菌感染的患者对类固醇治疗的反应很差。反复发作的尿路感染可能会导致整体疾病进展，而多发性硬化症患者更加需要快速诊断和及时治疗。因此，在这些患者的诊断中，可以采用尿液试纸进行诊断，然后根据尿液试纸的结果进行治疗。当尿培养的结果明确后，治疗可停止或修改（按需），这样主要是为了避免对多发性硬化症的原发疾病治疗的延误。

肠杆菌科是神经源性患者中最常分离到的细菌。大肠埃希菌和克雷伯杆菌占主导地位，大肠埃希菌占所有分离菌株的50%。然而，神经源性膀胱的患者其他细菌的感染率有上升趋势：如假单胞菌（8.7%～15%）、不动杆菌（6%～15%）、肠球菌（6%～12%）和多重细菌感染（26%）。多重细菌感染发病率的不同是神经源性膀胱患者和普通患者发生尿路感染时最显著的区别。神经源性下尿路功能障碍的患者也容易发生真菌感染。真菌感染的可能危险因素包括近期使用抗生素及留置导尿管。一项针对脊髓损伤患者的前瞻性研究发现，17%的患者可能发生念珠菌感染。留置导尿管（尿道置管和耻骨上造瘘置管）的患者，较进行清洁间歇性导尿的患者感染念珠菌的风险增加10倍。而多种抗生素治疗反复发作的尿路感染会导致多重耐药的发生，增加治疗难度。有研究表明，高达50%的脊髓损伤患者会出现多重耐药菌株引起的尿路感染。超过50%的菌株对氨苄西林、左氧氟沙星、头孢唑林和阿莫西林/克拉维酸钾具有耐药性，住院患者和门诊患者都会受到影响。

随着尿路感染发生的频率和严重程度的增加，神经源性膀胱患者与普通人群相比，继发尿脓毒症和终末期肾病的发病率和相关病死率增高。虽然在过去的几十年里，诊断流程有了长足进步，医疗护理得到显著改善，神经源性膀胱患者尿路感染的发病率和病死率有所降低，但目前而言仍有10%～15%的患者死于尿源性脓毒血症。重要的是，神经源性膀胱患者出现尿路感染可能表明膀胱功能障碍的变化或进展，因此部分患者需要再次进行尿流动力学评估。

四、诊断

1. 症状和体征　由于膀胱感觉功能受损，神经源性下尿路功能障碍患者典型的症状与体征（尿频、尿急、尿痛）可能被其他症候群所取代。这类患者出现下述症状或体征时应怀疑存在尿路感染。

- 发热、寒战、畏寒。
- 背部或腹部不适或疼痛（触诊或叩诊引出）。
- 新发或加重的尿失禁，留置尿管周围漏尿或间歇性导尿间期漏尿。
- 导尿需求增加。
- 浑浊尿，异味加重（主诉尿色不清，尿液气味有明显变化，有强烈的恶臭并在更换导管后仍然存在）。

- 尿液沉积物增加。
- 痉挛加重（与患者平时自我评估基线相比，或在检查时伸展阻力增大）。
- 萎靡不振、嗜睡或不安（感觉疲倦或不适，与个体平时的健康状况不同）。
- 恶心和呕吐。
- 出汗。
- 新发的自主神经反射异常或加重。

由于这些特殊的症状，脊髓损伤的患者预测尿路感染的准确率只有61%～66%。有研究表明，相比预测尿路感染，脊髓损伤患者能够更准确地排除尿路感染。在预测是否存在尿路感染时，其准确性和灵敏度最高的是浑浊尿和脓尿。没有出现脓尿强烈提示患者没有发生尿路感染。发热的特异性很高，但敏感性很低。与此相反，尿液恶臭并不是有效的感染证据。自主神经反射结果与此一致，很多因素可以触发自主神经反射。据估计，有1/3的神经源性膀胱功能障碍患者在尿路感染中出现一种症状，1/3的人出现2种症状，还有1/3的人出现了3种症状。尽管症状不确定，患者自我评估和感知仍然是早期发现尿路感染并进行干预的重要因素。应当仔细记录患者主观症状发作的时长或频率。患者一般会在感染后2周内出现新发症状或症状加重。

膀胱炎是神经源性膀胱患者最常见的下尿路感染形式。留置导尿的患者可能会发生尿道炎，常由淋球菌、大肠埃希菌和沙眼衣原体引起。另外导管引起的尿道周围腺体堵塞可能导致尿道脓肿的形成。脓肿可以自发溃破于阴茎皮肤处、尿道腔内（形成尿道憩室），或者同时两侧溃破形成尿道皮肤瘘，无论憩室或瘘都需要进行手术切除。附睾炎是另一种尿管相关性感染。膀胱或尿道初发感染可通过输精管逆行性到达附睾，当睾丸受累时也可出现睾丸附睾炎。急性附睾炎是一种临床综合征，包括附睾疼痛、肿大、炎症反应等，病程一般在6周以内。然而，神经受损的患者由于感觉缺失可能缺乏疼痛表现，其唯一的临床症状表现通常是肿大和（或）发红，患者在急性期有时会伴有发热。感染的尿液反流到前列腺腺管可导致前列腺炎。在神经源性膀胱患者中，高压排尿（由于神经源性逼尿肌活动过度）或导尿管的存在（由于神经源性逼尿肌活动低下或逼尿肌-括约肌协同失调）可显著引发这种情况。神经源性膀胱患者最常见的前列腺炎致病菌是大肠埃希菌（65%～80%）。铜绿假单胞菌、沙雷菌、克雷伯杆菌和产气肠杆菌等检出率为10%～15%。在感染的急性期，患者常主诉发热、生殖器区域和腰背部出现疼痛、尿痛或尿灼热感，以及尿急和尿频。直肠指检前列腺腺体柔软。慢性尿路感染通常无症状，25%～43%的反复发作尿路感染患者可能会出现慢性尿路感染。

上尿路感染（肾盂肾炎）也是神经源性膀胱患者并发症之一。这一并发症的主要危险因素包括：抗反流机制受损（导致膀胱输尿管反流）和逼尿肌-括约肌协同失调（导致尿潴留、排尿时膀胱内高压，从而使尿液反流入肾脏）。急性肾盂肾炎的主要临床症状是高热、体温可高达40℃。患者也可主诉腹部疼痛并沿侧腹部向背部放射，呕吐、萎靡不振、食欲缺乏，以及各种下尿路症状（lower urinary tract symptoms，LUTS）。慢性肾盂肾炎是指反复发作肾脏感染，可引起肾实质瘢痕化，导致肾功能受损（见第13章"肾衰竭"）。

2.实验室检查 欧洲泌尿外科学会（European Association of Urology，EAU）编写的神经泌尿学指南指出，尿培养和尿液分析是诊断尿路感染的金标准。只要尿常规试纸提示尿液亚硝酸盐和白细胞酯酶的检测结果都为阴性，则可排除尿路感染。单纯使用尿常规试纸检查确认感染其可靠性尚不确定。尿培养仍然是明确诊断尿路感染的依据。神经源性患者微生物检测是必需的，因为其感染的菌株和菌株耐药性可能与普通患者不同。此外，高度推荐使用根据药敏试验提示的抗菌谱相关抗菌剂。多重耐药性是指微生物对3类或3类以上的常规有效的抗菌药物产生耐药性。在神经源性膀胱功能障碍的患者中，留置导尿、多种抗生素治疗、呼吸机辅助通气及出现压疮都会增加多重耐药菌定植的风险。抗菌谱也能提示二次感染（不同类型微生物的感染）、感染复发（同种微生物的感染）或慢性/生物膜感染。慢性/生物膜感染的确认可为延长抗生素使用时间及进行附加检查提供依据。在附睾炎和前列腺炎患者的尿常规检测或尿培养可能不会发现任何异常。

获得的检查结果应综合分析膀胱排空技术，留置导尿管者需说明，同时也要结合患者既往泌尿系统病史及治疗史、目前的并发症与合并症。合格的尿液标本包括清洁中段尿、初次使用的无菌间歇性导尿管引流的新鲜尿液以及从导尿管口留取的尿液。已留置导尿的患者（尿道置管或耻骨上造瘘置管），需更换新的导尿管后再留取尿液。留取尿液时需暴露尿道外口并进行有效的消毒清洁，弃去初始的50ml尿液之后，用无菌瓶再收集约50ml的中段尿。使用阴茎套导管排尿的患者，留取中段尿前应更换新的阴茎套导管。收集的尿液标本应尽快进行尿常规检测及尿培养或予以冷藏并在24h内完成尿培养。不可从原有留置的导尿管、集尿袋或普通容器中收集尿液用于检测。

在全身感染（肾盂肾炎、尿脓毒症）

患者中，血液检测可发现中性粒细胞增多、红细胞沉降率加快、C反应蛋白升高，以及如果发生肾损害时肌酐水平升高。

3.其他检查 反复发作或持续性感染和反复导尿管堵塞的患者，必须明确其感染源。按需进行膀胱镜检查（排除结石）、上尿路影像学检查（排除梗阻、结石、肾脓肿或肾积水）、静脉尿路造影（排除梗阻、结石、肾积水或膀胱输尿管反流）。确保患者已更换所有可重复使用的导管，避免对自己造成二次感染。反复发生尿路

感染的患者常见滤泡性膀胱炎和囊性膀胱炎及腺性膀胱炎，这可能是正常膀胱对感染产生的免疫应答反应表现（图10-1，图10-2）。CT检查通常用于急性肾盂肾炎或肾脓肿的诊断（图10-3，图10-4），也可用于慢性肾盂肾炎的诊断（图10-5）。B超检查通常用于附睾炎或睾丸附睾炎的诊断（图10-6，图10-7）。

国际脊髓损伤-尿路感染基本数据集用于标准化收集和报告尿路感染诊断所需的最小信息量（图10-8）。虽然该数据集

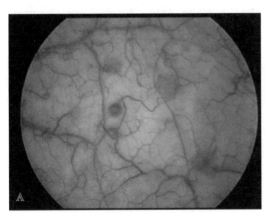
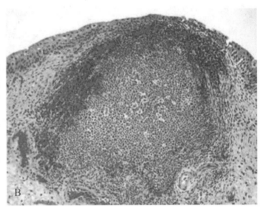

图10-1 滤泡性膀胱炎

注：A.可见多个散发小的异常黏膜病变，病变未遮蔽下方的血管纹理；B.固有层可见淋巴滤泡，通常伴有生发中心（摘自：MacLennan等，获得许可）

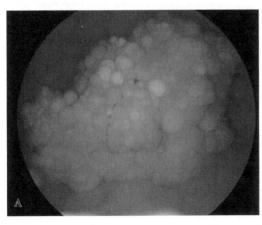
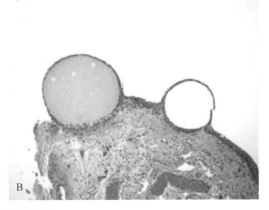

图10-2 囊性膀胱炎

注：A.黏膜表面布满了无数的类疱疹样病变，其中含有淡黄色液体。黏膜其余部分正常；B.正常的尿路上皮细胞通常含有嗜酸性分泌物。一些细胞的腔内排列着高柱状细胞，与典型的腺性膀胱炎一致。肠型腺性膀胱炎囊腔内可见杯状细胞排列，或伴有肠上皮化生（摘自：MacLennan等，获得许可）

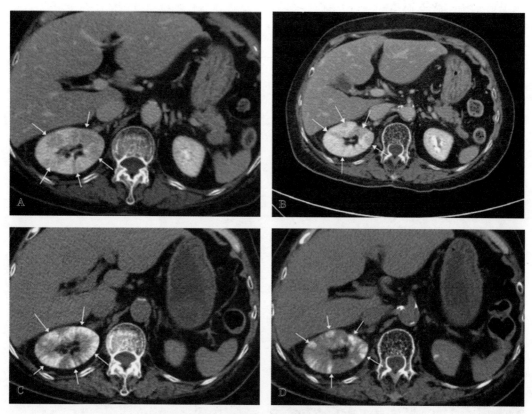

图10-3　急性肾盂肾炎延迟CT表现

注：A、B.造影剂增强CT扫描显示右肾增大，有多个楔形的低密度病灶（箭头所示）；C、D.延迟CT扫描停止注射造影剂6h后，在初始CT低增强区域仍有造影剂残留（箭头所示）（摘自：Cho，获得许可）

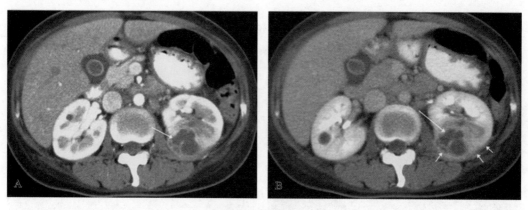

图10-4　肾脓肿

注：A、B.造影剂增强CT扫描显示左肾的低密度未增强的病变（箭头所示）。可见增厚的肾筋膜（小箭头所示）（摘自：Cho，获得许可）

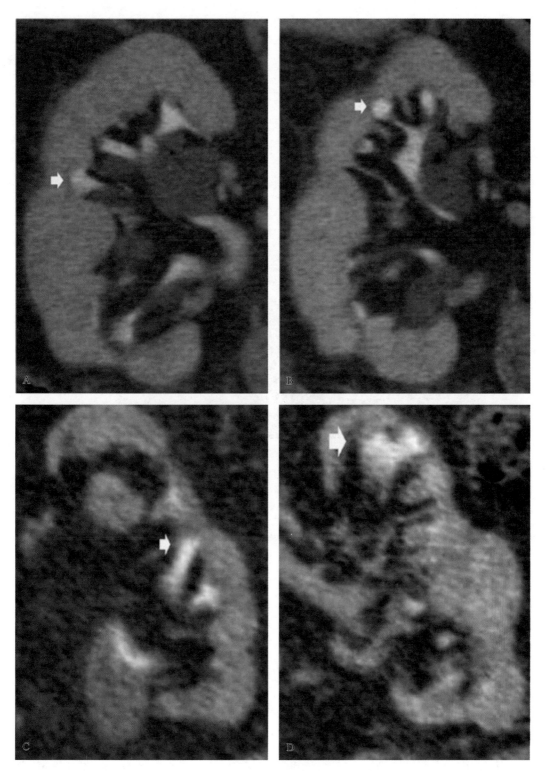

图 10-5　慢性肾盂肾炎

注：CT 尿路成像（冠状位）。A、B. 右肾。肾实质损伤和病灶处肾实质厚度减少引起的肾实质损害导致肾盏的变形和融合（箭头所示）。C、D. 左肾。广泛肾实质厚度减少与肾盏变形（箭头所示）（摘自：Quaia 等，获得许可）

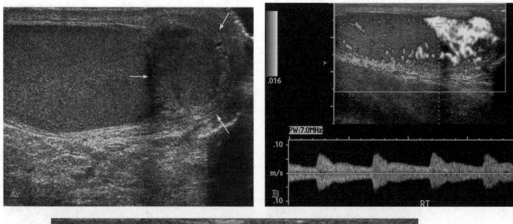

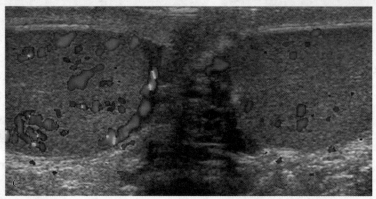

图10-6　急性睾丸附睾炎

注：A.右侧阴囊的纵向超声（US）显示右侧附睾尾的不均匀低回声（箭头所示）和邻近阴囊壁的反应性增厚；B.左侧附睾的频谱多普勒超声显示高血流信号和高阻波形；C.阴囊的横向彩色多普勒超声显示右侧睾丸的血管分布明显增加，提示存在相关的睾丸炎（摘自：Lee和Kim，获得许可）

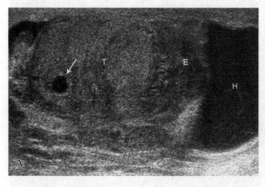

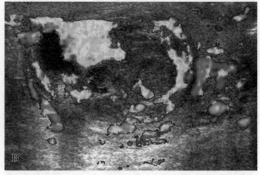

图10-7　急性睾丸附睾炎

注：A.右侧阴囊的纵向超声（US），显示右侧肿大的回声不均匀的睾丸（T）和附睾（E）及反应性鞘膜积液（H），并可见睾丸囊肿（箭头所示）；B.右侧阴囊的横向彩色多普勒超声显示，阴囊壁弥漫性增厚伴随附睾尾部肿大及血管分布明显增加（摘自：Lee和Kim，获得许可）

INTERNATIONAL SPINAL CORD INJURY DATA SETS
URINARY TRACT INFECTION BASIC DATA SET (Version 1.0) - FORM

Date of data collection: YYYYMMDD

Length of time of sign(s)/symptom(s) (tick one only):
☐ Less than 1 day   ☐ 1 to 3 days   ☐ 4 days-1 week   ☐ >1week-2 weeks
☐ >2weeks-1 month   ☐ >1month-3 months   ☐ > 3 months

Signs/symptoms (tick all that apply):
☐ Fever
☐ Incontinence, onset or increase in episodes, including leaking around catheter
☐ Spasticity, increased
☐ Malaise, lethargy or sense of unease
☐ Cloudy urine (with or without mucus or sediment) with increased odor
☐ Pyuria
☐ Discomfort or pain over the kidney or bladder or during micturition
☐ Autonomic dysreflexia
☐ Other _____

Urine dipstick test for nitrite (tick one only):
☐ Negative   ☐ Positive   ☐ Unknown

Urine dipstick test for leukocyte esterase (tick one only):
☐ Negative   ☐ Positive   ☐ Unknown

Urine culture (tick one only):
☐ Negative   ☐ Positive   ☐ Unknown
If positive, give species and amount of colony forming units (CFU)/mL (10^1-10^5CFU/mL), and the resistance pattern:
  1) _____ species, _____CFU/mL
      Resistance pattern (tick one only): ☐ Normal   ☐ Multi-drug resistant (agents from 3 or more different drug classes)
  2) _____ species, _____CFU/mL
      Resistance pattern (tick one only): ☐ Normal   ☐ Multi-drug resistant (agents from 3 or more different drug classes)
  3) _____ species, _____CFU/mL
      Resistance pattern (tick one only): ☐ Normal   ☐ Multi-drug resistant (agents from 3 or more different drug classes)
  4) _____ species, _____CFU/mL
      Resistance pattern (tick one only): ☐ Normal   ☐ Multi-drug resistant (agents from 3 or more different drug classes)
  5) _____ species, _____CFU/mL
      Resistance pattern (tick one only): ☐ Normal   ☐ Multi-drug resistant (agents from 3 or more different drug classes)

图 10-8　尿路感染基本数据集（1.0 版）[摘自：国际脊髓协会（ISCoS），获得许可]

主要是为脊髓损伤患者制定的，也可用于其他神经源性患者。

五、治疗

神经源性膀胱患者出现各种程度的无症状菌尿属于正常现象。因此，无症状菌尿无须进行筛查或治疗，除非患者出现尿路感染的症状。治疗无症状菌尿并不能使检测结果好转反而容易引起耐药菌株的产生，但孕妇和将要接受泌尿道腔内操作的患者除外。免疫抑制的患者（如多发性硬化症患者）可考虑治疗无症状菌尿，在使用皮质类固醇的同时可给予抗生素治疗。

神经源性下尿路功能障碍患者发生的尿路感染属于复杂性尿路感染。其治疗持续时间难以确定，需取决于感染的严重程度及感染部位（膀胱炎、尿道炎、前列腺炎、附睾炎、肾盂肾炎）。一般而言应当给予 5 ～ 7d 的抗生素治疗。根据感染的程度不同，治疗疗程可以延长到14d。留置导尿的患者推荐7~10d的抗生素初始疗程。尿路感染合并发热（上尿路感染）的患者应给予抗生素治疗14d。应根据尿培养和药敏结果选择抗生素治疗。在进行抗菌药物治疗前，应先获得尿液标本进行检测。在治疗开始之际，需更换患者所有的导管。进行间歇性导尿的患者需要求其经常彻底排空膀胱。如果患者必须立即治疗（如发热、败血症或其他伴随疾病恶化的风险），药物的选择应考虑患者局部和全身的耐药情况。临床医生需注意，门诊患者和住院患者分离出的细菌种类各不相同，常规抗生素的高耐药性也并不少见，在严重的病例中应直接使用广谱抗生素。当患者需立即治疗，可使用的药物包括氟喹诺酮类、甲氧苄氨嘧啶/磺胺甲噁唑（怀疑感染耐甲氧西林金黄色葡萄球菌的门诊患者）或万古霉素（怀疑感染耐甲氧西林金黄色葡萄球菌的住院患者）。在上尿路感染的患者中，建议静脉使用双联抗生素（氨苄西林-庆大霉素），并等待尿培养结果。在治疗的第3天可改为口服抗生素。如果症状持续超过72h，应考虑患者可能出现肾周或肾内脓肿或泌尿道梗阻，并进行超声或CT检查。尿培养和血培养需定期复查，必要时应调整抗生素。图10-9总结了尿路感染诊断和治疗的相关流程。

对于反复发作尿路感染的患者，应仔细评估尿路感染反复发作的潜在因素。这些因素包括但不限于：神经源性膀胱功能障碍诊断和（或）处理不当，膀胱病变的

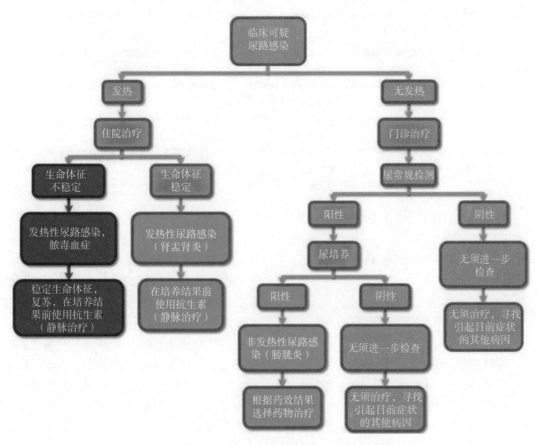

图10-9 神经源性膀胱患者尿路感染诊断和治疗流程

进展，不正确的间歇性导尿方式，长期留置导尿，泌尿系结石及泌尿道梗阻。此外，反复使用抗生素会导致耐药性菌株发生率增高。神经源性下尿路功能障碍的患者反复发生尿路感染，首先应优化其膀胱管理方式。

六、预防

可采用多种措施减少尿路感染的发病率，患者教育可能是最有效的干预措施之一：包括教育患者更频繁、更彻底的排空尿液、预防膀胱扩张、导管的使用和维护的正确方法（见第17章"患者教育"）。其他措施还包括物理干预和药物治疗。如果改善膀胱功能和清除异物/结石不能防止尿路感染的复发，应仔细考虑如何预防尿路感染。膀胱功能的改善措施还包括对神经源性逼尿肌过度活动的患者行逼尿肌内注射肉毒素A或骶神经调节器置入术。这些疗法已被证明具有降低尿路感染发生率的作用。

1.尿路感染预防的物理干预策略

（1）间歇性导尿：进行间歇性导尿的患者，需反复评估其操作方法是否合格，同时应考察患者清洁导管的方法是否恰当。流水冲洗、空气风干、微波或在各种消毒剂中浸泡导管都能有效地减少导管内的细菌生长。尽管如此，仍然缺乏可靠的数据来评估这些清洁方法在预防菌尿或尿路感染方面的有效性。用一次性无菌导管代替重复使用的清洁导管对进行清洁间歇性导尿的患者可能是有利的，亲水涂层导管往往会降低尿路感染的发生率。一些反复发生尿路感染的患者，可考虑采用完全无菌技术进行间歇性导尿。临床医生应谨记，使用无菌技术的费用会明显增加。此外，并没有充分的证据表明无菌技术与普通清洁方法相比能减少尿路感染的发生率。

（2）留置导尿：尿道置管或耻骨上造瘘置管必须定期更换导尿管。导尿管更换的频率取决于材质和管腔的大小。建议每1～2周更换乳胶导尿管，每2～4周或更长时间更换硅胶或水凝胶涂层导尿管。若患者有导尿管附壁结石形成或膀胱结石病史，每1～2周应考虑更换导尿管。留置导尿的患者应使用封闭的导管引流系统，这仍是预防尿路感染最重要的措施之一。应避免经常开放导尿管的接口，那样会明显增加尿路感染的风险。引流袋及连接管道应放置于膀胱水平以下。对于需长期留置导尿的患者，与尿道置管相比，选择耻骨上膀胱造瘘有助于降低尿路感染反复复发的风险，但也增加了结石形成的风险。在随机临床试验中，镀银涂层和抗生素涂层的导管尚未证实能显著减少尿路感染的发生，患者仅能短期受益，研究缺乏长期效果的数据。膀胱冲洗尚未证实是有效的，一些专家认为这种做法反而可能增加尿路感染的风险。多个研究结果均提示，使用生理盐水或其他溶液（包括抗生素）进行膀胱冲洗并不能减少菌尿的发生。不推荐在集尿袋中使用抗生素或抗菌剂，而且应避免使用。反复发作尿路感染的患者使用外置导管（阴茎套导尿管）也并非有效的解决方案。使用阴茎套的患者膀胱引流不足可能导致残余尿量增加、慢性尿潴留、膀胱内压力升高，反而促进尿路感染的发生。使用外置导尿管并不能预防慢性细菌定植和脓尿。使用阴茎套导尿管与清洁间歇性导尿的尿路感染的发生率相当。长期使用阴茎套导尿管还会引起阴茎皮肤的破损和瘢痕形成。

2.尿路感染预防的药物治疗策略

（1）抗生素预防：口服抗生素预防尿路感染已引起高度争议，长期疗效仍不明确。抗生素的预防性使用通常在没有神经源性膀胱功能障碍的患者中有效，而在神经源性患者中效果较差。对15个随机临床试验的Meta分析不支持使用抗生素预防神经源性下尿路功能障碍患者的尿路感染。无症状菌尿发生率降低的阳性结果仅在急性期的脊髓损伤患者中得到证实（但有症状感染的发生率没有明显变化）。此外，平均1名患者需要治疗3.7周以防止出现无症状菌尿，但同时细菌的耐药性则翻了1倍。细菌的快速再植及耐药性的发展提示抗生素预防效果的局限性。一项对长期留置导尿的患者预防性使用抗生素评估的Cochrane综述得到的结果由于数据质量差，不能为日常临床实践提供建议。因此，目前并不推荐在神经源性膀胱患者中使用抗生素预防无症状菌尿和尿路感染的发生。一些专家提出，在重症感染和反复感染的患者中，可谨慎地考虑使用预防性抗生素。在临床中可交替使用不同类型的抗生素，以通过使用不同抗菌谱抗菌机制的抗生素不断地改变细菌菌群，从而降低细菌耐药性的风险。对预防性使用抗生素的初步研究显示，每隔1周交替使用两种不同类型的抗生素，能使尿路感染的发生率由9.4次/年降低到1.8次/年。然而，这并非常规治疗方案，只在通过高度选择的患者中才予以考虑。

（2）非抗生素预防：蔓越莓。蔓越莓预防尿路感染是一种有潜力的预防策略。其对健康的益处与高浓度的多酚类物质如蔓越莓中的原花青素有关。蔓越莓预防尿路感染可能的作用机制包括抑制细菌对泌尿上皮细胞的黏附和降低尿pH以阻止细菌的生长。最近发表的一篇系统性回顾的Meta分析显示了蔓越莓治疗尿路感染的潜在作用。研究得到的加权风险率表明，使用蔓越莓产品显著降低了尿路感染的发生率。亚组分析结果证实有发生尿路感染风险的患者（尤其反复尿路感染的女性患者）对于蔓越莓吸收效果更敏感。蔓越莓

产品的效果可能取决于其含原花青素的浓度。每日推荐的原花青素摄入量至少为36 mg，以减少尿路感染的发生。然而，没有证据支持蔓越莓产品长期使用的疗效。大量脱落/退出的样本表明，蔓越莓汁并不能作为长期的治疗选择。目前已有的研究中对原花青素的服用剂量也缺乏一致性。重要的是，对脊髓损伤患者的研究并不支持蔓越莓的预防作用。在4项研究中涉及了蔓越莓在脊髓损伤患者中预防尿路感染的有效性。其中有3项研究报道了蔓越莓补充剂没有任何好处。一项有阳性结果的研究因其样本量小而受到质疑，且其中有74%的患者使用阴茎套导尿。最近一项对不同病因的神经源性膀胱患者进行的随机双盲研究发现，浓缩的蔓越莓补充剂并没有减少菌落计数或延缓其出现尿路感染症状的时间。因此，对于神经源性膀胱功能紊乱患者给予蔓越莓补充剂预防尿路感染是无效的。

（3）其他非抗生素类预防药物：对于神经源性下尿路功能障碍的患者而言，马尿酸乌洛托品并不是一种有效的预防措施。对现有有效性研究的Meta分析表明，没有足够的证据证明口服马尿酸乌洛托品能预防尿路感染。在两项研究中评估了维生素C对神经源性患者尿路感染的预防作用和降低尿pH的效果，显示维生素C预防神经源性患者尿路感染的证据不足。此外，这两项研究在研究方法上都存在局限性，包括随机化不确定、方便抽样、大量样本退出及缺少意向治疗分析。同时，补充维生素C还可能是发生草酸钙结石的危险因素。在神经源性患者中并未对含D-甘露糖、绿茶提取物和益生菌等产品进行预防尿路感染的相关研究。细菌干扰是一种采用低毒性的细菌菌株意向性定植于膀胱，以阻止其他泌尿致病性细菌的黏附、固化及感染的疗法。仅有初步研究显

示，在膀胱内接种无致病性大肠埃希菌菌株取得了阳性结果。因此，这种方法尚不能推荐在临床实践中使用。

七、结论

见表 10-1，表 10-2。

表 10-1　总　结

总　结	证据级别
尿路感染是指实验室检查异常（菌尿，白细胞尿，尿培养阳性）并呈现相应的体征和（或）症状的一种疾病	4（专家意见）
临床意义：菌尿定义为进行间歇性导尿患者每毫升尿液中的细菌数量 > 10^2 个菌落形成单位（CFU），清洁中段尿液标本中细菌浓度 > 10^4 CFU/ml，耻骨上穿刺尿液中检测到任何浓度的细菌	4（专家意见）
临床意义：脓尿定义为离心尿液标本中每高倍视野（400×）发现 10 个或 10 个以上白细胞	4（专家意见）
神经源性患者尿路感染的平均发病率为每人每年 2.5 次，超过 1/3 的患者在诊断为膀胱功能障碍的 1 年内会出现尿路感染	3
神经源性患者常出现无症状菌尿，包括几乎所有长期留置导尿或进行间歇性导尿的患者	2/3
肠杆菌科是神经源性患者最常分离出的微生物，然而，神经源性患者其他细菌的感染率也有所增加，包括多重耐药细菌	2/3
在神经源性患者中，尿路感染典型的症状与体征常被其他症候群所取代	4（专家意见）
实验室检测包括尿液分析和尿培养	4（专家意见）
治疗持续时间难以确定，需取决于感染的严重程度及感染部位（膀胱炎、尿道炎、前列腺炎、附睾炎、肾盂肾炎）	4（专家意见）
多种措施可减少尿路感染的发病率，包括患者教育、物理干预策略与药物治疗策略预防尿路感染	4（专家意见）

表 10-2　推　荐

推　荐	推荐等级
尿路感染发生时应加倍关注膀胱管理方式是否错误或膀胱功能障碍是否进展	专家意见
神经源性患者采用试纸法进行尿液分析可以排除尿路感染，但不能诊断尿路感染	C
尿培养及抗菌谱仍然是诊断尿路感染的确诊依据	专家意见
在神经源性膀胱功能障碍患者中，无症状菌尿无须进行筛查或治疗，除非患者疑似有尿路感染。但孕妇和将要接受泌尿道腔内操作的患者以及免疫抑制的患者除外	C
应根据尿培养和药敏结果选择抗生素治疗。在治疗开始之际，需更换患者的所有导管	专家意见
尿路感染急性期需使用抗生素治疗 5～14d，取决于感染的严重程度和感染部位	专家意见
若患者必须立即治疗，药物的选择应考虑患者局部与全身的耐药情况	专家意见
反复发作的尿路感染的患者应仔细评估尿路感染反复发作的潜在因素，优化其膀胱管理方式	B
所有置管患者均应考虑物理干预策略预防尿路感染	专家意见
药物策略，包括预防性使用抗生素，在神经源性患者中预防尿路感染证据不足，不应常规使用	C
尿路感染的预防需基于已明确的危险因素与临床情况提供个体化措施，目前尚无通用的预防措施可以推荐	专家意见

参考文献二维码

第11章
泌尿系结石

一、概述

　　泌尿系结石是神经源性膀胱十分常见的并发症之一，其发病率高，严重时甚至能导致患者死亡。潜在的神经功能障碍常使该并发症的临床诊断和治疗比普通结石患者更具有挑战性。因此，对神经源性患者的泌尿系结石应进行个体化评估和治疗。确定泌尿系结石发生的危险因素并采取相应的预防措施有助于减少结石复发和改善这些患者的预后及生活质量。

二、流行病学

　　神经源性下尿路功能障碍患者中泌尿系结石的发病率和患病率各不相同，这取决于患者神经系统的原发病类型和存在的危险因素。神经源性膀胱患者发生尿路结石的风险显著高于普通人群。在普通人群一生之中，男性患泌尿系结石的发病风险为12%，而女性的发病风险为6%，年龄标准化年发病率为0.36～1.22/（1000人·年）。据报道，脊髓损伤患者中泌尿系结石的患病率高达38%，而且随着时间的推移，结石形成的风险持续增加。在脊髓损伤患者中形成膀胱结石的年风险率为4%。据估计，高达20%的脊髓损伤患者在10年内会形成鸟粪石，且7%的患者会因为肾结石就诊。有意思的是，在脊髓损伤发病初期（3～6个月），肾结石的发病率就会达到高峰。这种早期的结石形成风险因素可能是因为制动及下肢骨钙盐流失增加了钙离子的排泄。而在脊髓脊膜膨出的患者中，肾结石的发病率更高。泌尿系统内已经形成结石的患者每年膀胱结石形成的风险为16%。在第1枚肾结石形成的未来5年内有34%的机会出现第2枚肾结石。泌尿系结石复发概率极高，据报道可高达64%～72%。脊髓损伤患者双侧尿路结石发病率也很显著（23%～74%）。

　　1. 危险因素　　神经源性患者结石形成的主要危险因素如下：

- 反复尿路感染，尤其是尿素分解微生物（变形杆菌属，假单胞菌属，克雷伯菌属，葡萄球菌属，支原体）。
- 菌尿。
- 留置导尿（耻骨上造瘘置管和尿道置管）。
- 尿淤滞（包括患者留置导尿时引流不畅，或患者间歇性导尿频率不足，或患者自行排空不完全）。
- 膀胱输尿管反流。
- 肾积水。
- 肾脏瘢痕形成。
- 下尿路重建手术（特别是肠代类手术）。
- 膀胱憩室（由于尿液不能完全排空易引起感染，从而在憩室内形成结石）。
- 异物（如在间歇性导尿时带入的

毛发）。

- 既往有泌尿系结石病史及在先前治疗后遗留的结石残片。
- 脊髓高位损伤。
- 完全性脊髓损伤。
- 截瘫和四肢瘫痪。
- 长期制动。
- 代谢异常

——高钙尿（因制动和骨脱盐引起）。

——低枸橼酸尿（由枸橼酸盐滤过量减少引起）。

——脱水（因多汗、为减少导尿次数而使摄入量减少或自主神经紊乱引起的体位性少尿）。

——尿pH升高（因细菌感染引起）。

- 低龄或高龄。
- 特定的地理和环境风险因素（发病风险高于其他地区）。

其中，神经源性患者发生泌尿系结石最重要的原因是尿淤滞和感染。尽管结石可以发生在尿路的任何部位，但常见发生于膀胱中，尤其是出现在膀胱扩大术后。

2. 结石成分　在脊髓损伤患者中，大多数泌尿系结石的成分是磷灰石（磷酸钙）和鸟粪石（磷酸镁铵）。前者因为感染性尿液的pH升高而产生，后者则是尿路感染尿素分解细菌（变形杆菌属，克雷伯菌属，假单胞菌属）的直接结果。在近几十年脊髓损伤患者的相关报道中，>90%的结石成分为鸟粪石。然而，近来研究表明，在脊髓损伤的患者中，鸟粪石的比例有所下降，而代谢性结石开始占据主导地位。一项针对肌肉骨骼畸形患者的研究发现，其中仅有18%的患者形成了鸟粪石，而最多见的结石类型是钙磷灰石（50%），这是一种在普通人群中较少见的结石成分。有专家分析，从感染性结石向代谢性结石转变，意味着目前脊髓损伤患者的尿路感染风险有所降低，这应归功于脊髓损伤的专科化管理、清洁间歇性导尿的普及、膀胱扩大技术的发展及更加精确的尿流动力学评估。当发现某种代谢性结石的成分，患者应进行代谢因素分析并进行相应的药物治疗和饮食疗法。

三、诊断和治疗

目前已经制定了多个泌尿系结石诊断和治疗的综合指南，这些指南也适用于神经源性膀胱患者的结石诊治，主要包括欧洲泌尿外科学会（EAU）指南、美国泌尿外科协会（AUA）指南和加拿大泌尿外科协会（CUA）指南。值得注意的是，这些指南同样也强调了代谢性结石的问题并给出了相应的处理原则。尽管如此，在神经源性膀胱患者中泌尿系结石的诊断和治疗仍有一些不同之处。

1. 诊断　输尿管结石可导致急性单侧腹部疼痛并放射至腹股沟，常伴有恶心、呕吐和泌尿系统相关症状。神经功能受损患者的泌尿系结石的诊断比较困难，主要因为缺少典型的症状和体征。这些患者往往出现感觉不佳、腹部不适、出汗、肌痉挛增加和自主神经反射异常等症状，由于神经功能障碍的程度的不同，许多患者没有腰痛症状。泌尿系结石也可表现为储尿期症状（尿急、尿频、尿失禁）、血尿、自家导尿困难、反复导尿管堵塞、反复尿路感染甚至尿脓毒症。在泌尿系统中感染的反复发生被认为是引起神经源性下尿路功能障碍患者产生结石的最主要原因。除孕妇外，对于一般患者推荐泌尿系统（肾、输尿管和膀胱）CT检查作为影像学诊断方法，其灵敏度为95%～96%，特异度为98%（图11-1）。虽然超声检查无辐射，但其灵敏度和特异度均较低，分别为45%和94%（图11-2）。腹部卧位X线平片可辅助诊断泌尿系结石（图11-3）。

然而，神经源性患者的泌尿系结石往往通过膀胱镜检查得以确诊。英国国家卫生与保健研究所建议神经源性膀胱患者出现相关症状时，进行膀胱镜检查明确是否存在膀胱结石（图11-4，图11-5）。

2.治疗　冲击波碎石术（shock wave lithotripsy，SWL）、输尿管镜碎石术（ureteroscopy，URS）和经皮肾镜碎石术

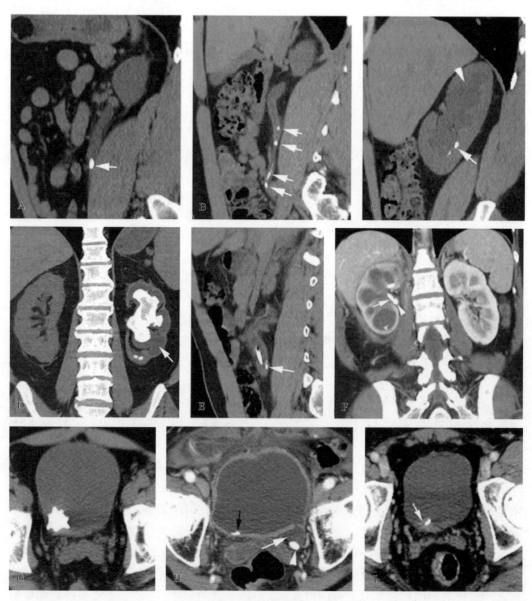

图11-1　各类患者的泌尿系结石

注：平扫矢状位重建CT。A.显示输尿管的单发结石（箭头所示），结石近端输尿管扩张；B、C.右侧输尿管多发结石（箭头所示）伴肾盂扩张（无尾箭头所示）及肾下盏结石（箭头所示）；D.冠状位重建图像显示左肾大鹿角形结石伴肾积水，肾盏远端至结石处扩张并积水（箭头所示）；E.矢状位重建图像显示结石（箭头所示）及内支架和输尿管扩张；F.增强后冠状位重建图像显示在肾盂输尿管交界处的结石（无尾箭头所示）和内支架（白色箭头所示）伴肾积水；G.横断面CT显示膀胱结石；H.横断面CT显示Hutch憩室（白色箭头所示）和憩室内结石（无尾箭头所示）以及膀胱内的小结石（黑色箭头所示）；I.膀胱壁周围软组织包裹的输尿管膀胱交界处的结石（箭头所示）（摘自：Agarwala，获得许可）

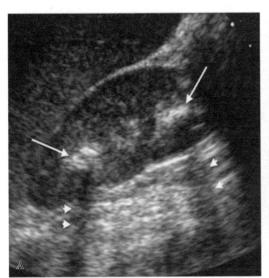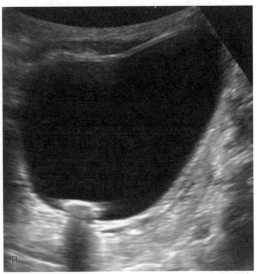

图11-2　超声显示。A.肾上、下极结石。两处结石都呈现强回声（长箭头所示）及后方声影（无尾箭头所示）。B.膀胱结石。与肾结石相似，膀胱结石也为强回声，后方声影清晰显示（摘自：Ching 等，获得许可）

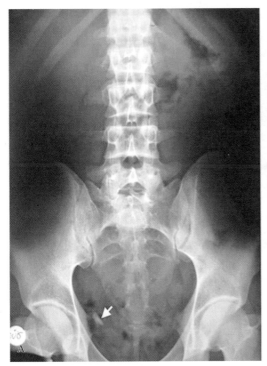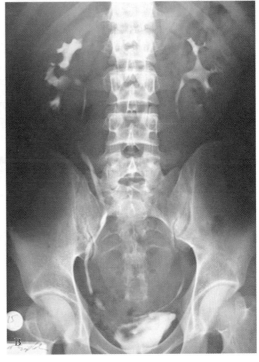

图11-3　X 线平片显示右侧远端输尿管结石（箭头所示）引起不全梗阻（A），静脉肾盂造影显示充盈缺损（B）（摘自：Unsal 和 Karaman，获得许可）

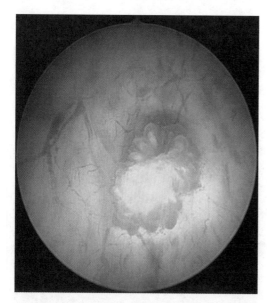

图11-4　膀胱镜检查膀胱结石（摘自：Maffi和Lima，获得许可）

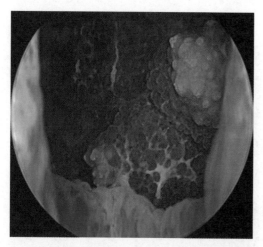

图11-5　前列腺叶间观察大膀胱结石（摘自：Schulsinger，获得许可）

（percutaneous nephrolithotomy，PCNL）是常用的结石治疗方法。虽然开放手术目前在一般人群中很少使用，但它仍然是一种对神经源性患者有价值的治疗方式。

3.神经源性膀胱患者泌尿系结石术前的注意事项

（1）细菌定植：绝大多数神经源性下尿路功能障碍的患者，尿液中会出现细菌定植（见第10章"尿路感染"）。定植菌对多种抗生素耐药并不少见，容易导致多种细菌定植于泌尿道，这增加了处理结石时发生尿脓毒症的风险。因为未经治疗的菌尿可能会导致严重的并发症，所以术前必须使用合适的抗生素。相关文献报道泌尿系结石术后发生尿脓毒症占手术患者的14%。此外，相关研究表明，由于细菌定植与感染性结石引起的反复尿路感染，神经源性患者并发症发生率较高，而且需要反复治疗。术前抗生素的选择应以患者近期的尿培养为基础，并至少治疗7d。多重耐药菌株感染的患者建议静脉使用抗生素进行治疗。治疗开始的同时需更换患者所有导管。进行间歇性导尿的患者需要加强尿液排空的程度和频率。建议在手术过程中使用合适的抗生素进行预防治疗，以尽量减少在进行尿路操作和结石碎石过程中尿脓毒症发生的风险。同时还建议术中留取尿液复查尿培养，以便在手术后尽早获得药敏结果，因为从碎裂的结石中释放出的细菌可能不同于术前培养出的尿路中的菌群。在围手术期的治疗中，需根据患者的病情变化复查尿培养。

（2）身体畸形：脊柱侧弯、肢体挛缩、骨骼畸形、脊柱僵硬可能会影响患者的手术体位，增加输尿管镜逆行进入的难度，并影响PCNL手术的观察视野。观察视野不清及解剖结构复杂可能导致并发症的增加。在进行任何手术前，应仔细评估患者肢体和躯干的活动度和活动范围，以确保患者在手术过程中能够摆放适当的体位。为了克服畸形因素，术中可以采用不同的体位，如改良的侧卧位或采用侧卧位双镜联合手术使手术观察视野更加充分，从而获得手术的成功。逆行进镜失败的患者可采用经皮肾穿刺联合顺行输尿管软镜的术式进行碎石。无论选择何种手术方式，都应于手术过程中在患者身体受压点处放置软垫，以保护患者避免产生压疮。

（3）尿路重建手术术后：尽管相关报道显示，尿流改道的患者选择逆行输尿管镜的手术方式简单安全（成功率可达75%），尿路重建手术术后因为泌尿道解剖结构的改变仍会增加逆行进镜的难度，并增加并发症发生的风险及降低清石率。术前应仔细询问患者既往泌尿道的所有手术病史，患者的既往病史资料有助于选择适当的手术方式处理结石。

（4）肾积水或疑似上尿路梗阻：在术前有肾积水的情况下，一些专家建议使用内支架或肾造瘘管进行适当的术前引流。有肾积水的神经源性患者，即使尿培养结果为阴性，也不能排除肾盂积脓。因此，如果术前没有发现肾积水并进行适当的引流，术后可能会出现尿脓毒症并导致严重的并发症甚至威胁生命。

（5）自主神经反射异常：脊髓高位损伤的患者，手术可能会引起自主神经功能障碍（见第14章"自主神经反射异常"）。膀胱过度扩张是这种疾病最常见的诱因，其特点是出现高血压、心动过缓、头痛、潮红和出汗。治疗包括排空膀胱，当患者处于清醒状态时使其处于直立状态。如果这些措施无效，则应使用快速起效的降压药物。因此，在任何治疗结石的手术中，所有患者都需要进行标准的麻醉监测（包括血压控制）。

4.治疗方式　神经源性膀胱患者发生泌尿系结石的治疗方式与非神经源性膀胱患者相似，相关指南中已有具体阐述，但仍需注意以下几点重要事项：

- 当患者有脊柱畸形或脊髓损伤时不能使用脊髓麻醉，应使用全身麻醉。
- 神经源性患者住院的时间往往比普通患者长，住院时间的延长主要是因为治疗手术的相关并发症或是患者存在其他的合并症。

- 选择的治疗方法应该是以完全移除所有大小的结石颗粒为目标。SWL可以做到有效碎石，但是神经源性患者可能由于排尿功能受损、活动减少及结石负荷量大而无法排净残石。小的结石碎片残留可能导致结石快速复发和反复感染。脊髓损伤患者SWL的成功率和清石率从50%到70%不等。因此，为确保患者术后的完全无结石状态，选择URS或PCNL的治疗方式可能更加合适。但从另一角度而言，大多数患者不需要额外的麻醉就可进行SWL，而且术中并发症包括自主神经反射异常的发生率均较低。对于麻醉风险大或容易发生自主神经反射异常的患者，SWL是一种很好的治疗手段。脊髓高位损伤的四肢瘫患者安装心脏起搏器以及置入巴氯芬泵后都安全地进行了SWL治疗而没有并发症发生。综上所述，有神经源性下尿路功能障碍的患者，SWL可作为处理泌尿系结石的治疗方案的一部分，而不是单一的治疗方式。
- 输尿管软镜手术有助于患者术后无石率的提高，特别是对于有尿路重建手术史的患者和身体畸形而需要摆放特殊体位的患者。此外，神经源性膀胱常发生膀胱壁的纤维化和增厚，输尿管口结构改变，增加了输尿管口进镜的难度。当逆行URS不能清除结石时，应考虑其他治疗方式（SWL或经皮肾穿刺联合输尿管软镜手术）。然而，目前仍缺乏相关数据，帮助临床医生采用URS手术治疗神经源性膀胱患者的结石提供合理建议。

- 尽管有相关研究报道，神经源性患者，特别是脊髓损伤患者，PCNL手术有较高的清石率，PCNL在这类特殊患者中仍然是一种十分复杂的治疗手段，通常需要多次手术完全清除结石，而且并发症发生率较高。与非神经源性患者相比，尿脓毒症、全身炎症反应综合征（systemic inflammatory response syndrome，SIRS）、肾周脓肿和PCNL术后发热的发生率明显升高。据报道，神经源性患者PCNL术后并发症的发生率高达20%，甚至会导致围手术期患者的死亡。因此在PCNL手术前根据尿培养选择合适的抗生素治疗尤为重要。PCNL手术的患者术中主要采用俯卧位（图11-6），但在神经功能受损的患者，特别是那些脊髓损伤的患者，因为肌肉或骨骼畸形无法采用俯卧位时，也可选择仰卧位或侧卧位进行手术（图11-7，图11-8）。可用超声或CT引导替代通过逆行注射造影剂透视引导来进行穿刺。

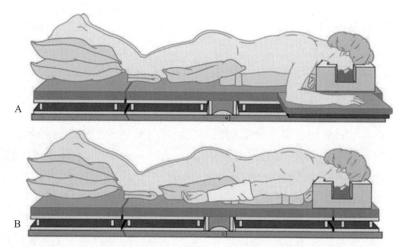

图11-6　A.俯卧位，双臂前伸并肘关节弯曲；B.双臂固定于患者两侧。颈部居中，胸部和腹部下置软垫，所有的受压点予以软垫填塞保护（摘自：Gal等，获得许可）

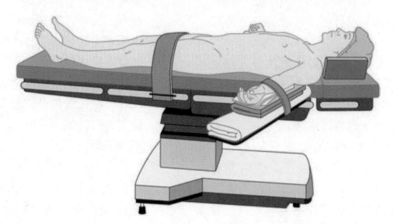

图11-7　仰卧位。颈部居中。手臂展开＜90°，掌心向上，下置软垫。所有其他的受压点予以软垫填塞保护（摘自：Gal等，获得许可）

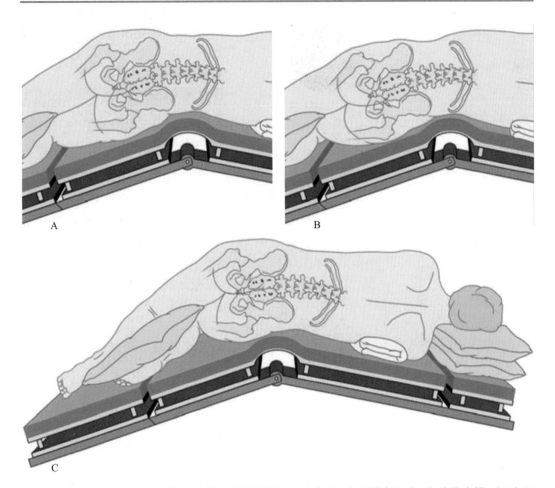

图11-8 侧卧腰桥位。错误的肾脏放置位置：下方靠（A）侧腰部和（B）肋缘支撑。（C）正确的肾脏放置位置：下方靠髂嵴支撑（摘自：Gal 等，获得许可）

　　如果在建立碎石通道时发现肾盂积脓，则应立即终止手术，并留置肾造瘘管引流。

- 神经源性患者膀胱结石的处理与普通患者并无太大差别，治疗时都选择进入膀胱内直接处理（经尿道或膀胱穿刺途径）。可选用碎石钳、钬激光、超声、气压弹道或液电压碎石。结石碎片可用 Ellik 冲洗器从膀胱中冲洗出来（图11-9）。

- 有创性手术可选择用于治疗微创手术无法处理的大结石的移除。相关报道显示，采用腹腔镜联合经皮穿刺技术，可使用较大手术器械处理结石从而尽量减少结石碎片残留的风险。膀胱结石较大（＞6cm）或结石负荷较大，可以采用经皮超声碎石治疗（通过 Amplatz 套件扩张至30F膀胱通道）或传统的膀胱切开取石术进行治疗。开放手术也适用于治疗小膀胱的结石病例。

- 综上所述，神经源性患者术后无石率（清石率）往往低于非神经源性患者，因此往往需要通过多种方式或多次手术进行治疗。神经源性膀胱患者在治疗结石后并发症的发生的风险也会增加。

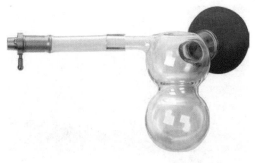

图 11-9 带锁定适配器的 Ellik 冲洗器（由 Trokamed GmbH 公司提供，获得许可）

四、预防

神经源性下尿路功能障碍患者的结石复发率很高。在第一次发病后未接受预防治疗的患者，1 年的结石复发率为 10%，5 年为 35%，10 年为 50%。尽量减少泌尿系结石的危险因素，将使这些特定患者的发病率降到最低。成功有效的结石长期预防策略如下：

- 充分饮水。
- 治疗和预防尿路感染，特别是根除分解尿素的微生物。
- 充分及时导尿。
- 避免使用留置导尿（如果必须使用留置 Foley 导尿管，应每周进行更换）。
- 纠正代谢紊乱。
- 优化膀胱管理方式，有条件时尽量恢复正常的膀胱排尿功能。
- 保持常规体位。
- 早期活动。

神经源性患者是否应定期进行影像学检查仍然存在争议。多数学者建议患者每年进行超声筛查，以排除无症状结石疾病。尽管如此，仍缺乏在每年的随访中无症状的结石发病率的相关数据，也缺少 CT 检查在监测这些患者上尿路结石中的作用的相关资料。尽管对于神经源性患者临床管理模式多样化，且缺乏关于随访的定义清晰的相关指南（第 6 章，"膀胱管理和随访计划"，表 6-2），由于神经源性患者泌尿系结石的发病率日渐增高，仍需定期进行泌尿生殖系统影像学检查，以发现和治疗结石发病风险较高的患者。

五、结论

见表 11-1，表 11-2。

表 11-1 总 结

总 结	证据级别
神经源性膀胱功能障碍患者泌尿系结石患病率高于普通人群。这类患者结石复发和发生双侧结石的危险因素也较高。目前相关的参考数据主要来源于对脊髓损伤患者的研究	2/3
高危风险取决于多种因素，包括尿液淤滞、尿路感染、长期留置导尿、制动和特定的代谢性异常	3
最近文献显示，这类患者结石发病率增加首先是因为其代谢性因素，其次是因为更具侵入性的治疗方案	3
神经源性下尿路功能障碍患者的临床表现更倾向于不典型症状，包括频发的尿路感染及尿脓毒血症	4（专家意见）
神经源性膀胱患者的上、下尿路结石处理困难，成功率低。这类患者的结石负荷量大，导致手术时间延长，清石率降低，总体并发症的发生率高于普通患者，并以感染相关性并发症为主	2/3

续表

总　　结	证据级别
神经功能受损患者，可能需要更长的住院时间，多次治疗或多种形式的治疗达到清石效果	3
治疗方式包括冲击波碎石（SWL）、输尿管镜下碎石术（URS）、经皮肾镜碎石术（PCNL）、经尿道膀胱碎石术以及有创性手术	4（专家意见）
SWL的成功率及清石率从50%至70%不等	3
神经源性患者缺乏输尿管镜下碎石术的相关数据	4（专家意见）
报道显示神经源性患者行PCNL手术的结石完全清除率较高（约为90%）	3

表11-2　推　　荐

推　　荐	推荐等级
泌尿系结石是神经源性膀胱功能障碍患者的常见并发症，应在进行常规泌尿系统随访时进行关注，以尽量减少肾功能不全的风险，改善长期预后	专家意见
诊断和治疗应基于可靠和完善的相关指南	专家意见
术前建议对细菌定植、身体畸形及既往泌尿道重建手术史进行细致的评估	专家意见
高基线水平的细菌定植与活动性结石易导致尿脓毒血症和其他并发症的发生。因此，建议根据术前尿培养和药敏结果选择抗生素治疗来减少神经源性患者的并发症发生率	C
结石治疗的目标应该是除去所有任何大小的残留碎片	专家意见
即使需要进行多种方式联合治疗，也应尽量使患者排清结石，这一点尤为重要，因为残留的碎片会导致结石的快速复发，并且也是将来发生感染的潜在病因	C
如果结石导致肾脏引流梗阻并继发感染，则必须进行急诊肾脏引流	专家意见
所有患者都应考虑多种预防结石的策略	专家意见

参考文献二维码

第12章

肾积水

一、概述

肾积水是指肾脏集合系统的扩张[包括肾盂和（或）肾盏]，可发生于患有神经源性下尿路功能障碍的患者，单侧或双侧肾脏均可能累及。如果肾积水与输尿管的扩张同时存在，则被称为肾积水伴输尿管扩张。需要强调，肾积水是一种解剖性诊断，而不是功能性诊断。如果治疗不当，这种情况会导致进行性肾萎缩和肾衰竭。肾积水导致的肾实质丢失是一种长期、缓慢的病理过程。

二、病理生理学

神经源性膀胱患者潜在的尿流动力学功能障碍或已经出现的并发症均可导致明显的肾积水。因此，肾脏集合系统的扩张可能由以下原因引起：

- 尿潴留（逼尿肌活动低下或逼尿肌-括约肌协同失调）或主要是膀胱高压[神经源性逼尿肌过度活动，逼尿肌-括约肌协同失调和（或）膀胱顺应性降低]引起膀胱输尿管连接处的抗反流机制受损，并将升高的压力最终传导至上尿路（膀胱输尿管反流）。
- 结石、肿瘤、感染、尿路狭窄或逼尿肌纤维化增厚（输尿管开口渐进性重塑和膀胱壁进行性破坏）引起

单侧或双侧输尿管梗阻。
- 可见于非神经源性患者的其他异常因素（如先天性缺陷、外伤、手术、放疗、前列腺增生、腹膜后纤维化）。

三、诊断

1.病史采集和体格检查　临床表现和主诉症状各有不同，取决于梗阻是急性的或是慢性的，部分的或是完全的，单侧的或是双侧的，以及是有梗阻的或是没有梗阻的。肾积水的严重程度与梗阻的时间和程度有关。重要的是，当患者没有出现排尿障碍时，肾积水可能在很长一段时间内没有症状，而由于其他原因或在随访期间进行影像学检查时发现到这种情况。

快速进展的肾脏集合系统梗阻通常会引起侧腹部的剧烈疼痛并放射至腹股沟或下腹部。也可能会出现恶心和呕吐。当存在潜在的感染性病理改变时，患者可能会出现发热、血尿或脓尿。而当梗阻为慢性时，可能不出现症状，症状不明显或缺乏特异性（如钝性不适）。

2.实验室检查　发现肾积水时如果尚未进行相关检查，建议应尽快进行如下实验室检查：

- 血生化-肌酐（计算肾小球滤过率，GFR），血尿素氮，电解质（钾、钠、氯、碳酸氢根、磷酸根、镁、钙）。

- 尿液分析/尿培养与尿沉渣检查。

3. 影像学检查

（1）超声检查：肾脏的超声检查安全方便，价格低廉而且没有辐射，仍是用于评估疑似肾积水患者的首选影像学检查方式。肾脏超声检查在成人和儿童中对肾积水的诊断灵敏度和特异度都很高，相关研究报道其灵敏度和特异度均＞90%（图12-1）。然而，对于肾积水程度的标准化定义，目前尚无统一意见。在日常临床实践中，当患者出现肾积水时，通常分为轻度、中度或重度（图12-2）。推荐的评估系统包括4个等级：

- Ⅰ级（轻度）：肾盂扩张，肾盏未扩张。
- Ⅱ级（轻度）：肾盂扩张，部分肾盏扩张。
- Ⅲ级（中度）：肾盂扩张，所有肾盏扩张。
- Ⅳ级（重度）：肾盂扩张，所有肾盏扩张，伴肾实质萎缩。

由于超声评估的主观影响因素比较明显，不同的临床医生检查的结果差异很大。尽管如此，病史较长的重度肾积水诊断较为容易，其具有典型的超声图像，包括集合系统扩张压迫肾实质，并造成肾实质的丢失。超声检查也可帮助鉴别引起肾积水的潜在原因，但其作用有限。相关文献回顾显示，超声对输尿管结石的检测灵敏度和特异度分别为45%和94%，对肾结石的检测灵敏度和特异度分别为45%和88%。也有证据显示，与CT相比，超声检查对肾结石大小的评估往往偏大，特别是当结石在5mm以内时。

利用多普勒效应测量血流量和肾内动脉波形的阻力，也可用于评估肾积水对肾功能的影响。多普勒超声有助于区分急性和慢性肾积水。彩色多普勒超声也能有效地识别膀胱内的输尿管射流动力学，有助于区分梗阻性和非梗阻性肾积水（图12-3，图12-4），输尿管射流的频率、持续时间和峰值速度均有所降低提示存在梗阻性病理改变。值得注意的是，这项技术要求患者水化良好，并且要求对侧集合系

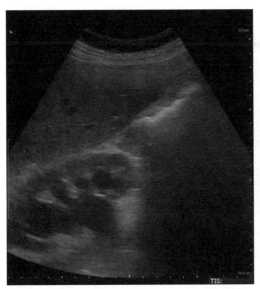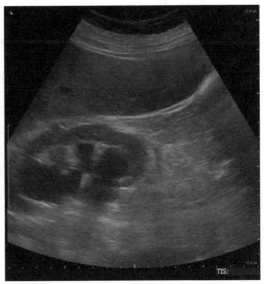

图12-1 右肾积水

注：肾集合系统均匀扩张，包括肾盏和中央集合系统的扩张

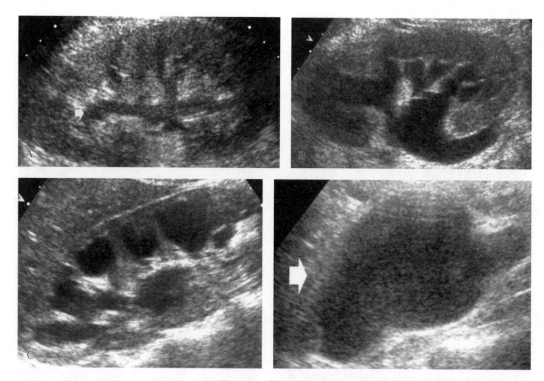

图 12-2   肾积水分级

注：肾内集合系统的逐步扩张和肾盂肾盏积水导致的肾皮质厚度的逐渐减少。A. Ⅰ级有轻微的肾盂内尿路扩张（箭头所示）；B. Ⅱ级肾盂肾盏扩张，肾盏形态正常；C. Ⅲ级肾盂肾盏扩张，肾盏呈球形变化；D. Ⅳ级肾实质逐步变薄（箭头所示）（摘自：Quaia 等，获得许可）

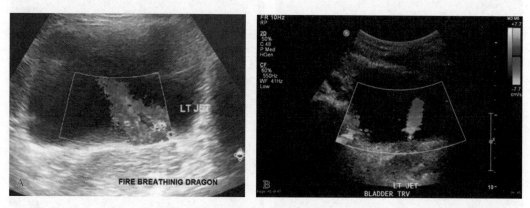

图 12-3   A. 左输尿管强射流：搏动性尿液进入膀胱呈现喷火样图像；B. 左侧输尿管置入双猪尾输尿管支架患者的强射流。注意射流的方向垂直并略向左侧膀胱壁，这是由于支架放置后开口方向改变所致（摘自：Eshghi，获得许可）

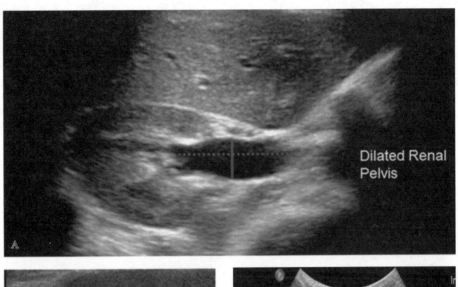

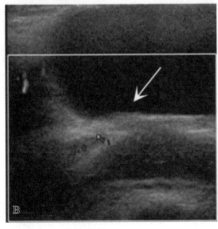
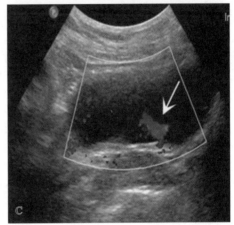

图12-4　A.急性输尿管梗阻导致右侧肾盂扩张和积水；B.无右输尿管射流（箭头所示）；C.可见左输尿管强射流（箭头所示）（摘自：Eshghi，获得许可）

统功能正常作为对比。彩色血流多普勒超声也可辅助或替代排泄性膀胱尿道造影检查诊断膀胱输尿管反流。当神经源性患者出现膀胱输尿管反流，会进一步促进肾积水的发展。膀胱输尿管反流的严重程度通常采用国际反流研究委员会的分级标准（图12-5）：

- Ⅰ级：反流存在，输尿管不扩张。
- Ⅱ级：反流至肾盂肾盏，但肾盂肾盏不扩张。
- Ⅲ级：输尿管、肾盂、肾盏轻中度扩张，穹窿轻度变钝。

- Ⅳ级：输尿管中度扭曲，肾盂、肾盏中度扩张。
- Ⅴ级：输尿管、肾盂、肾盏严重扩张，乳头消失；输尿管扭曲。

相关研究显示，彩色多普勒超声可以诊断所有Ⅳ级和Ⅴ级反流，约90%的Ⅲ级反流，80%以上的Ⅱ级反流和近60%的Ⅰ级反流。

（2）CT检查：腹部计算机断层扫描（CT）有助于明确肾积水的潜在原因。普通CT检查无须静脉造影剂便可精确定位输尿管结石，并成为疑似输尿管梗阻患

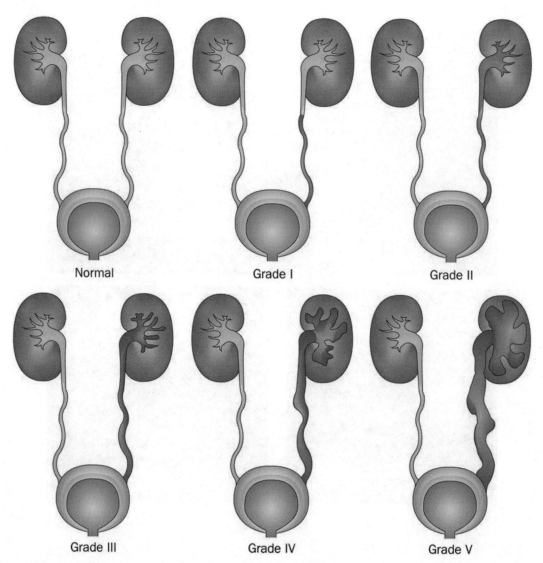

图 12-5　国际反流分级系统（摘自：Cooper. Macmillan Publishers Ltd: Nat Rev Urol. 2009，获得许可）

者的首选影像学检查方法。CT 对结石的灵敏度为 96%，特异度和阳性预测值均为 100%。如果肾功能正常，则可选择 CT 尿路造影（平扫加增强加延迟成像）以更加精确地显示解剖结构。目前认为多层螺旋 CT 尿路造影可作为综合评价泌尿系统的检查方式（图 12-6，图 12-7）。对于 CT 扫描有禁忌证的患者或 CT 的影像学检查结果不明确时，应考虑磁共振成像（MRI）检查。MRI 对上尿路梗阻的诊断灵敏度

高达 100%，但临床医生应谨记，MRI 不能直接检测到结石，而结石是神经源性患者发生肾积水的常见原因（图 12-8）。相关报道显示，MRI 检测结石的灵敏度为 68.9% ~ 81%。通过钆造影剂排泄性增强磁共振可将灵敏度提高至 90% ~ 100%。

（3）其他检查：静脉尿路造影（排泄性尿路造影）对评估梗阻的解剖位置很有价值（图 12-9）。但在过去的几十年里，评估尿路梗阻及泌尿系结石的首选影像学

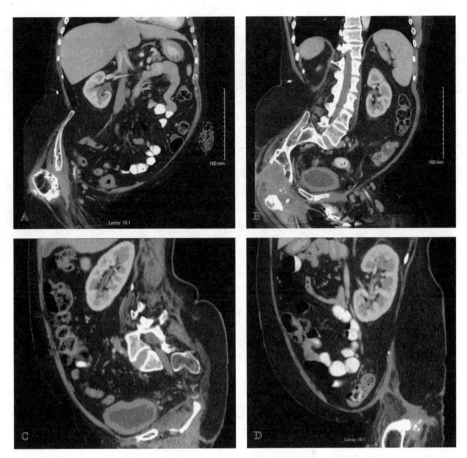

图12-6　脊髓损伤患者双侧中度肾积水（患者体位摆放困难）。膀胱壁可见明显的弥漫性增厚：A、B为冠状位图像；C、D为矢状位图像

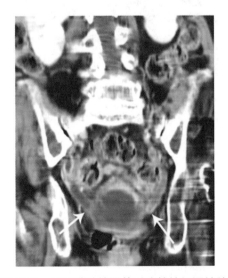

图12-7　双侧膀胱输尿管反流的神经源性膀胱

注：冠状位重建CT图像显示由于膀胱输尿管反流导致双侧输尿管的扩张（箭头所示），膀胱壁的弥漫性增厚（摘自Sung和Sung，获得许可）

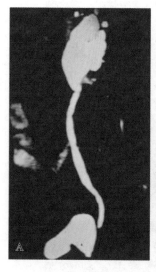
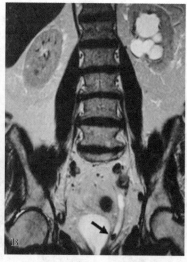
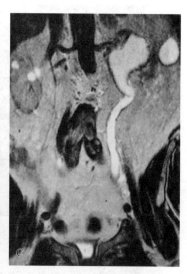

图12-8　尿液高信号强度

注：A.静态MR尿路造影（单次激发快速自旋回波序列）显示肾积水。输尿管膀胱交界以上输尿管全程扩张。而输尿管内未见充盈缺损。B，C.薄层快速自旋回波T_2加权像显示扩张的肾盂和输尿管，以及在远端输尿管中显示低信号强度的小结石（B）（摘自：PozziMucelli，获得许可）

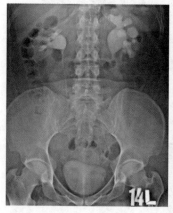
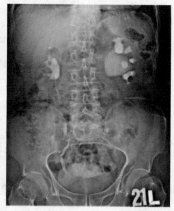
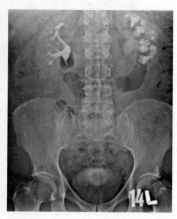

图12-9　静脉尿路造影

注：显示左肾积水的不同表现

检查已经被CT扫描所取代。静脉尿路造影也不适用于肾功能不全的患者。然而，对于高辐射暴露有禁忌的患者，仍可选择静脉尿路造影检查。膀胱造影/排泄性膀胱造影是目前检测反流的金标准（图12-10）。排泄性膀胱尿道造影也可排除解剖异常，如后尿道瓣膜和膀胱颈梗阻。膀胱输尿管反流也可通过影像-尿流动力学明确（图12-11）。顺行（通过经皮肾穿刺在上尿路集合系统注射造影剂）或逆行（通过膀胱镜留置输尿管导管向上尿路集合系统注射造影剂）输尿管造影可作为进一步检查以明确诊断。

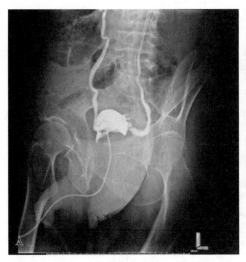
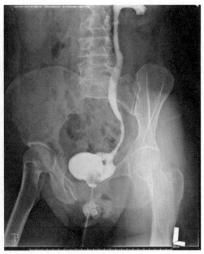

图12-10　膀胱尿路造影（膀胱充盈期）显示膀胱输尿管反流：A为双侧；B为单侧

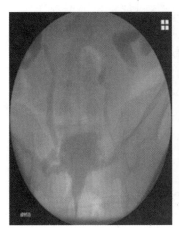
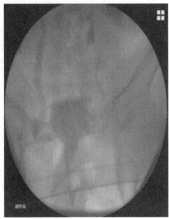
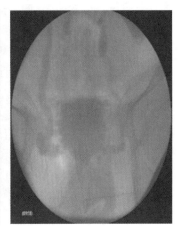

图12-11　膀胱输尿管反流的影像-尿流动力学

四、治疗

治疗神经源性膀胱患者肾积水的主要方法是合理管理潜在的尿流动力学病理改变。需通过适当的治疗措施将高压膀胱转变为低压储尿囊，从而对已经确诊的肾积水进行有效的治疗。研究表明，神经源性逼尿肌过度活动患者在逼尿肌内注射肉毒素A可有效改善膀胱输尿管反流和肾盂扩张。目前没有发现在注射肉毒素后，出现新发膀胱输尿管反流或原有的反流加重。

梗阻性积水的治疗重点是解除梗阻，具体治疗取决于梗阻的原因和梗阻的部位。在治疗的过程中，肾实质厚度可作为一种预测肾功能恢复能力的指标。治疗中往往需进行肾脏引流处理。肾脏引流的适应证包括：肌酐升高、肾盂肾炎（发热性感染）和顽固性疼痛。当患者为功能性孤立肾梗阻或双肾同时梗阻，肾积水伴发热和（或）肾积脓无法排出以及患者出现急性肾衰竭的症状（少尿或无尿症、恶心、呕吐、足部水肿、神志改变）和（或）电解质紊乱和酸中毒时应考虑即刻（急诊）行肾脏引流处理。

1.引流　肾脏引流是缓解疼痛和防止肾功能恶化的必要手段。它可以作为一种临时处理方式（在明确肾积水的根本原因之前）或长期治疗方式。梗阻性病变的患者在梗阻原因解除后，肾积水仍可能持续存在。

肾脏引流处理方法包括经皮肾穿刺造瘘和输尿管双J管置入。这两种治疗方法都能有效地解除集合系统的梗阻，并发症的发生率也相类似。引流方法的选择取决于手术的适应证、患者的身体状况和解剖特点，以及患者和医生的偏好。

2.经皮肾穿刺造瘘　当梗阻发生在肾内、肾盂输尿管交界处或输尿管的任何部位时，均可选择经皮肾穿刺造瘘解除上尿路集合系统梗阻。该手术的关键步骤是将穿刺针（套管）和肾造瘘管通过皮肤置入上尿路集合系统（图12-12）。经皮肾穿刺造瘘的优点如下：

- 局部麻醉和超声引导下置入（也可采用透视引导，但对单纯的肾脏引流较不方便、不实用）。
- 与输尿管支架置入相比一期成功率更高。
- 引流更为通畅（特别是有脓液的情

况下）。
- 可进行冲洗以防止堵塞。
- 计算单侧肾脏排尿量。
- 避免输尿管过度操作。

在神经功能受损的患者中，由于膀胱功能障碍引起的肾积水通常需要行双侧肾穿刺造瘘治疗。对于梗阻并发感染和需要急诊处理的患者，尤应考虑选择经皮肾穿刺造瘘术。

单纯的上尿路集合系统经皮肾穿刺引流术围手术期是否需常规使用抗生素并不明确。尽管如此，仍有学者建议术前应对尿培养阳性的患者进行治疗，即使不可能达到病原学治愈（在神经源性患者中常见的问题），也应尽可能抑制细菌存活，以降低感染的风险。另一方面，即使尿培养结果阴性也不能排除尿脓毒症的发生，因为膀胱尿液的培养不一定能反映肾内尿液的情况。应在手术前停用口服抗凝血药或抗血小板活性药。术前药物的停用时间各不相同，建议在术前1周停用阿司匹林和中草药制剂，术前5d停用华法林/氯吡格雷，术前3～7d停用非甾体抗炎药。术前控制INR＜1.3，APTT＜1.5倍正常值，血小板计数＞（50～100）×10^9。对于神经内科使用氯吡格雷或阿司匹林预防二次脑

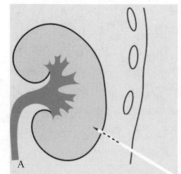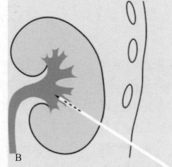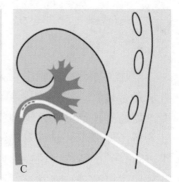

图12-12　经皮肾造瘘术穿刺技巧

注：将安装上穿刺针芯的引流导管，对准目标穿刺盏（A）。当针头进入集合系统（B）可吸出尿液，保持穿刺针芯固定，将引流管继续送入（C）（摘自：Fischbach和Hohl，获得许可）

卒中（尤其新近发生脑卒中后）的患者可能不能停药，需仔细咨询神经内科专家进行评估，权衡利弊并决定是否需要过渡治疗。任何代谢异常，包括高钾血症和（或）代谢性酸中毒，都应予以纠正。广泛使用的经皮肾穿刺标准体位是采用俯卧位的方式，其优点是可以在一个较大的穿刺表面上提供多个有效穿刺点，但有些神经源性患者（特别是脊髓损伤患者），可能不能采用俯卧位，或引起心脏指数和肺活量下降。此外，俯卧位也与神经-肌肉骨骼并发症相关，如牵拉损伤或神经压迫。因此有时也采用侧俯卧位或仰卧位放置肾造瘘管。各种仰卧位（完全仰卧，仰卧位结合患侧抬高，各种角度的侧仰卧位）都能成功进行穿刺造瘘。仰卧位和俯卧位都有困难的患者，侧卧位可能会有潜在的帮助。无论选择何种体位，每位患者都应仔细放置软垫。其余经皮肾穿刺集合系统引流步骤在神经源性患者和非神经源性患者中是类似的，一般而言选择肋下缘穿刺进入肾脏最为安全（在第12肋缘下穿刺罕见胸膜损伤），经皮穿刺切勿直接穿刺入漏斗部或肾盂（大大增加血管损伤的风险）。

可能出现的轻微并发症包括：疼痛和不适，镜下和肉眼可见的血尿（12～48h消失），造瘘管引流障碍（滑出，梗阻），尿外渗，俯卧位引起的呼吸功能不全。严重的并发症有：感染性休克（发热、寒战、血压降低的发生率1%～3%，在肾积脓病例中的发生率为7%～9%），出血且需要输血（1%～4%），需行肾切除或DSA栓塞的血管损伤（0.1%～1%），肠道损伤伴或不伴腹膜炎（0.2%）；胸膜损伤伴气胸、脓胸、胸腔积液或积血（0.1%～0.2%），以及肾盂损伤。CT是检测术后并发症最为准确灵敏的检查方式。

3.输尿管支架管置入　这种方法是使用透视及膀胱镜直视引导将5Fr、6Fr或7Fr输尿管支架管置入肾盂（图12-13）。内置支架管的优点如下：

- 增加患者的舒适度，提高患者长期治疗的依从性。
- 降低出血并发症的潜在风险。
- 在肥胖患者及游走肾和异位肾患者中，成功率高于经皮肾穿刺造瘘。
- 围手术期可以维持抗凝或抗血小板治疗。

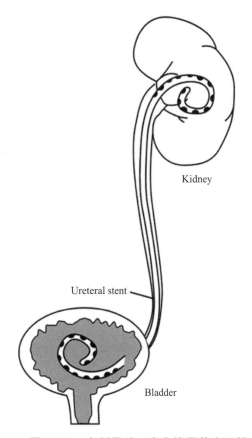

图12-13　左侧尿路，内含输尿管支架管（摘自：Graham和Choong，获得许可）

需要注意的是，留置输尿管支架的神经源性患者通常需要同时留置导尿来有效引流肾积水。在某些神经源性患者中无法逆行置管或置管失败，就不能使用输尿管内支架管引流。置管通常采用阻滞麻醉或全身麻醉，但若预计置管比较简单且患者耐受度高时也可使用利多卡因凝胶进行局部麻醉。

推荐在内镜置管前口服氟喹诺酮类抗生素预防感染。输尿管置管可以采用仰卧位（见图 11-7，通常使用膀胱软镜操作）或截石位（图 12-14，图 12-15，通常使用膀胱硬镜操作）。在放置过程中建议使用透视引导以确定导丝的正确位置，随后置

入支架管。

可能出现的并发症包括：医源性肾集合系统或输尿管穿孔；附壁结石形成引起支架管引流不畅和断裂；血凝块或一过性严重的黏膜水肿堵塞支架管，支架管错位或移位，膀胱刺激症状（尿急、尿频、尿痛、膀胱痛及侧腰痛），逆行尿路感染，

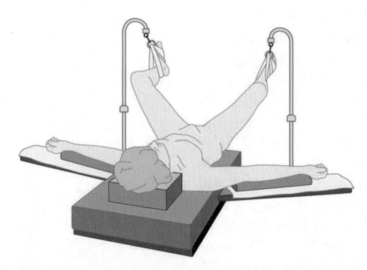

图 12-14　截石位

注：下肢悬吊于弯曲支架并向外旋转，避免双腿外侧因支架受压（摘自：Gel 等，获得许可）

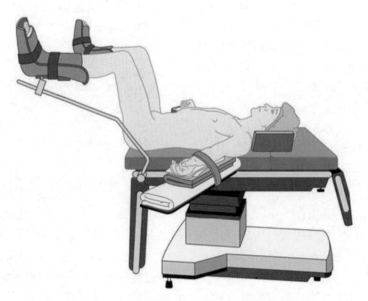

图 12-15　截石位

注：髋部弯曲＜100°；膝盖弯曲，双腿平行于患者的躯干。手臂展开＜90°，并远离手术床连接点（摘自：Gel 等，获得许可）

轻度血尿（常见，尿路上皮刺激引起，可自行消失），持续性血尿（可能出现在输尿管肿瘤被支架管侵蚀的患者），支架管侵蚀肾盂（引起肾周积液、血管损伤或腹膜后脓肿形成），支架管侵蚀入髂动脉（引起间歇性或大量的血尿）。

一般来说，建议在置管4个月内拔除或更换支架管。对于神经源性下尿路功能障碍等附壁结石形成风险较大的患者，建议时间间隔调整为6～8周。

4.其他治疗 对于慢性肾积水且治疗效果不佳的患者，可考虑行有创性永久性下尿路重建手术（如回肠膀胱术或新建储尿囊同时行输尿管再置术）。临床医生应谨记，可控储尿囊可大量重吸收尿液成分，使原先已受损的肾功能超负荷，进一步损害肾功能。在有创性手术术前应仔细评估患者的预后及肾功能。

5.膀胱输尿管反流 神经源性下尿路功能障碍患者出现的膀胱输尿管反流治疗不同于儿童患者的原发性反流治疗。尿流动力学检查证实的下尿路功能障碍是前者发生反流的基础原因。这类膀胱输尿管反流主要因尿潴留或原发性膀胱高压引起，并导致输尿管膀胱连接处完整的抗反流机制超负荷，如果缺乏针对膀胱功能障碍的治疗，标准的治疗方法如输尿管再置术或内镜下输尿管口填充剂注射的长期疗效均不理想。由于膀胱输尿管反流导致上尿路的低压状态变为高压状态，从而导致肾功能损害。研究表明，膀胱输尿管反流的存在或出现都与慢性肾病有密切关系。因此，治疗神经源性膀胱的膀胱输尿管反流的主要目的是改善膀胱功能，降低膀胱压力。反流可能发生在各种类型膀胱管理的患者中，而最常见的是在留置导尿的患者中。如果反流诊断成立，间歇性导尿是引流膀胱的最佳方法，并可通过抗胆碱药物降低膀胱压力。若膀胱压力降低并持续维持低压状态，膀胱输尿管反流常会好转。当所使用的治疗方法不能改善膀胱和肾功能，也不能解决反流的进展时，建议采用有创性手术重建尿路（一般为膀胱扩大术，伴或不伴输尿管再置）。外科医生应谨记，在膀胱壁明显增厚的神经源性膀胱内重建抗反流机制十分困难，目前还缺乏设计良好的前瞻性对照试验。

五、结论

见表12-1，表12-2。

表12-1 总　　结

总　　　结	证据级别
肾积水[肾集合系统-肾盂和（或）肾盏的扩张]是一种解剖性诊断，而非功能性诊断。如果治疗不恰当，可能导致进行性肾萎缩和功能衰竭。肾积水程度和肾实质厚度成反比关系	4（专家意见）
对于神经源性下尿路功能障碍的患者，潜在的尿流动力学功能障碍或已经出现的并发症可导致显著的肾积水	4（专家意见）
肾脏的超声检查安全方便，价格低廉而且没有辐射，仍是用于评估疑似肾积水患者的首选影像学检查方式	4（专家意见）
腹盆腔CT扫描有助于定位肾积水潜在的梗阻原因	4（专家意见）
神经源性膀胱患者的肾积水治疗包括对潜在的尿流动力学功能障碍的正确管理，对梗阻性病变的合理治疗和（或）肾脏引流	4（专家意见）
逼尿肌内注射肉毒素A对尿路集合系统扩张和膀胱输尿管反流有改善作用	3

表 12-2 推 荐

推 荐	推荐级别
由于肾积水不是一种原发性疾病和功能性诊断，因此必须对其潜在的病因进行研究，并对肾功能进行评估	专家意见
神经源性患者出现肾积水和（或）膀胱输尿管反流的诊断应主要归咎于未能很好地控制膀胱内压	专家意见
为达到/维持膀胱低压状态，应对所有神经源性疾病并发肾积水的患者潜在的尿流动力学功能障碍进行优化管理	专家意见
如果存在梗阻性病变，应予以治疗。及时合理处理肾脏梗阻可防止长期肾损害	专家意见
对于出现肌酐上升、肾盂肾炎（发热性感染）、顽固性疼痛、功能性孤立肾、双侧肾积水、急性肾衰竭、电解质失调/酸中毒的患者，应考虑肾脏引流	专家意见
引流方法的选择取决于手术的适应证，患者的身体状况和解剖特点，以及患者和医生的偏好	专家意见
急性上尿路梗阻通常采用留置肾造瘘管治疗。上尿路的慢性梗阻也可通过留置输尿管支架管来处理（主要是为了改善患者对长期治疗的依从性）	专家意见
反流的最佳治疗方法是降低膀胱逼尿肌高压	C
由于肾积水可能导致慢性肾衰竭，应将保护上尿路功能纳入神经源性患者的日常随访中	专家意见

参考文献二维码

一、概述

在神经源性疾病的患者中，所有上尿路并发症的最终结果是肾功能损害。在这一类特定人群中，尽管我们对于膀胱的管理手段不断提高，但是近些年来，肾衰竭仍然是一个非常重要的并发症。肾衰竭是神经源性膀胱功能不全所导致的迟发但极其重要的并发症。导致神经源性患者肾功能不全的急性/慢性疾病包括：

- 全身/泌尿系统疾病

—肾盂肾炎和其他感染（特别是复发性和慢性的）。

—肾结石形成。

—肾积水（伴或不伴上尿路梗阻）。

—膀胱输尿管反流。

—完全性神经源性损伤。

—四肢瘫痪所致的功能障碍。

—高位脊髓节段损伤。

—留置导尿管。

—使用激进的治疗方法增加尿道阻力，没有同时管理膀胱高压。

—通过增加膀胱/腹腔内压力使膀胱排空的方法（如 Valsalva 或 Credé 法）。

- 尿流动力学异常

—高压储尿（＞40cmH$_2$O）。

—高压排尿（＞90cmH$_2$O）。

—逼尿肌收缩持续高压。

—逼尿肌过度活动维持时间（长于膀胱测压时间的1/3）。

—膀胱顺应性降低（＜10cmH$_2$O）。

—膀胱容量降低。

—逼尿肌-括约肌协同失调。

—大量膀胱残余尿量（大于膀胱容量的30%）。

二、流行病学

与普通人群相比，患有神经源性下尿路损害的患者发生肾功能不全的风险更高。然而目前相关的流行病学数据非常有限。大部分的研究对于潜在的神经源性疾病的严重性和持续时间没有进行充分的研究，这些研究也没有对此进行详细的亚组分析。目前所公认的是随着时间的推移和潜在疾病的进展，肾功能不全的风险随之而增加。潜在的神经源性疾病病损越严重，上尿路发生损害的风险也就越大。据统计，与一般人群相比，神经源性患者发生肾衰竭的率比为0.4～11.5。脊髓损伤（特别是骶上病变）和神经管缺损的患者发生肾功能不全的风险要大很多。随着时间的推移，这些患者中1/3会出现一定程度的肾功能损害。另一方面，在多发性硬化的患者当中，神经源性膀胱功能不全导致的肾功能损害并不特别常见，与普通人群相仿。在其他神经源性的疾病中，患终末期肾脏疾病患者流行病学数据较少。值得指出的是，在过去的数十年里，肾衰竭是神经源性患者死亡的主要原因，尤其脊髓损伤后。在发达国家，随着随访监测、膀胱管理策略及对于并发症治疗的不断改进，神经源性膀胱相关的病死率几乎为零，并且这些改善措施对于增加这些患者的预期寿命有显著的贡献。在神经源性患者中，首要的死亡原因，目前报道是肺炎/流感、菌血症、癌症、缺血性心脏病和自杀。

三、诊断

肾脏损害的诊断最常见于无症状神经源性患者（慢性肾脏疾病）随访当中。这种情况是神经源性膀胱管理不良和（或）并发症进行性发展所导致的。肾衰竭也可能是需要进一步调查的急性临床疾病所导致的（急性肾脏损伤）。这两种情况下，诊断主要依靠实验室检查。

1.慢性肾脏疾病（慢性肾衰竭）

（1）定义和分期：国家肾脏基金会肾脏疾病结果质量倡议和肾脏病改善结果国际标准有关于慢性肾脏疾病（chronic kidney disease，CKD）的定义、分级和指南。指南定义慢性肾脏疾病为肾脏功能或结构的异常，超过3个月，并伴有对健康的影响。CKD的诊断标准如下：

• 肾小球滤过率下降（大于3个月）

—肾小球滤过率低于60ml/（min·1.73m^2）。

• 肾脏损伤标记物（≥1个超过3个月）。

—蛋白尿（白蛋白排泄率≥30mg/24h，或者白蛋白肌酐比率≥30mg/g）。

—尿沉渣异常。

—肾小管异常疾病导致电解质和其他异常。

—组织学异常。

—影像学检查发现结构异常。

—肾移植史。

需要强调的是，在患有CKD或怀疑CKD的患者当中，慢性肾衰竭或肾功能的分级，应该采用GFR和蛋白尿这两项指标，因为它们能够可靠地反映出疾病的严重程度。

• GFR分期

—1期—肾脏损伤伴或不伴GFR升高［＞90 ml/（min·1.73 m^2）］。

—2期—GFR轻度下降［60～89 ml/（min·1.73 m^2）］。

—3a期—GFR中度下降［45～59 ml/（min·1.73 m^2）］。

—3b期—GFR中度下降［30～44 ml/（min·1.73 m^2）］。

—4期—GFR严重下降［15～29 ml/（min·1.73 m^2）］。

—5期—肾衰竭［GFR＜15 ml/（min·1.73 m^2）或透析］。

• 蛋白尿分期

—1期—正常至轻度升高（白蛋白排泄率＜30 mg/24h 或白蛋白-肌酐比率＜30 mg/g）。

—2期—中度升高（白蛋白排泄率30～300 mg/24h 或 白蛋白-肌酐比率30～300 mg/g）。

—3期—明显升高（白蛋白排泄率＞300 mg/24h 或 白蛋白-肌酐比率＞300 mg/g）。

应当注意的是，在没有肾脏损害的证据前提下，仅靠G1或者G2的GFR分类是不能够诊断CKD的。为了进一步提高CKD的精确诊断，有学者建议把GFR和蛋白尿两个指标应该放在一起使用，而不是分开使用。在以下几种情况，这两项指标都应该检查：总体死亡率的危险评估，心血管疾病，终末期肾衰竭，急性肾损伤和慢性肾脏病病的进展。目前使用CKD-EPI方程来监测GFR，因为该方法较MDRD方程更准确。

（2）症状和体征：CKD可以无症状，

并且在临床上可以很长时间不被发现。临床表现通常出现在GFR分期的4～5期 $[<30\ ml/(min\cdot1.73\ m^2)]$ ，这时代谢和内分泌紊乱，以及液体和电解质的不平衡就会出现。主要的症状的发生是非特异性的，多样的并且是缓慢出现的。可能的症状和体征包括但不限于以下几种：

- 营养不良。
- 厌食。
- 体重下降。
- 活动能力下降。
- 虚弱。
- 乏力。
- 睡眠障碍。
- 认知和免疫功能下降。
- 外周水肿。
- 肺水肿。
- 高血压。
- 心力衰竭。
- 贫血。

对肾脏损害患者的评估需要包含对当前在服用的药物的评估，包括处方和非处方药物，这些药物可能会加快或者加重肾功能不全。这些药物包含但不限于以下：肾素-血管紧张素-醛固酮系统阻滞药（包括血管紧张素转换酶抑制药、血管紧张素受体阻滞药、醛固酮抑制药、直接肾素抑制药），利尿药，非甾体抗炎药，二甲双胍，锂剂，钙调神经磷酸酶抑制剂，地高辛和中草药。

（3）实验室检查：实验室检查需要包括以下内容。血常规，基本生化（肌酐，尿素氮，碳酸氢根，电解质，血pH）；尿常规（尿pH，尿比重，尿渗透压，尿白蛋白浓度）；血清白蛋白水平；血脂水平。然而对于神经源性患者的实验室检查，特别是对那些脊髓损伤术后的患者，基于血肌酐水平的肌酐清除率结果用于肾脏疾病的筛查价值很小，因为在这类人群当中他

们的检查结果在连续检测时变化较大。肌肉去神经化、肌肉失用、肌肉质量下降（肌萎缩）、体态以及慢性功能不全和损伤都会导致较低肌酐的生成，从而导致较低的肌酐水平。因此血清肌酐和基于肌酐的GFR在正常范围内的神经源性患者，也很有可能已经存在了严重的肾功能损害。基于血清肌酐水平的检查来评估肾功能是不全面的，因此神经源性患者的肾功能水平很有可能是被高估的。目前的研究证明，为了估计肌酐清除率，需要收集24h尿来做检查。24h当中的尿液不能够被完整地收集可能会进一步影响检查结果（特别是在尿失禁患者中）。其他影响检查的结果还有对于尿量的不精确计算及尿肌酐浓度的多变性。此外，一份完整的24h尿液的收集，通常需要一位充分知晓的患者和有资质的医护支持，所以这项检查时常受限。对于肾脏功能的不准确评估，可能会导致用来保护上尿路的药物和泌尿外科治疗的延迟。从这些研究结果中，我们建议对于那些神经源性下尿路功能不全的患者，肾功能的监测不能仅依靠血清肌酐水平和肾小球滤过率。

当我们需要对GFR进行精确的评估时（比如肾脏功能急剧降低或者影像学上看到肾脏功能可能会受损），可以考虑使用放射性核素扫描来检测GFR。然而因为这项检查消耗时间多，消耗人工多并且费用昂贵，用于常规检测不切实际。因此在神经源性疾病的人群以及肌肉失用性萎缩的患者中，肾功能的检测需要包含血清胱抑素C。如果检查了胱抑素C，那么建议使用血清胱抑素C来计算肾小球滤过率，而不是仅仅依靠血清胱抑素C的浓度。在神经源性患者当中，有研究证明用CDK-EPI胱抑素C评估肾功能最为精确。研究证明，在神经源性患者当中，基于胱抑素C的GFR对于早期肾功能不全的筛查

优于基于血清肌酐的GFR。特别是对那些基于血清肌酐计算出GFR在45 ~ 59 ml/（min·1.73 m²）的患者，这些患者可能没有肾脏损害指标上升，但是可能已经存在隐性临床肾功能恶化。值得一提的是，医生需要牢记在心，基于胱抑素C和基于血清肌酐计算出的GFR都不能检测出单侧肾功能损害。单侧肾功能损害的检查仍然需要依靠核素扫描。

（4）影像学检查：用于诊断CKD的影像学检查有：肾脏B超、CT、磁共振、肾脏核素扫描、静脉肾盂造影及逆行肾盂造影。使用哪一项影像学检查需要依据临床情况及神经源性膀胱的并发症来决定双肾缩小是终末期肾病典型的影像学表现（图13-1）。

2.急性肾功能损伤

（1）定义和分期：急性肾功能损伤（acute kidney injury，AKI），以前称为急性肾衰竭，是指肾脏滤过功能急剧或者突然下降。AKI定义为符合以下任意一项：

- 48h以内，血清肌酐水平上升≥0.3 mg/dl（≥26.5 μmol/L）。
- 血肌酐水平超过基线50%以上，这种情况是在7d内明确知晓或推测发生。
- 尿量＜0.5 ml/（kg·h），6h。

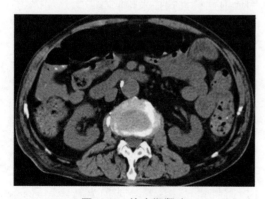

图13-1　终末期肾病

注：平扫CT显示双侧肾脏缩小以及肾窦和肾周大量脂肪组织（获得Kim和Kim许可）

AKI分为肾前性、肾性、肾后性。在与神经源性患者接触过程中，临床医生会遇到肾性及肾后性AKI。前者包括肾脏的炎症感染（肾盂肾炎），而后者包括了尿流通路的梗阻（泌尿系结石）。此外，AKI可能是CKD发展失控导致，因此有学者建议要把所有CKD患者都当作AKI发生高风险患者。AKI严重程度的具体分级，请查看表13-1。

在日常临床工作中，AKI可以通过每天的尿量，分为少尿或者非少尿型。少尿定义为一天的尿量小于400ml，同时少尿型AKI的预后比非少尿型AKI的预后更差。无尿的定义是一天的尿量少于100ml，如果这种情况突然出现，那么提示双侧尿路梗阻或双侧肾脏严重受损。也可以考虑使用其他分级系统，如RIFLE分级系统。

（2）症状和体征：主诉取决于AKI发生的临床场景和潜在病因。有关肾盂肾炎和泌尿系结石的症状和体征，已经在第10章和第11章分别阐述。除了病因相关的症状和体征之外，患者还会有出AKI独有的异常表现。这包括心血管失代偿伴有心律异常和血压异常，肺失代偿出现呼吸困

表13-1　急性肾损伤严重程度分期

分期	血清肌酐	尿量
1	高于基线1.5 ~ 1.9 倍或升高 ≥0.3 mg/dl（≥26.5 μmol/L）	6 ~ 12h＜0.5 ml/（kg·h）
2	高于基线2.0 ~ 2.9 倍	≥12h＜0.5 ml/（kg·h）
3	高于基线3.0倍或血清肌酐升高至≥4.0 mg/dl（≥353.6μmol/L）或开始肾脏替代治疗或在≤18岁患者中GFR 降低至＜35 ml/（min·1.73 m²）	≥24h＜0.3 ml/（kg·h）或无尿≥12 h

难和体力活动受限，代谢异常出现电解质异常（特别是酸中毒和高钾血症）以及神经功能障碍出现认知功能下降。然而因为神经功能损害，早期AKI通常是没有症状的，诊断主要依据肌酐水平升高。这可能需要24h或者更长时间使起初正常的肌酐出现明确的升高。这与CKD类似，患者在服用的药物都需要仔细审阅，包括处方药及非处方药，这些药物都有可能损害肾脏功能。

（3）实验室检查：AKI患者的实验室检查应该包括以下项目。全血细胞计数，基本生化（肌酐，尿素氮，碳酸氢根，电解质，血pH），尿常规（尿pH，尿比重，尿渗透压，尿白蛋白浓度），肝功能，凝血功能和葡萄糖水平。

（4）影像学检查：神经源性患者AKI最常见的病因是肾盂肾炎和泌尿系结石，因此CT应该作为一线检查手段。其他的检查方法应该根据临床需要使用。

四、治疗

1.慢性肾脏疾病的治疗　对于CKD患者的治疗，泌尿外科主要是治疗潜在的膀胱功能不全，关注于延缓或阻止CKD的进展。这里主要包括了对于膀胱的重新评估。治疗手段主要在于尽可能减少下尿路高压力的产生，从而达到保护或提高已经受损的肾功能的目的。有些时候我们需要一些新的尿流动力学的评估。其他导致肾功能不全的疾病（如肾积水、泌尿系结石、复发性泌尿系感染），需要确切治疗。之前的章节里已经讲到了，对于具体膀胱功能不全的治疗及相关的并发症的治疗。如果我们无法使膀胱系统达到低压力水平，那么就需要考虑那些侵入性且是永久性的尿流改道手术。然而在某些患者身上，治疗肾衰竭仅有的治疗手段是血液透析或者肾移植。

（1）尿流改道：尽管尿流改道在以前是作为治疗神经源性下尿路功能不全的常用手段，目前只有在一些特殊情况中才使用。这种侵入性的治疗手段，主要用于保护上尿路及改善以下患者的生活质量：

- 非侵入性及低侵入性治疗手段多次失败。
- 肾积水加重伴有肾脏恶化持续进展或是因厚壁膀胱所导致的难治性膀胱输尿管反流。
- 反复发作的尿源性脓毒症。
- 持续性的储尿和排尿失败。
- 无法接受的尿失禁。
- 无法进行间歇导尿。
- 留置导尿所产生的并发症包括尿路损伤和尿道皮肤瘘。
- 会阴压疮。
- 膀胱恶性疾病需要膀胱全切。

尿流改道手术的选择主要取决于手术。医生的经验和选择以及患者的医疗状况。主要需要考虑的问题见图13-2。

欧洲泌尿外科学会推荐尿流改道首选可控性尿流改道。它包括了任何除了原生的尿道及膀胱颈以外的储尿囊，这种储尿囊可以通过插入导尿管来排出尿液。可控性尿流改道主要适用于以下无法进行经尿道清洁间歇导尿的患者：上肢残障，难以触及尿道或尿道损伤。这相对于留置导尿管来说是一个可行的选择。近期发表的一篇系统性回顾文章已经证实可控性尿流改道是一种行之有效的手段，用来治疗那些无法通过经尿道自行清洁导尿的神经源性患者。这种技术的并发症发生率是我们需要关注的，但是现在没有足够的证据来证明哪一种可控性尿流改道的技术是最好的。其中的不确定性主要来自于哪一种技

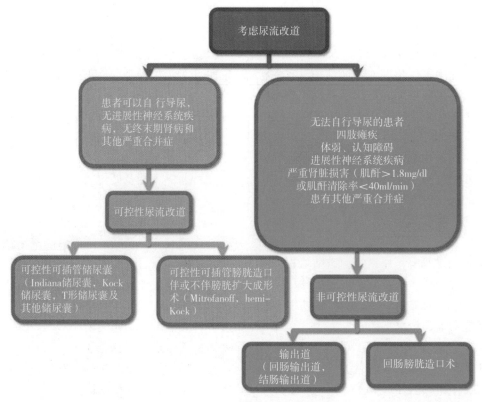

图13-2　尿流改道

术最有效。长远来看，可控性尿流改道需要修补的概率为39%，明显高于非可控性尿流改道。非可控性尿流改道最适用于以下患者：老年人，虚弱的患者，缺少手眼协调能力的患者，手脚不灵活，不能自行导尿，或者是无法照料可控性储尿囊的患者。许多可控性或非可控性尿流改道的外科手术技术已经介绍（图13-2）。尿流改道手术短期及长期的结果是正面的，它对肾功能有较好的保护（可控性高达80%，在那些有可控性尿流改道的患者当中比率更加高）。

　　对于身体十分虚弱难以承受大手术的患者以及含以下任意一项的患者选择尿流改道需要小心谨慎：

- 炎性肠病。
- 盆腔放疗。
- 广泛肠道切除史。

- 因以前手术所导致的严重腹腔粘连。
- 腹膜腔内恶性疾病。
- 肾功能受损。

尿流改道的并发症可以归为一般性的和代谢相关性。第一组包括以下：

- 早期术后并发症，如伤口感染、出血、肠道坏死。
- 输尿管肠道漏：手术后7～10d，发生概率为3%～9%，随着时间的推移，概率不断下降。
- 输尿管肠道口狭窄或梗阻。
- 储尿囊失败，排尿通道不畅。
- 储尿囊/通道感染（典型表现为储尿囊/通道区域疼痛，合并储尿囊收缩增加）。
- 储尿囊/通道和肾结石。
- 储尿囊/膀胱造口穿孔，由于导尿、内镜检查、摔伤或者自发性

（1%～2%）。

- 造口狭窄有时合并尿潴留（10%～24%狭窄会导致置管困难，这也是可控性尿流改道的主要的并发症）。
- 肠道狭窄（梗阻）。
- 肠瘘。
- 肾盂肾炎。
- 上尿路恶化。

代谢性并发症主要取决于以下多个因素：如所取肠段的长度、该肠段的表面积、尿液暴露于该肠段的时间、尿液的pH以及尿液中电解质的浓度和肾功能。与非可控尿流改道相比，可控性尿流改道患者当中，代谢性异常的发生更加严重，这可能是由于肠道吸收增加所导致的。可能的代谢并发症如下：

- 酸中毒合并低钾或高钾血症、低钠或高钠血症、低氯或高氯血症、以及后续发生的脱水、虚弱、乏力、恶心、呕吐、体重下降和厌食。
- 软骨病（尤其是持续性酸中毒，维生素D抵抗和肾脏钙流失）。

因此在有严重肾脏恶化的患者当中，考虑到可控性尿流改道引起的代谢性酸中毒和氮质血症，非可控性尿流改道可能更加有优势。大部分尿流改道相关的并发症出现在手术后的5年内。然而手术后超过15年，仍然可能发生相关并发症。

尽管尿流改道后可以产生一个低压系统，并且提高肾功能，肾衰竭仍然会出现，这可能是由于尿流改道手术进行得太迟，术前已经有严重的肾脏损伤，也可能是由于并发症的发展，慢性感染或者慢性膀胱输尿管反流所致。临床医生需要记住，肾脏功能的恶化，也可能是由其他与神经源性膀胱功能不全不相关的因素所导致的。

（2）肾脏替代治疗：肾脏替代治疗，

包括血液透析和肾移植。在日常临床实践中，肾脏替代治疗应用主要根据临床因素而不是仅根据估计的肾小球滤过率等数值标准来进行。肾脏替代治疗的指征如下：

- 由肾衰竭所导致的症状或体征（尤其是严重代谢性酸中毒、高钾血症、心包炎、周围神经病和难治性胃肠道症状）。
- 难以控制体液量或血压。
- 在膳食干预下，仍然有营养状态的持续恶化。
- 认知持续恶化（脑病）。
- GFR＜10 ml/（min·1.73 m²），不考虑症状和体征，由CKD导致，或无论是否伴有并存疾病。

当GFR＜20 ml/（min·1.73 m²），成人活体器官捐献应该较早考虑。有一项针对21名男性的回顾性研究，这些男性患者有脊髓损伤和肾衰竭，继发于神经源性膀胱，他们接受了肾移植手术，研究表明，长期同种异体肾移植的结果是可接受的，它能降低泌尿系结石和上尿路感染的发生率。有意思的是，在这个人群当中，无症状菌尿或者脓尿，并不会影响肾移植，尽管人们通常认为肾移植术后的免疫抑制治疗会引起更频繁或者更严重的泌尿系统感染。与大众人群相比，这些患者由于相关的合并症，肾移植术后其他并发症发生概率可能会更高。

在以下这些情况下，我们强烈建议将CKD患者转诊至专业肾脏管理机构：

- AKI或者GFR突然持续性降低。
- GFR＜30 ml/（min·1.73 m²）（GFR分期中4期和5期）。
- 持续严重蛋白尿［ACR≥300 mg/g（≥30 mg/mmol）或者白蛋白分泌率≥300 mg/24 h，约等同于蛋白-肌酐比率≥500 mg/g（≥50 mg/mmol）或者蛋白分泌率≥500

mg/24 h）]。

- CKD进展。
- 尿红细胞管型，持续无法解释的红细胞每高倍视野约20个。
- CKD伴有4个或4个以上的降压药无法控制的高血压。
- 血钾持续异常。
- 反复发作或者广泛肾结石。
- 遗传性肾脏疾病。

患有复杂病症的患者应该全面治疗，因为他们可能会发生CKD的并发症。因此他们可能需要针对以下疾病获得更多治疗：高血压，氮质血症，神经病，维生素D缺乏，骨质减少，营养不良，蛋白尿过度/盐的摄入，异常血糖/血脂水平和其他代谢性异常。我们应该提供给这一类人群饮食上的指导，关于肾脏替代治疗的不同治疗方法的教育，包括肾移植的选择以及心理上和社会上的支持。在日常神经泌尿外科的工作当中，当CKD二期时［GFR低于90ml/（min·1.73m²）］，泌尿外科医生经常会推荐神经源性疾病的患者去肾病学专家那里。

患有CKD的患者起码应该每年接受评估。因为神经源性患者通常CKD的发展更高，因此常规的监测可以更加频繁。GFR小范围的变动较常见，GFR变动范围超过5%，应该认为是CKD的进展，同时应该更密切随访。快速进展定义为持续及GFR降低每年超过5 ml/（min·1.73m²）。

2.急性肾损伤的治疗　对于AKI的治疗通常是多方面的，在急诊情景下进行，有几大基本原则（图13-3）。泌尿外科医

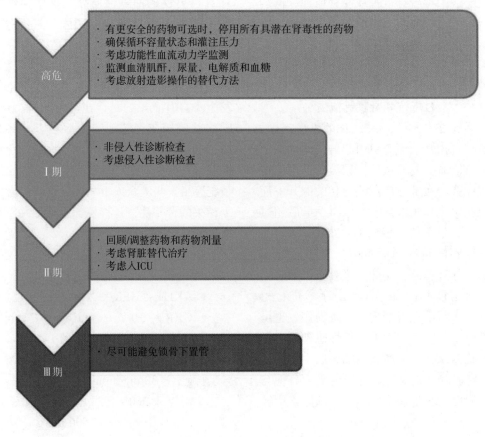

高危
- 有更安全的药物可选时，停用所有具潜在肾毒性的药物
- 确保循环容量状态和灌注压力
- 考虑功能性血流动力学监测
- 监测血清肌酐，尿量，电解质和血糖
- 考虑放射造影操作的替代方法

Ⅰ期
- 非侵入性诊断检查
- 考虑侵入性诊断检查

Ⅱ期
- 回顾/调整药物和药物剂量
- 考虑肾脏替代治疗
- 考虑入ICU

Ⅲ期
- 尽可能避免锁骨下置管

图13-3　治疗急性肾损伤的基本原则

生在治疗急性AKI患者中所扮演的角色主要包括针对AKI病因的具体治疗（上尿路感染见第10章，泌尿系结石见第11章）。通常需要肾造瘘（单侧或双侧肾造瘘管）。梗阻解除以后经常会出现多尿。临床医生需要牢记在心，在这种情况下，液体替代治疗应该基于反复监测尿量和尿中的电解质。

五、结论

见表13-2，表13-3。

表13-2 总 结

总 结	证据级别
与一般人群相比，神经源性膀胱功能不全的患者患肾衰竭的风险明显增高，脊髓损伤（特别是骶神经以上损伤）和神经管缺损的患者患上尿路损伤和疾病的风险最高	3
神经源性患者可能发展为慢性或急性肾衰竭	4（专家意见）
慢性肾脏疾病可能长期无症状或者临床上无症状。临床表现通常出现在GFR小于30 ml/（min·1.73 m²），此时代谢激素紊乱，伴有液体/电解质不平衡。主要的症状是没有特异性的，表现为各种各样，起病较缓慢的	4（专家意见）
神经源性患者可能会出现肾性（肾盂肾炎）和肾后性（肾结石）导致的急性肾功能损伤。急性肾功能损伤也可能是因为慢性肾脏疾病最终失控导致的	4（专家意见）
肾脏功能不全实验室检查主要包括以下：全血细胞计数；基本生化（肌酐，尿素氮，碳酸氢根，电解质，血pH），尿常规（尿pH，尿比重，尿渗透压，尿白蛋白浓度）；肝功能，凝血功能和血糖水平	4（专家意见）
对于神经源性下尿路功能障碍的患者来说，关于如何最好地监测肾功能的降低，目前没有统一的意见	2
研究表明，在普通人群和神经源性疾病的人群中，用血胱抑素C和肌酐计算出GFR，血清胱抑素C更优	2
尽管在以前尿流改道常用来治疗神经源性下尿路功能障碍，目前只有在特殊情况下才使用	3
研究表明，在神经源性患者中，长期和短期的尿流改道结果都是正面的，能够很好地保护肾脏功能（在可控性尿流改道的患者当中，有超过80%的可控率）	2
对于脊髓损伤患者，他们神经源性膀胱导致的肾衰竭，肾移植是一个比较有前景的治疗手段	3

表13-3 推 荐

推 荐	推荐等级
慢性肾脏疾病的诊断应该根据GFR降低［＜60 ml/（min·1.73m²）＞3个月］和（或）出现肾脏损伤标志物（≥1项＞3个月）	专家意见
在以下患者中，如果怀疑肾脏功能恶化，我们建议使用血清胱抑素C，而不是血肌酐来监测肾功能：轻度肾脏功能不全，严重的肌肉失用状态，脊柱裂，脊髓损伤	专家意见
研究报道，对于潜在的神经源性膀胱功能不全的正确治疗，能够降低肾衰竭的风险。因此对于肾脏功能的保护应该主要通过减小下尿路产生的高压力	C
所有伴有肾脏功能不全的神经源性患者中，选择最佳的方法来治疗潜在尿流动力学功能不全，为了达到/维持低膀胱压力系统	C

续表

推　荐	推荐等级
对于那些用肉毒素和神经调节治疗失败，以及那些不适合使用这些方法的患者来说，尿流改道仍然是一个重要的外科手段来治疗顽固性症状	专家意见
需要尿流改道的患者，首选可控性尿流改道	B
严重肾脏损害的患者，应该选择非可控性尿流改道，因为可控性尿流改道可能会导致代谢性酸中毒和严重的氮质血症	专家意见
对于肾脏功能的密切随访是对于发现早期肾脏功能不全很重要。尽管每年监测血清肌酐水平是目前监测最常用的手段，但是这项检查用于发现临床上的肾脏功能重要改变的敏感性并没有很好地分析过	专家意见

参考文献二维码

第14章

自主神经反射异常

一、概述

自主神经反射异常（autonomic dys-reflexia，AD）是一种有可能威胁生命的临床急症，见于 T_6 或以上水平脊髓损伤（SCI）的患者，以一系列体征和（或）症状为特点，这些体征和（或）症状是对于神经损伤平面以下的有害或无害刺激的反应。AD 可能是呈快速且剧烈的，并可能导致灾难性的后果。这种综合征也被称为自主神经反射亢进、脊髓损伤后血压变异症、阵发性神经源性高血压、自主神经反射、交感神经反射亢进、总体反射、自主神经系统综合征。迄今为止的研究显示，脊髓损伤患者、其照看者甚至医护人员常常没有意识到 AD 的存在。

二、病理生理学

在健康个体中，传入的刺激进入脊髓并上行至脑。一些中间神经元连接着节前交感神经元并激动后者，从而导致神经损伤平面以下的血管收缩和血压升高。对于无神经损伤者，更高级的中枢通过内脏血管床补偿性的血管舒张抑制着这种交感神经效应，从而维持血压正常。

对脊髓损伤的患者来说，这些高级的抑制通路受损，信号无法到达内脏血管床，从而导致血压升高（高血压伴有损伤平面以下持续的交感神经活动）。与此同

时，由于来自颈动脉窦和主动脉弓的副交感神经反射的激活，未受损的迷走神经使得心率减慢（心动过缓伴有损伤平面以下减退的交感神经活动）。

三、流行病学

据估计，高达 85% 的颈椎或高位胸椎损伤的患者会出现 AD。AD 在 T_6 以下脊髓损伤患者中少有发现。AD 发作的严重程度似乎随着损伤的平面高度、范围，以及完全程度而升高。因此，研究显示这种综合征发生于约 60% 的颈髓损伤患者和 20% 的胸髓损伤患者。完全性脊髓损伤与不完全性脊髓损伤情形都有 AD 的报道，但这些症状在不完全性脊髓损伤患者身上程度较轻，频度也较少。AD 的症状和体征随着脊髓损伤后的时间推移而逐渐出现，典型地出现于脊髓休克（通常持续 6～12 周）以后。约 90% 的四肢瘫痪患者在脊髓损伤后的 6 个月内会经历一次 AD。AD 也可能随着脊髓损伤后的时间推移而逐渐加重。然而，AD 也可见于损伤的急性期和亚急性期（总计 5% 的患者于损伤的前几天或前几周出现），并需纳入鉴别诊断的考虑之中。临床医生也应该记住，AD 最常与脊髓损伤相关，也可能源于非创伤性的原因，如脊髓肿瘤、T_6 水平以上的外科手术等。也有见于多发性硬化症和横贯性脊髓炎患者的报道。

四、病因学

AD可由脊髓损伤平面以下疼痛受体的激活或空腔脏器的扩张（内脏扩张）所诱发。可能的诱因包括：

- 泌尿生殖系统因素（占总病例数的81%～87%）
—膀胱扩张（最常见，占所有发作的75%～85%；膀胱扩张可能是由于导尿频率不足、留置导尿管堵塞、导尿管末端位置不佳、导尿管/引流袋缺陷、引流袋过度充盈或原发性尿潴留所导致）。
—逼尿肌-括约肌协同失调。
—膀胱顺应性下降。
—尿路感染（包括附睾炎、睾丸炎）。
—导尿操作，留置导尿管的移动。
—性交，勃起，射精，阴道内操作。
—上尿路或下尿路结石。
—睾丸扭转。
- 胃肠道因素
—肠道与直肠扩张（嵌塞、便秘、灌肠剂注入）。
—肛门狭窄。
—痔。
—胃溃疡或胃炎。
—胆石症或胆囊炎。
—阑尾炎。
—胃食管反流。
- 皮肤病学因素
—压疮。
—皮肤感染的敷料。
—紧身的衣物。
—烧伤或晒伤。
—嵌甲或感染的足甲。
—蚊虫咬伤。
—接触坚硬或尖锐物品。
- 肌肉骨骼系统因素
—姿势改变。

—痉挛状态。
—长骨骨折、创伤或脱臼。
—紧身的衣物。
—异位骨化。
—运动。
- 手术及有创性诊断操作
—膀胱镜检查（膀胱软镜检查为低风险）。
—膀胱造影术。
—尿流动力学检查。
—电刺激射精，震动刺激射精。
—冲击波碎石术。
—经皮肾镜取石术。
—麻醉。
——般手术。
—术后疼痛/不适。
- 其他
—药物（伪麻黄碱，拟交感神经药）。
—低温。
—酗酒。
—过多的咖啡因及其他利尿药摄入。
—月经。
—妊娠和分娩。
—深静脉血栓形成。
—肺栓塞和肺梗死。
—甲状腺功能亢进。
—肌内注射。

五、诊断

1.症状和体征 AD典型表现为突发的、严重的、不受控制的高血压和与之相伴的心动过缓。关于血压升高到何种程度足以诊断为AD仍有争议。有学者提出，收缩压升高至少20mmHg可以诊断为AD。也有学者建议把血压升高20%伴有至少一种症状作为诊断依据。值得注意的是，医生们需要意识到，由于交感活动减少，脊髓损伤患者的收缩压与舒张压的基础值要比神经系统完好者低15mmHg。虽然反射性的心动过缓是AD发作的典型表现，但仅见于10%的病例。大多数AD患者表现为心动过速、心律失常（心房颤动，室性期前收缩，房室传导异常），甚至没有显著的心率变化。

在日常临床实践中，患者也可出现多种非特异性的症状和体征，更糟糕的是，患者可能经历其中的某一种或几种的不定组合，程度也千差万别——从不适症状到危及生命。AD的其他临床特征包括：

- 症状

—剧烈的头痛（通常在枕部、双侧颞部、双侧额部，见于50%以上患者；有时被误诊为丛集性头痛或偏头痛）。

—多汗和面部、颈部、肩部发红（伴四肢冰冷）。

—视物模糊，伴或不伴视野中出现斑点。

—鼻道阻塞。

—恶心/呕吐。

—胸闷，呼吸困难。

—膀胱和肠道痉挛、抽搐。

—汗毛竖立/感觉异常伴鸡皮疙瘩和颤抖（损伤平面以上或以下）。

—焦虑感，躁动感，恐惧感和精神状况改变。

- 体征

—损伤平面以上（继发于副交感/迷走神经效应及血管舒张）。

—头部和颈部潮红。

—面部和颈部斑点。

—黏膜充血。

—结膜炎，眼睑痉挛，瞳孔放大，霍纳综合征，眼交感神经痉挛。

—呼吸窘迫和支气管痉挛。

—短暂性失语。

—意识水平改变。

—损伤平面以下（继发于交感神经效应及血管收缩）。

—皮肤苍白，肢体冰冷。

—强直状态增多。

—膀胱和肠道的强烈收缩。

—汗毛竖立。

—阴茎勃起和射精。

一些脊髓损伤患者可以是完全无症状的（"沉默型"AD）。据估计，有35%～50%的T_6水平以上损伤的患者可有显著的血压升高，但无AD的其他任何症状或体征。在这些病例中，AD的诊断需通过设置一个可控的情景，比如在尿流动力学试验中的膀胱灌注和脉搏监测。推荐每间隔1min进行监测。而且，这种方法还有助于患者教育，可以帮助患者识别早期症状和体征的警示，从而使及时的预防措施得以实施。这也强调，对这些患者在任何器械检查（如膀胱镜检查）的过程中，以常规频率进行恰当的血压及脉搏监测都是需要的，因为他们中的很大一部分可能是无症状的。AD的反复发作本身可能是原发疾病或神经源性膀胱（如尿路感染、尿石症）的并发症的重要临床表现，需要引起特别的重视。反复发作的AD需要与嗜铬细胞瘤、偏头痛、丛集性头痛、颅后窝肿瘤、妊娠期毒血症，以及无法控制的高血压等疾病相鉴别。

2. 预后　AD如没有得到及时恰当的处理或未得到控制，可能会有非常严重的后果。有报道称其后果包括蛛网膜下腔出血（由于收缩压可升高达300mmHg，舒张压可升至220mmHg）、颅内出血、高血压脑病、视网膜出血、心律失常/心力衰竭、癫痫/抽搐、神经源性肺水肿、肾衰竭（肾血管床持续收缩）、昏迷，以及死亡。死亡最多见于合并中枢神经系统并发症的情况。尽管如此，恰当的管理可以显著地降低这些并发症的可能性。

六、治疗

1.急症处理　及早发现AD很重要。及时的处理以识别和治疗诱发因素，以及控制高血压和（或）其他可能的并发症为目标。患者应取坐位，头抬起，连续监测血压（每2～5min 1次），因为血压可能发生剧烈、快速的波动。应及时识别诱发因素，并充分地停止/去除诱发因素。去除刺激诱因可能逆转AD的急性发作，而不需要其他的治疗（包括药物）。应松开所有束紧性的设备，包括紧身的衣物、皮带、装饰、石膏绷带及导管腿带。鉴于AD的最常见原因是膀胱过度扩张，应予以导尿。如果患者已经处于导尿状态，确保尿液能够流至引流袋至关重要。因此，应检查以确保所有导管和引流袋都无阻塞，如有必要，需冲洗导尿管（以10～15ml温生理盐水）或更换导尿管（如果前述尝试未能使膀胱解除压力）。应避免使用大容量或冷水冲洗导尿管，因为那样可能使AD加剧。如果当时无导尿管可用，应尽早进行导尿。由于导尿操作本身也可能加重AD，在插入或更换导尿管之前，应至少提前2min给予2%利多卡因胶浆，从而减少感觉传入，放松尿道括约肌。如果存在膀胱颈梗阻，应考虑使用弯头导尿管。不应尝试Valsalva手法或Credé手法来排空患者的膀胱，因为这都可能加重AD症状。当临床上提示AD的原因可能是尿路感染时，应留取尿样送检尿常规、镜检和尿培养。并需考虑使用高剂量的静脉抗生素。如果未发现泌尿系统的原因，血压仍居高不下，应行肛门指检排查是否有粪便嵌塞，并用温和的动作疏通嵌塞的粪便。由于外部刺激也可能进一步加剧AD，建议在施行温和的嵌塞解除法之前，应至少提前2min给予2%利多卡

因胶浆。然而，一项前瞻性随机研究并未显示在肛门直肠操作前局部应用2%利多卡因胶浆组与对照组之间存在显著性差异。如果AD在直肠操作期间加重，应停止手动疏通操作，间隔2min后再行检查。应行皮肤检查以识别浅表感染和压疮。应检查外生殖器以寻找是否存在附睾炎/睾丸炎或睾丸扭转，应检查肛周区域以查看是否有其他情况，如血栓痔、血栓性静脉炎及肛周脓肿。如果未发现诱发因素，则必须马上排除急腹症（如阑尾炎、肠梗阻、腹膜炎、肾盂肾炎等）。需要注意的是，这些对诱因更深入的检查不可妨碍急症的治疗。因此，如果血压升高（≥150 mmHg）持续存在，无论是否导尿或行直肠疏通，也无论诱发因素在最初的几分钟内是否不清楚或未找到，均应使用降压药物。它们包括：

- 卡托普利（25mg）舌下给药。
- 硝酸甘油0.4mg喷雾（每5min 1喷，最多可达3次）。
- 2%硝酸甘油药膏/粘贴（1英寸贴于无毛发的皮肤或胸部，如有需要可增加用量）。
- 硝苯地平（10mg）嚼服（有研究显示硝苯地平舌下给药的后续吸收效果不如嚼服）。
- 氯丙嗪（1mg）静脉给药（重症监护室环境下）。
- 酚妥拉明（5mg）静脉给药（重症监护室环境下）。

值得注意的是，当考虑使用硝酸酯类药物时，应确认患者未在24～48h服用5-磷酸二酯酶抑制剂（如西地那非、他达拉非、伐地那非）（以防出现急剧的低血压）。确认这一点特别重要，因为很大比例的男性脊髓损伤患者同时存在勃起功能障碍，他们可能因此服用这类药物。当考虑使用硝苯地平时，医生应牢记可能发

生的严重不良事件，包括脑血管意外、心肌梗死甚至死亡，这些在非脊髓损伤的高血压急症患者中均有报道。因此，必须谨慎地使用硝苯地平。心血管监护可能有助于用药安全，即使一份文献综述显示尚无任何硝苯地平用于治疗 AD 的不良反应报道。此外，口服硝苯地平在急性 AD 情景中表现出治疗严重高血压的明确疗效，并在减少 AD 的发病率和潜在的病死率中起到一定作用。

患者在 AD 消除后应接受至少 2h（可长达 48h）的监护，这取决于 AD 发作的剧烈程度（不仅要监护反复的 AD，还要监护低血压的发生）。应指导患者如何监测他们的症状以识别可能的复发。患者也可能在 AD 的诱发因素消除后经历低血压，尤其是使用了降压药物者。如果发生低血压，患者需取双腿抬高的仰卧位。对于有症状的低血压，可以考虑予以静脉补液和注射肾上腺素能激动药。

所有的 AD 发作都应该仔细记录，且应包含有关体征和症状的信息、急性发作的诱发因素、治疗措施，以及治疗效果。如果血压和心率恢复正常，有害刺激被去除，症状缓解，患者可以进行常规随访。对于持续性 AD 的案例，或当有害刺激没有被去除时，患者应收入院或送至急诊科。对于难治性的 AD 发作，建议在医疗管理中应用脊髓麻醉，因为这可以成功地阻断交感神经反应。

2. 慢性管理（预防）　AD 患者、他们的看护者，以及医护人员应得到关于这种疾病的恰当教育，了解如何发现其诱因/有害刺激，以及其症状和体征。应通过适当间隔的导尿或常规地更换留置导尿管来避免膀胱扩张。在更换经尿道/耻骨上导尿管时应非常小心（应用无菌术和局部麻醉胶浆）以避免诱发 AD。对尿路感染和结石疾病的合理治疗对于预防 AD 至关重要。恰当

的肠道管理和再教育项目也是非常关键的。应制订皮肤护理计划，教育患者、其家庭成员和照看者如何护理皮肤和皮肤损伤，以及如何避免压疮。对于经历 AD 和疑似 AD 的患者，应指导其管理策略，并在家中为其提供充足的设施（适合测血压的袖口，导尿管相关材料，硝酸甘油气雾剂，舌下含服的卡托普利）。在 T6 水平以上损伤的患者中，医源性泌尿系统操作期间 AD 的发生率根据操作的不同而各不相同——尿流动力学检查：42% ～ 78%；膀胱镜检查：高达 70%；体外冲击波碎石术：23%。有报道显示，脊髓损伤患者中，膀胱镜检查较尿流动力学检查对收缩压的影响更大。因此，诊断性和手术操作应在精确的血压和心率监测下进行。即使证据较弱，任何操作前都应使用麻醉胶浆以减少刺激，包括阴道检查前、导尿前或直肠操作前。有学者建议在任何泌尿系操作（如内镜、肉毒杆菌毒素注射、尿流动力学检查）和非泌尿系操作前 30 ～ 60min 都应给予舌下含服硝苯地平（10mg）。在长期的情况下（对于有反复急性 AD 发作的患者），长效 α- 肾上腺素能阻滞药（哌唑嗪 1 mg 每天 1 次或 3 mg 每天 2 次）可能有益。用特拉唑嗪（剂量为 1 ～ 10 mg）预防 AD 也被认为有效。医生应牢记：成功的药物预防并不意味着不再需要以对泌尿生殖系统、胃肠道系统及其他系统的恰当护理来消除可避免的诱发因素，也不意味着在手术性操作和相对侵入性的诊断性操作期间不再需要小心的监护。

潜在的神经源性膀胱功能障碍应该妥善地被治疗。然而，可信的数据太少，且几乎没有通过适当的膀胱管理来预防 AD 的资料。已证明的是，逼尿肌肉毒杆菌毒素注射的治疗方法，对于那些施行清洁、间歇自我导尿，且存在尿失禁，并拒绝抗胆碱药物的脊髓神经损伤的患者来说是安全、有效的。膀胱内药物治疗可能对减

少AD发作的频率有意义，树梅毒素较之辣椒素显得更加有效。膀胱容量增大可能导致膀胱内和尿道中的压力降低，从而减少或消除AD的发作。进一步的，肠代膀胱术可能较括约肌切开术有更好的远期生存率。有趣的是，抗胆碱能药物与AD发作的减少无关，这与骶神经传入神经阻滞可有效预防AD的报道相矛盾。其他研究显示，AD的发生率似乎不受下尿路症状的严重程度或包括膀胱排空在内的治疗的影响。

至于其他的专科医生（如放射科医生、男科医生、麻醉医生、妇科医生），临床医生应记得提醒他们的同事关于这一疾病的注意要点。应建议患者随身携带一张包含关于AD的关键信息的卡片。这张卡片应该包含对AD的简要描述，包括可能的诱因、临床表现及急症管理（图14-1）。也应鼓励

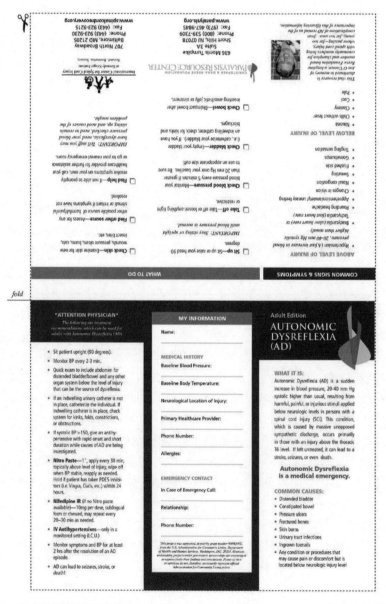

图14-1　自主神经反射异常急救卡片（由Christopher & Dana Reeve基金会提供许可）

患者获取 MedicAlert 手链（MedicAlert 基金会，美国加州萨利达）。

七、结论

见表 14-1，表 14-2，图 14-2。

表 14-1　总　结

总　结	证据级别
自主神经反射异常（AD）是一种有可能威胁生命的临床急症，见于中段胸髓或其以上水平脊髓损伤（SCI）后的患者（典型地见于 T_6 以上水平）	4（专家意见）
AD 困扰着很大一部分比例的四肢瘫痪或截瘫患者。这种综合征在不完全性脊髓损伤患者身上程度较轻，发生率也较低	3
AD 通常表现为一种快速的、剧烈的状况（以高血压为主导症状），少数除了显著高血压以外 AD 患者仅有轻微的甚至没有其他症状和体征	2
最常见的诱发刺激来源于泌尿生殖道（最常见诱因为膀胱扩张），其次是胃肠道、皮肤和广泛的其他诱发因素。这种状况经常在突发刺激消除后解除	4（专家意见）
急症处理涉及及时地逆转突发刺激因素，随后用药物疗法使伴随的严重高血压恢复正常	3
药物治疗涉及可使血压迅速降低的药物的应用，包括卡托普利、硝酸甘油、硝苯地平、氯丙嗪和酚妥拉明	3/4
可能的并发症包括颅内出血和视网膜出血、高血压脑病、心律失常、抽搐、神经源性肺水肿、昏迷及死亡	4
尿流动力学检查被视为一种有效的、标准的诊断性操作，可以激发 AD 的体征，从而成为一种合适的筛查工具	2
预防措施包括对于患者、其家人/照看者和医疗护理的提供者；要小心地避免过度膀胱扩张、尿路感染、便秘、压疮和其他任何可能激发自主刺激的疼痛	4
对 AD 进行管理和预防的对照试验严重缺乏。可用数据主要由非对照研究、病例报告以及共识声明所支持	4（专家意见）

表 14-2　推　荐

推　荐	推荐等级
AD 是一种危及生命的状况，需要迫切而恰当的医疗照顾	专家意见
目前可用的指南建议使用非药物性手段作为治疗 AD 的首选治疗	专家意见
一旦诊断为 AD，迅速识别并积极地逆转或纠正任何诱发因子是至关重要的	B
建议血压和心率应每隔 2 ～ 5min 监测 1 次	专家意见
由于 AD 最常见诱因是膀胱扩张，所有患者在 AD 急性发作时应予以导尿并确保引流通畅。如果高血压没有好转，需要除外粪便嵌塞的可能。如果 AD 发作的原因尚未发现，应设立一个系统性的搜索来寻找可能的诱因	专家意见
当经过非药物治疗无法逆转高血压（≥150 mmHg）时，或当诱发因素在一段时间内未被发现时，应采用药物治疗	专家意见
抗高血压药物应该有快速的起效时间和较短的持续时间	专家意见
应考虑将尿流动力学检查期间持续的血压和心率监测作为一种脊髓损伤者的筛查工具，尤其是对那些沉默的（无症状的）AD 患者	B

续表

推　荐	推荐等级
建议在尿流动力学检查期间，每隔7min监测一次血压和心率	专家意见
临床医生应留意可能引发AD的医源性因素；为此，在对脊髓损伤患者进行外科和侵入性诊断过程中，应进行血压和心率监测	A
对于反复发作的AD，应重点考虑如何预防	C
脊髓损伤患者、其家人/照看者和医护专业人士应接受教育，了解这种状况的存在、它的体征和症状、可能的起因和并发症，迅速识别和有效治疗	专家意见
应将一个明确的膀胱、肠道和皮肤护理计划应该加入到对中胸部或以上水平脊髓段脊髓损伤患者个体的康复中	专家意见
有AD风险的脊髓损伤患者应携带一张医疗急诊卡片，带有简要的对病因学、临床表现和急症管理的描述	专家意见

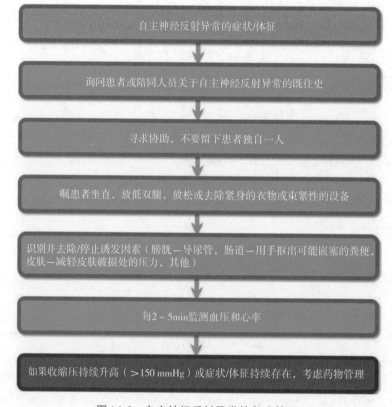

图14-2　自主神经反射异常的急症管理

参考文献二维码

第15章

膀胱癌与性功能障碍

一、膀胱癌

1. **流行病学** 据估计，神经源性下尿路功能障碍的患者膀胱癌的发病率为0.1%～10%（总发病率为0.6%），与正常人群相比较患膀胱癌的风险增加16～28倍。一些对脊髓损伤患者进行随访的研究发现这些患者患膀胱癌的发病年龄相对较小（平均在脊髓损伤后18～24年），发病时的分期相对较晚，预后相对较差。对脊柱裂患者进行随访的研究也得到了类似的结果。多发性硬化（不合并帕金森病）的患者也更容易患膀胱癌。在脊髓损伤的患者中，58%～100%的新发膀胱癌为肌层浸润性，而在普通人群中，肌层浸润性的新发膀胱癌比例约为25%。神经性疾病患者人群患膀胱癌的平均年龄为50岁（总体人群中，75～84岁之间73岁发病率最高）。同时，研究也发现脊髓损伤患者膀胱癌的平均病死率较普通膀胱癌人群高7～70倍。神经源性患者患膀胱癌后通过治疗1年的总体生存率为61%～70%。最近的Meta分析研究显示神经源性患者患膀胱癌的病理类型最常见为移行细胞癌（46.3%，普通膀胱癌人群移行细胞癌比例为90%），其次为鳞状细胞癌（36.8%，普通膀胱癌人群鳞状细胞癌比例为2%～7%），其余17.1%为其他细胞类型。

2. **危险因素** 神经源性患者患膀胱癌的危险因素有：

- 留置导尿管的时间。
- 慢性泌尿系统感染。
- 膀胱结石。
- 接触尿液时间延长。
- 免疫功能异常。
- 其他与非神经源性患者相同的因素：如吸烟、职业暴露、盆腔辐射、环磷酰胺等。

长期留置导尿管（包括留置导尿和耻骨上膀胱造瘘）可导致膀胱黏膜的组织学变化，包括乳头状或息肉样膀胱炎、广泛的腺性膀胱炎、中重度的急性或慢性膀胱黏膜炎性改变、滤泡性膀胱炎、鳞状上皮化生和泌尿上皮发育不良。但是，临床医生应注意，50%的神经源性疾病的膀胱癌患者并没有留置导尿管史。这也提示可能神经源性膀胱本身就是膀胱癌的首要危险因素。由于没有长期随访的研究结果，膀胱扩大成形术在神经源性膀胱患者患膀胱癌中的作用目前仍有争议。按目前的研究来看，回肠或结肠代膀胱扩大术（不包括胃代膀胱扩大术）并不会增加神经源性膀胱患者患膀胱癌的概率。当然以上这些结论只适用于成人，膀胱癌作为儿童行膀胱扩大术后的并发症是已知的。神经源性膀胱功能紊乱的尿动力学类型并不是影响膀胱癌发展的因素。

3. **筛查** 由于神经源性患者特别是脊髓损伤的患者膀胱癌风险增加的具体机制还不明了，因此无法为这些患者预防膀胱癌提供明确的建议。在这个特殊人群中如何进行膀胱癌的筛查仍有争论，似乎只能依靠现在已知的一些危险因素来进行。

大多数神经源性患者患膀胱癌后呈现出普通膀胱癌一样的典型症状，如肉眼血尿、耻骨上包块、或肾积水/肾衰竭。出现肉眼血尿的患者应进行和普通人群同样的进一步检查。特别需要强调的是这些患者也会出现一些非特异性症状，包括反复泌尿系统感染、膀胱结石、尿道分泌物或阴囊感染。有这些症状的患者需要进行膀胱癌和一些良性病变的鉴别诊断。

有些学者强调定期膀胱镜检查随访是

有必要的，它能提高早期肿瘤的发现率。更重要的是，一些研究发现对有症状的患者和无症状的患者进行比较，内镜发现肿瘤的概率是没有差异的。但也有学者认为常规进行膀胱镜检查随访是没有必要的。因此，对于神经源性患者膀胱癌的预防有不同的策略。有学者建议对于有以下危险因素的患者推荐常规膀胱镜检查（间隔为1年）：50岁以上的吸烟患者、回肠膀胱患者、任何超过10年的膀胱成形术患者、任何诊断为神经源性膀胱超过15年的患者。如果膀胱镜检查发现可疑病灶，需进行活检和膀胱冲洗液细胞学检查（图15-1～图15-3）。另一些学者则建议在诊

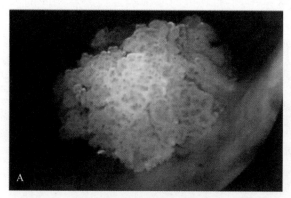
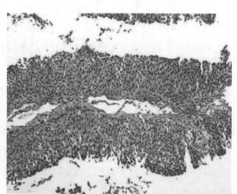

图15-1　A.低度恶性潜能乳头状泌尿上皮癌；B.肿瘤细胞核浆比例低，并且细胞核大小及形状一致。有丝分裂象无或少（获得MacLennan许可）

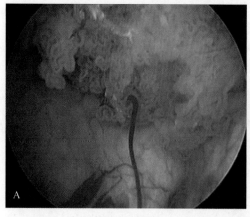
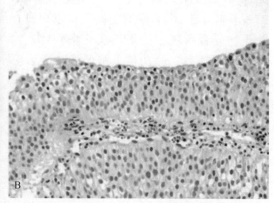

图15-2　低级别乳头状泌尿上皮癌。A.病变都是乳头样和外生性的。B.细胞核在大小和形态上中度可变，有一些细胞核过染，有一些细胞核有一个或多个核仁，可以找到有丝分裂象（获得MacLennan许可）

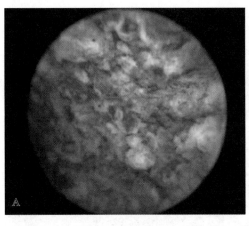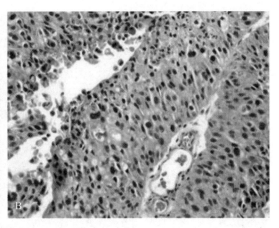

图15-3 高级别泌尿上皮癌

注：A.病变区域带红斑，结节样，并且高度不规则；B.组织学检查提示其有显著的细胞不典型性，但有细胞极性的完全缺失。细胞核大而深染，同时许多细胞核有显著的核仁。肿瘤细胞有高核/质比、大小和形状明显不同。有大量有丝分裂象（获得MacLennan许可）

断为神经源性膀胱的前5年内每1～2年进行一次的膀胱镜检查和膀胱冲洗液细胞学检查是有必要的，但是对于脊髓损伤后留置导尿管5年以上的患者，常规每年一次的膀胱镜检查和活检并不能很好地筛查膀胱癌（患者没有肿瘤的多种危险因素），大多数是一些慢性膀胱炎和鳞状上皮化生病变。鉴于以上的研究结果，根据患者的危险因素来选择随访策略是最为重要的。最近的一项Meta分析显示，利用膀胱镜筛查神经源性患者患膀胱癌的敏感性是64%（95%CI，49.3%～76.5%，$I^2 = 37.7\%$）。综上所述，由于长期的炎症改变和鳞状上皮化生，膀胱镜检查无法明确膀胱癌的诊断，需要进行组织活检。最近一项针对129名神经源性患者的前瞻性研究认为进行膀胱镜监测是有效的，但最理想的开始时间和检查频率还有待进一步研究。

尿液细胞学检查是另一种筛查膀胱癌的方法。一项对208位脊髓损伤患者随访超过5年的回顾性研究发现尿液细胞学阳性结果对于诊断膀胱癌的敏感性和特异性分别为71%和97%。笔者推荐留置导尿管或有危险因素的患者至少每1年进行尿液细胞学检查，如果结果阳性或有可疑病灶时则需要进行膀胱活检。另一种建议是对于诊断为神经源性膀胱超过10年的患者进行每年一次尿液细胞学检查，如果结果阳性或有疑问（有时由于慢性细菌尿和血尿导致不能明确细胞性质），则需进行膀胱镜检查和随机活检。但需要提醒的是，一些低级别泌尿上皮癌和非泌尿上皮癌患者的尿液细胞学检查有可能是阴性的。并且，一些学者发现尿液细胞学检查的诊断率很低。最近的一项Meta分析发现尿液细胞学检查的敏感性仅为36.3%（95%CI，21.5%～54.3%，$I^2 = 40.2\%$）。由于不同的观察组对细胞学诊断的结果有很大影响，因此，尿液细胞学检查的敏感性也取决于诊断医生对炎症背景下标本性质的判断水平。总体来说，单纯的尿液细胞学检查并不能很好地筛查神经源性患者的膀胱癌。

利用腹部B超进行神经性疾病患者膀胱癌的筛查已被证明不能替代膀胱镜检查和膀胱冲洗液细胞学检查（图15-4）。CT的作用还没有被证明（图15-5，图15-6）。

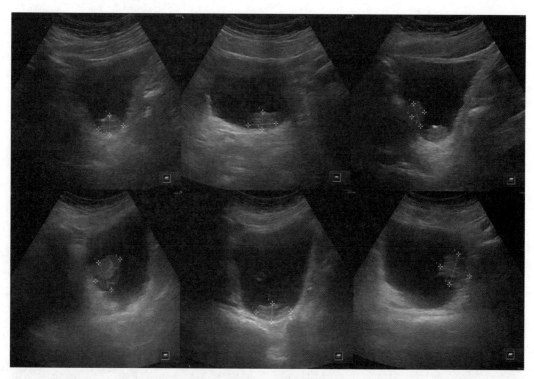

图 15-4 膀胱肿瘤的超声图像

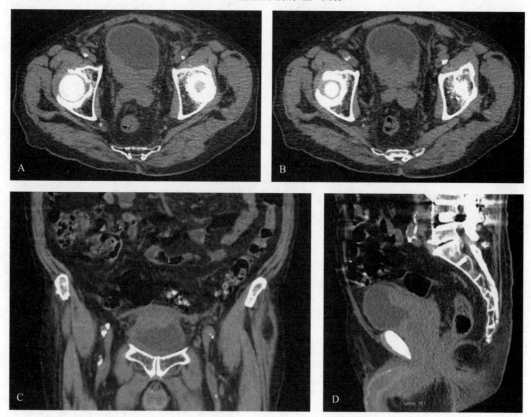

图 15-5 CT检查可见膀胱后壁大肿块。A、B.横断面；C.冠状位；D.矢状位

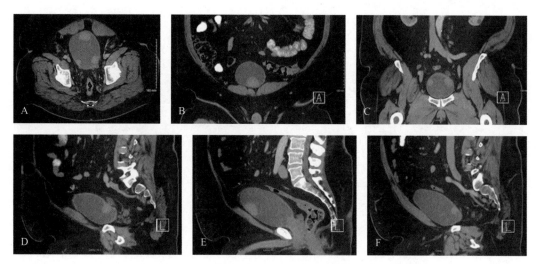

图15-6 CT显示3个膀胱肿瘤,前壁的最大肿瘤直径3.2cm×3cm,肿块浸润膀胱壁,但没有膀胱壁外侵犯。没有异常盆腔淋巴结。A.横断面;B、C.冠状位;D~F.矢状位

如上所述,目前还没有建立金标准的筛查方法,现有的方法不能满足有效肿瘤筛查的标准。这些标准是:

一种安全、经济、可靠的具有高敏感性和特异性的筛查方法;

尽早治疗早期病变可降低并发症率和病死率;

不治疗可导致较高的并发症和病死率;

早期肿瘤发病例较高;

在某一个人群中有一定发病风险并且发病率在经济上值得去筛查。

值得注意的是,膀胱癌有可能快速进展,使每年一次的筛查不足以发现早期肿瘤。医疗费用、资源的使用、筛查时可能出现一些并发症以及并没有明确证据证明患者可从中获益,这些都导致这些针对神经源性患者进行膀胱癌筛查的方法缺乏吸引力。

4.诊断和治疗 膀胱癌的诊断和治疗指南已经成熟,并且可以直接应用于神经源性下尿路功能障碍患者膀胱癌的诊断和治疗。这些指南包括欧洲泌尿外科协会指南(EAU)、美国泌尿外科协会指南(AUA)和加拿大泌尿外科协会指南(CUA)。

二、性功能障碍

性功能障碍传统上可以分为原发性疾病(直接神经源性损伤),继发性疾病(全身机体功能障碍,比如尿失禁、肠道功能障碍、疲劳、共济失调、运动功能受损、肌无力、强直状态、认知紊乱)和心理性疾病(心理和情感障碍,比如性别认知障碍、自卑、体像改变、情绪调节异常、焦虑、抑郁)。将性功能障碍进行分类有助于一些症状的辨别和分类,有益于对患者进行辅导。然而,医生需要明白在平常的神经泌尿外科临床工作中,通常很难将一位患者归入单一的一种类型。潜在的神经源性疾病通常有环境特异性症状(性交过程中的特定的体位和运动出现的问题)或者需要特殊的药物(通常这些药物都有较大的副作用),这些药物可能损伤性功能(继发性性功能障碍)。原发性的器质性性功能障碍会影响患者的自信心并导致心理性的性功能障碍。

1.流行病学　性功能障碍对于神经源性下尿路功能障碍患者是个严重的问题。尽管定义、方法学和研究人群有所不同，但性功能障碍在神经源性下尿路功能障碍患者人群中高发已得到证实。高达40%的男性脊髓损伤患者对性生活不满意，25%的女性脊髓损伤患者性功能减退。男性脊髓损伤患者能进行正常性生活的比例为5%～75%。约12%的完全性脊髓损伤的男性患者和约33%的不完全性脊髓损伤的男性患者可以在性交中射精或在无药物和器械帮助下进行手淫。约50%的脊髓损伤患者可以达到性高潮。性功能障碍的程度与脊髓损伤的位置、损伤的范围、损伤时间相关。有意思的是，低位损伤（特别是影响骶髓节段）较高位损伤更容易引起性功能障碍并且更严重，可能是因为低位损伤使反射活动受损，只保留了心理上的性兴奋，患者缺乏性生活必需的肌肉活动。多发性硬化的女性患者性功能障碍的发生率约为82.5%，并且约45%的患者从发病开始就伴随着性功能的恶化。男性多发性硬化患者性功能障碍发病率虽然很高，但没有流行病学数据。只有一项研究发现男性多发性硬化患者发生勃起障碍、射精障碍和性欲降低的比例分别为63%、50%和40%。一旦被诊断为多发性硬化，60%的男性和25%的女性有性功能障碍的主诉。脑卒中相关的性功能障碍也很常见，约75%的脑卒中患者会出现性功能障碍。帕金森病患者性功能障碍的发病率为50%～70%。多系统萎缩的患者也是类似的情况。50%～75%的成年脊膜膨出患者不能进行正常的性生活。如上所述，性功能障碍在神经性疾病患者中很常见，但经常被医务人员（不仅仅是泌尿外科医生）忽视或低估。

医生应该牢记，神经源性下尿路功能障碍伴随性功能障碍，特别是年轻时发病（特别是多发性硬化）的患者，疾病会很大程度影响其生活质量。年轻的神经源性患者其伴侣也较年轻并且他们的家庭计划也尚未完成。另外，年老的患者可能会最终导致其他一些并发症，如心血管疾病、糖尿病、运动功能受损、抑郁和认知障碍，进而使已经受损的性功能进一步恶化。

2.诊断　普遍认为明确问题所在是进行性功能障碍评估的第一步。由于患者一般不愿意首先提起自己性功能的问题，所以应该由医生来发起讨论。伴侣一起参加讨论是有必要的，因为这样可以更好地评估性功能障碍对两性关系的影响。在讨论性生活史前医生应强调谈话的保密性。医生应该问患者症状的开始时间和持续时间，严重程度（轻度、中度或重度）以及发生频率（一次、经常或持续）以明确诊断。药物服用史的回顾以排除医源性性功能障碍也是必要的，因为很多镇静药（如巴氯芬、替托尼定、丹曲林等）、抗痉挛药（如卡巴咪嗪、苯妥英）、抗抑郁药（SSRI、文拉法辛）和抗疲劳药（如金刚烷胺）均可导致性功能障碍。对于男性，医生应排除其他原因导致的勃起功能障碍（如心血管疾病、高血压、高胆固醇血症、糖尿病）或可逆性的危险因素（如吸烟、肥胖、酗酒、缺乏运动）。明确是否有勃起功能障碍很重要，很多患者多伴随其他的性功能障碍，如早泄和无法达到性高潮。临床检查还需排除阴茎畸形、性腺功能减退或前列腺疾病（＞50岁）。直肠指检也是必需的，有助于了解直肠的松紧度和神经反射状态（包括球海绵体肌和肛门括约肌）。对于女性患者，医生应明确是否存在性欲减退、唤醒障碍、性高潮障碍、阴道插入困难（继发于肌肉痉挛）和阴道是否润滑。体格检查需要评估会阴部的感觉功能、反射功能和肌肉功能。无论对于男性还是女性患者都需要仔细评估是否存在心理性的性功能障碍。其他的检查根据具体情况而定：包括性激素测定（特别是围绝经期的女性或正在接受激素替代治疗的患者）、代谢情况、血管检查、电生理学检查、心理学测试或其他特殊测试。以上这些检查一般不作为常规检查，需根据患者情况按需要进行。

利用测试量表有助于神经性疾病患者性功能障碍的诊断，特别是当患者对谈话环境不熟悉或医生需要一个量化的临床反应来评估疗效或疾病进展程度时。对于多发性硬化的患者，医生可以利用一些测试量表例如多发性硬化生活质量的功能评估量表（FAMS）、汉堡多发性硬化患者生活质量问卷（HAQUAMS）、多发性硬化症亲密关系和性行为问卷（MSISQ-15/MSISQ-19）、多发性硬化生活质量量表（MSQLI）、多发性硬化生活质量-54量表（MSQoL-54）和RAYS量表。对于脊髓损伤的患者可以用汉森脊髓损伤登记表（RHSCIR）和Fransceschini量表等来测试。还有一些测试量表可应用于多发性硬化和脊髓损伤患者，如尿失禁生活质量问卷（IQOL）和Qualiveen/SF-Qualiveen量表。对于女性脊髓损伤患者可用女性性功能指数（FSFI）、Derogatis性功能量表（DSFI）、女性性功能困扰量表（FSDS）和性功能问卷（SFQ）来测试，对于男性脊髓损伤患者可用国际勃起功能指数（IIEF）、男性性健康调查表（SHIM）来测试。各种测试量表都可以选择各个国家的语言。各种量表可单独应用，也可以联合应用来评估或检测治疗效果。

如果遇到患者出现负面情绪或不合作状态，将他们转诊至专科医生如精神科医生、心理医生或性治疗师处是更好的选择。

3. 治疗

（1）男性性功能（勃起功能）障碍的治疗

1）口服药物治疗（PDE5Is）：磷酸二酯酶5抑制药（PDE5Is）是勃起功能障碍的一线治疗药物。西地那非、伐地那非和他达拉非具有相同的安全性和疗效，但是它们在神经源性患者的治疗尚缺乏有效的临床研究。关于新型PDE5Is如阿伐那非和米罗那非治疗神经源性患者的有效性和安全性的研究有限。到目前为止，在脊髓损伤、多发性硬化、帕金森病、多系统萎缩、脊柱裂患者中运用PDE5Is治疗勃起功能障碍被认为有一定效果，其中在脊髓损伤患者中的疗效被广泛接受。在经济效益比方面，PDE5Is也是最佳的。但是目前还很难确定哪一种药物更好，缺乏头对头的临床研究来评估PDE5Is在神经性患者勃起功能障碍的治疗。PDE5Is需要在性生活前30min服用。西地那非和伐地那非的维持时间为6～8h，他达拉非为24～36h。他达拉非有更长的半衰期，因此不需要特意在性生活前服用，使性生活更自然，但是在老年人和心血管疾病患者中禁用。西地那非不能和食物一起服用，因为这样有可能会延长起效时间。而食物对伐地那非和他达拉非的影响则很小。

PDE5Is的副作用较小并且是暂时性的，具体包括头痛、潮红、消化不良、视觉障碍、鼻充血、鼻出血和眩晕。PDE5Is的禁忌证包括服用硝酸盐或一氧化氮配体的患者和因为心脏病原因不推荐进行性生活的患者（如不稳定性心绞痛患者和近期内的心肌梗死患者）。那些在骶髓以上脊髓损伤后自主神经反射异常发作的患者在服用硝酸盐药物同时不能服用PDE5Is。

其他药物如法莫替丁、阿朴吗啡和甲磺酸硫丙麦角林一般不常规推荐。有研究发现PDE5Is对于30% ～ 35%的脊髓损伤男性患者是无效的。特别是骶髓（$S_{2～4}$）完全损伤的患者PDE5Is治疗的失败率最高。对于这些患者需要运用其他治疗方法。

2）机械（真空压缩）装置：真空压缩装置是一种治疗勃起功能障碍的长期疗法，因为不需要服药，也不需要手术，因此这种治疗方法深受一些患者喜爱。真空压缩装置由三部分组成：一个用于放置阴茎的塑料圆筒，一个抽吸空气的泵和一个弹性收缩环。真空压缩装置有电动和手动两种，区别主要在价钱和易用性（图15-7）。据报道，真空压缩装置对90%的脊髓损伤患者有效并且是一种非侵入性手段。虽然真空压缩装置不是一种常用的治疗方式或者一些患者无法接受（主要是因为疼痛，使用不方便或者阴茎感觉变差），并且缺乏长期研究的证据，但是有报道证明它有助于患者性能力的恢复和对性生活的满意程度。真空泵不一定需要单独治疗，

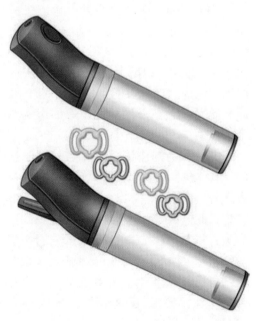

图15-7　真空压缩装置模型图。如图所示电动装置（上）和手动装置（下）。有不同型号的弹性缩紧环（获得Hecht and Hedge许可）

它可以和药物疗法（包括口服、海绵体注射、尿道途径和外用）。

真空泵使阴茎勃起的原理是通过将阴茎插入圆筒，通过负压使血液流向阴茎（图15-8）。然后将收缩环放置在阴茎根部来组织血液回流。一般第1个月内通过1周2次的训练，逐渐使阴茎达到最大硬度（使组织适应真空泵的压力）。对于不能进行药物疗法的患者可以推荐真空压缩装置进行治疗。有以下情况的患者需慎用：

- 阴茎感觉受损的患者。
- 使用抗凝药物的患者。
- 阴茎持续勃起高风险的患者（镰状细胞贫血，多发性骨髓瘤）。
- 出血倾向的患者。
- 严重的阴茎纤维性海绵体炎或其他阴茎畸形的患者。

真空压缩装置不被接受的主要原因包括患者认为装置比较烦琐，不自然或性伴侣拒绝。可能的并发症包括不舒服（20% ～ 40%的患者熟悉装置后会有所改善），麻木，阴茎发绀，出血点（如果出现应停止使用5 ～ 7d），挫伤，皮肤损伤和疼痛（可能是收缩环过紧造成）。医生应该考虑到神经性疾病患者更有可能发生并发症，因为这些患者感觉降低进而造成过度吸引或收缩环过紧。手灵巧度受损（在神经性疾病患者中更常见）使这些患者操作真空压缩装置的难度增加，如果伴侣能帮忙会更好。其他的限制还包括不自然，人工勃起和医保不能报销等。

3）经海绵体注射疗法：对于那些PDE5Is治疗无效或副作用较大的患者，可以推荐经海绵体注射疗法。对于那些正在服用硝酸盐药物而无法服用PDE5Is的患者，经海绵体注射治疗是一线疗法。对于认为真空压缩装置过于累赘的患者也可推荐经海绵体注射疗法。有几种药物（如

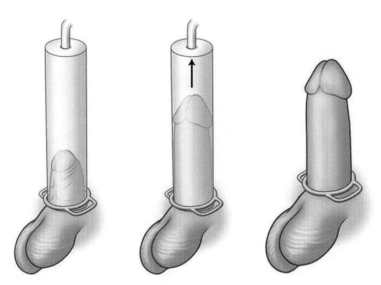

图15-8　使用真空压缩装置达到阴茎勃起。第一张图可以看到首先把真空缩紧装置套在疲软的阴茎上，注意不要置入阴囊。缩紧环应该置于泵的底部，可以使用润滑剂来帮助环的放置。阴茎的底部和头部以及装置底部内面，涂抹足量的水溶性润滑剂，这样可以形成较好密闭性。第二张图显示阴茎充血，随着空气被慢慢的抽出，形成真空环境（速度太快可能会导致阴茎不适）。可能需要几个周期的循环，才能达到一个完全勃起的状态。一旦完全勃起达到后，勃起状态可以通过阴茎底部放置缩紧环来维持。最后一张图可以看到勃起的阴茎和底部的缩紧环。阴茎底部的缩紧环应该在性交后取掉，并且不应该放置超过30min。在移除缩紧环时，应使用润滑剂（获得Hecht和Hedge许可）

前列地尔、罂粟碱和酚妥拉明）已经被证明对脊髓损伤和多发性硬化患者有效。2种或3种药物混合注射，如前列腺素（内源性分子）、罂粟碱（血管舒张效应），或者加上酚妥拉明（平滑肌松弛药）可使药物的效果最大化并减少副作用。但是目前还缺乏对神经源性患者的长期研究及高质量的数据，因此还没有具体的推荐剂量。大多数研究没有报道患者残存的勃起功能包括类型和程度，也没有报道残存的勃起功能是否是治疗成功的预测因素。

药物在性生活前5～10min注射（图15-9）。经海绵体注射疗法的禁忌证包括：
- 正在服用单氧化物酶抑制剂的患者。
- 阴茎持续勃起高风险患者（镰状细胞贫血，多发性骨髓瘤）。
- 未控制的高血压患者。

- 阴茎假体或阴茎畸形的患者（阴茎纤维性海绵体炎，海绵体纤维化）。
- 不推荐性生活的患者。

如果没有禁忌证，有以下情况的需慎用：
- 腹部肥胖使患者无法看到自己的阴茎。
- 晕血患者。
- 灵巧动作障碍的患者（关节炎、颤抖、手掌腱膜挛缩症）。
- 抗凝剂使用患者。

医生应该意识到，和其他需要手灵巧度的治疗方法一样，经海绵体注射疗法对于那些高位损伤的患者并不适用。那些将要运用经海绵体注射疗法的患者建议注射3μg的PGE1并用多普勒超声评估。这个测试既有诊断价值（评估血管）也有治疗价值（药物的反应）。如果测试阳性，患

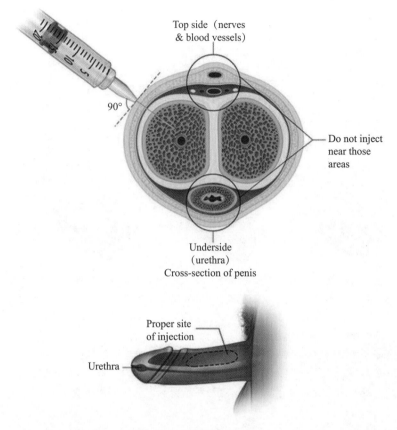

图 15-9　海绵体内注射

注：药物必须注射在两侧阴茎海绵体其中一侧的外侧区域。注射可以选择左侧或者右侧的阴茎海绵体交替进行，以避免局部纤维化（获得 Narus 许可）

者就被入组海绵体注射训练项目（1周1次）。由于43%的患者对经海绵体注射会产生害怕或焦虑，因此进行充分的训练尤为重要。一般由专业的护士进行前两次的注射，然后由患者在护士的看护下进行注射。只有当患者或患者伴侣掌握了注射的方法才能在家中进行注射。一般推荐1周注射1次或2次。为了尽可能降低阴茎异常勃起的风险，神经源性患者需从较普通患者更低的剂量起步。阴茎异常勃起一旦发生（约2%的患者会发生），患者需立即寻找泌尿外科医生进行诊治。尽管发生率很小，但是泌尿外科医生还是要考虑到这个问题并且需要进行海绵体穿刺（吸出一些血液使海绵体减压）。阴茎海绵体可以

在心电监护下用普通生理盐水和稀释的肾上腺素或类似α-肾上腺素能药物进行冲洗。其他可能发生的并发症包括阴茎不适或疼痛、注射点出血或瘀斑、海绵体纤维化（主要发生在罂粟碱注射患者，停止注射后大多数会消失），经尿道注射的可出现血尿，如果没有更换注射点可能出现皮下和勃起组织损伤。

以下操作是被禁止的：

- 如果一次注射没有起效，同一天内注射第2次。
- 注射前后18h内服用以下药物：西地那非、伐地那非、阿伐那非。
- 1周注射超过3次。

经尿道注射前列地尔是另一种选择，

但是疗效较差（图15-10）。并且在神经源性患者中尚缺乏大量研究。最近出现一种前列地尔的胶剂，但是同样在神经性疾病患者中尚缺乏评估。

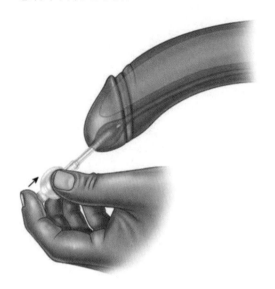

图15-10 图示插入时手和器械的位置（获得Mullhall和Jenkins许可）

4）阴茎假体：如果其他方法都无效或者患者拒绝经海绵体注射和真空压缩装置，可以考虑置入阴茎假体。因为阴茎假体会破坏阴茎组织，所以应该作为患者最后一种选择。阴茎假体置入对于严重勃起功能障碍的患者拥有最高的满意度和疗效（69% ～ 98%）。阴茎假体的类型有半硬型（图15-11）和可充气型装置（两件套/三件套）。三件套有圆筒、泵和一个储水袋（两件套中不包括）（图15-12）。成对的圆筒置入到阴茎海绵体中。泵置入在精索内筋膜和精索外筋膜之间。储水袋可埋在Retzius间隙或腹横筋膜和腹壁之间。压力通过泵将液体从储水袋进入圆筒，进而导致勃起。按压释放阀可以将液体从圆筒回流入储水袋。止水阀可以阻止自动勃起。

可充气装置目前比较受欢迎并且运用广泛，但是对于有手术风险包括储水袋的放置较困难（如有肾移植手术史或新膀胱手术史）的患者，还是推荐使用半硬性装置。对于尿失禁患者也推荐使用半硬性装置，这样有利于阴茎套尿管的放置和间歇性导尿。对于感觉功能减退的神经性

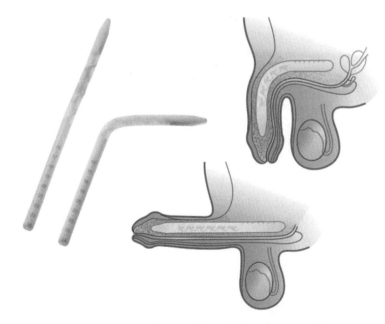

图15-11 半硬性阴茎假体（获得Coloplast许可）

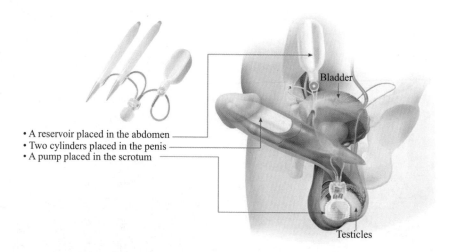

图 15-12　三件式阴茎假体（获得Coloplast许可）

疾病患者半硬性假体需慎用，因为这样的患者可能出现未察觉的感染，坐位导致摩擦，偶尔的痉挛进而导致刺激、感染甚至穿孔。对于神经源性尿道括约肌功能损伤的患者，建议先放置人工尿道括约肌或吊带。未经治疗的神经源性排尿障碍是阴茎假体置入的禁忌证。阴茎假体既可以在需要的时候勃起并且还能保留阴茎的感觉和射精功能。

阴茎假体置入手术的并发症也是常见的。潜在的并发症包括围手术并发症（阴囊肿胀，疼痛，感染，尿潴留，出血，创口血肿，尿道穿孔，膀胱穿孔，肠穿孔）；成角弯曲；射精障碍（大多是暂时的）；感觉受损或敏感性下降；感染（特别是糖尿病患者和免疫抑制患者）；侵蚀（特别是半硬性装置置入）；包茎；机械装置故障（装置失灵，圆筒性动脉瘤，圆筒位置不正，管道破裂，连接头损坏）；过度充气或充气不足；腹股沟疝；生殖器改变（如长度感知丧失）。有时阴茎假体置入手术并发症无可避免，但是若处理得当，这些并发症对装置和患者生活质量影响不大。现在，通过特殊涂料的使用和手术技术的进步，严重的并发症如腐蚀和感染的发生率已大大降低。感染率已经从8%～10%降至2%～3%。类似的，装置的使用时间也显著提高。研究显示装置的5年使用率在83.9%～93.7%。对神经性疾病患者进行阴茎假体置入术后经过平均7年的随访后发现，83.7%的患者可以进行性交。假体装置10年和15年有效率分别为79.4%和71.2%。尽管有这些较好的结果，但是这些数据都来源一个研究。我们还是可以说阴茎假体置入相对安全并有效的治疗方法。患者在手术当天或术后一天交代完整的随访计划后就可以出院。

5）其他治疗：其他的治疗方法还包括会阴电刺激法和神经调节。这些方法很有前景但仍缺乏证据。图15-13的是神经源性疾病勃起功能障碍的治疗方案的示意图。

（2）女性性功能障碍的治疗：对于神经源性患者的女性性功能障碍治疗，资料相当有限。对这类患者目前缺乏基于研究证据级别的治疗方法。EAU指南建议不需要运用医疗方法来干预这部分患者。

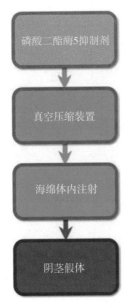

图 15-13 男性神经源性勃起功能障碍治疗流程图

PDE5Is 的效果对于这部分患者还存在争议。目前有学者推荐运用心理干预和整体分析包括伴侣支持和性相关的康复服务进行治疗。但是目前还是缺乏高级别的证据支持，并且女性相对于男性更不愿意接受治疗。但是继发尿失禁的性功能障碍患者（被认为最常见的影响性生活的器质性问题）需要得到适当的治疗。目前认为间歇性导尿较长期留置导尿管更有利于性功能的恢复。如果一定要留置导尿管，耻骨上膀胱造瘘能相对改善性生活。

三、结论

见表 15-1，表 15-2。

表 15-1 总 结

总 结	证据级别
神经源性下尿路功能障碍患者膀胱癌的危险性显著高于一般人群 神经源性膀胱癌的研究主要集中于脊髓损伤患者（SCI）	2/3
神经源性患者膀胱癌病死率增加的部分原因是由于临床分期较晚和与该人群有关的合并症	4（专家意见）
已经确定了一些危险因素，包括留置导尿、复发性尿路感染和膀胱结石	2/3
神经源性患者膀胱癌筛查策略主要以专家建议和共识为基础 筛选计划和时机的建议各不相同	4（专家意见）
多项研究主张使用膀胱镜检查作为神经源性疾病特定人群的年度筛查工具；另一些研究则建议每年进行细胞学检查	2/3
磷酸二酯酶5抑制剂在男性神经源性患者人群中安全有效，尤其是对脊髓损伤后的患者	1/2
真空压缩装置对男性神经源性患者有积极的效果	3
海绵体内注射治疗患有神经源性勃起功能障碍的患者虽然获得了令人满意的结果，但仍缺乏高质量的数据	3
超过80%的人能够在阴茎假体置入后的中长期随访中获得成功的性交过程。然而，现有的关于神经源性患者的数据仅限于单一研究	3
没有循证医学的治疗方案治疗神经源性疾病的女性性功能障碍的患者	4（专家意见）

表15-2 推 荐

推 荐	推荐级别
临床医生需要对神经源性患者高度警惕膀胱癌，特别是在脊髓损伤后和（或）长期留置导管治疗的患者中	C
常规筛查尿细胞学检查、膀胱镜检查和随机膀胱活检尚未显示出显著降低病死率，不应常规进行	C
可以考虑对膀胱癌多危险因素的患者进行常规膀胱镜检查/细胞学检查	专家意见
早期识别对于改善手术切除后患者的预后和生活质量具有重要意义	专家意见
口服磷酸二酯酶5抑制剂应被视为神经源性患者治疗勃起功能障碍的一线药物治疗	B
真空压缩装置可用于治疗勃起功能障碍，作为口服药物的替代或辅助	C
阴茎海绵体内注射疗法应作为有口服药物治疗的禁忌、不耐受或无效的神经性疾病患者勃起功能障碍的二线治疗	C
在没有正确的患者教育和临床的初始剂量滴定前不应予以处方阴茎海绵体内注射。注射前应先签署同意书。患者应告知有关的副作用如血肿、阴茎异常勃起	专家意见
当所有其他治疗失败或被拒绝时，可以考虑阴茎假体	C
拟行阴茎假体的患者应该充分地告知所有潜在的获益和风险（特别是感染）	专家意见
在所有神经源性患者中，不论性别，都应考虑多学科/整体性的性功能方面的咨询，并针对每个人残存的性功能设计个性化的治疗方案	专家意见

参考文献二维码

第 16 章

良性前列腺增生和神经源性膀胱

一、概述

神经源性膀胱患者合并良性前列腺增生（benign prostatic hyperplasia，BPH）的诊断和治疗对于泌尿科医生来说是一个挑战。一方面，假如下尿路症状是由于潜在的神经性病因引起的，仅针对前列腺增生的治疗就不足以改善症状。此外，BPH继发的膀胱出口梗阻是一种进行性的疾病，可进一步增加上、下尿路并发症的风险，甚至引起严重的肾功能损害。另一方面，忽视潜在的神经源性因素可能会加重症状，严重影响生活质量。因此，临床医生在选择合适的治疗方法时应慎重权衡各种情况，比如有些患者进行BPH外科治疗后主要问题不在于尿潴留，而在于术后出现尿失禁或尿失禁加重。

二、流行病学

BPH是最常见的男性泌尿系统疾病。研究表明，40岁以上10%的男性和80岁以上90%的男性可诊断为BPH。一项对28名男性（平均年龄66.4岁）的小型研究显示BPH患者中，特别是65岁以上的患者通常合并有神经源性膀胱功能障碍。多发性脑梗死（上神经元疾病）、腰椎病（下神经元疾病）可能分别导致神经源性逼尿肌过度活动和神经源性逼尿肌活动低下。目前对于特定神经源性膀胱患者中确诊前列腺增生的流行病学资料很少。由于一些神经系统疾病通常出现在中老年男性（如帕金森和阿尔茨海默病），我们可以认为这些患者中有很大一部分合并有BPH。

三、诊断

BPH的诊断和治疗有全面的指南，适用于神经源性下尿路功能障碍患者。这些指南包括欧洲泌尿协会指南（European Association of Urology，EAU）、美国泌尿学会指南（American Urological Association，AUA）和加拿大泌尿协会指南（Canadian Urological Association，CUA）。然而，对于那些有膀胱出口梗阻和合并神经系统疾病症状的患者，需要进行进一步的评估。神经源性膀胱合并前列腺增生的患者，在间歇导尿时置管困难和疼痛感会逐渐加重，Valsalva动作或Credé手法排尿时残余尿量会越来越多，以及尿路感染发生率增高。据报道，在神经源性患者中，困难插管的患者首先需要考虑前列腺增生。患者通常说，他们在使用以前能够顺利通过的导管导尿时，越来越难以将导管插入膀胱，仔细询问病史可以发现随着时间的推移该情况会不断加重。由于前列腺体积的增大或者增大腺体的新生血管增加，患者也可能出现血尿（自发或者和导尿相关）。那些采用Valsalva或Credé手法排尿的患者可能会有尿液不能完全排空感觉增加，尿流较平时变细，甚至完全无法排尿。进一步的评估应包括膀胱镜检查评估前列腺的大小形态，对于血尿的患者，需排除膀胱恶性肿瘤。

推荐对患有BPH的神经源性患者进行尿流动力学检查。前列腺增生是机械性的梗阻，尿流动力学检查可以和表现为逼尿肌括约肌协同失调的功能性膀胱出口梗阻相鉴别（见第8章）。在一些患者中，这两种情况可能共存。带有肌电图的影像-尿流动力学检查可能是诊断协同失调的最佳方法。尿流动力学检查还是区分尿潴留是由于膀胱出口梗阻引起还是逼尿肌活动低下引起的金标准。对膀胱出口梗阻指数（bladder outlet obstruction index，BOOI）计算有助于临床医生得出正确的诊断。膀胱出口梗阻指数（BOOI = PdetQmax-2Qmax）是从Abrams–Griffiths图中得出的，根据梗阻的程度分成3个组：

- BOOI ＞ 40：梗阻。
- BOOI ＝ 20 ～ 40：可疑梗阻。
- BOOI ＜ 20：无梗阻。

神经源性膀胱合并BPH逼尿肌活动过度真正的原因（神经源性和非神经源性）往往很难评估。然而，和逼尿肌括约肌协同失调共存的逼尿肌活动过度通常提示该逼尿肌活动过度是源自神经系统病变的。值得注意的是，治疗神经源性患者的前列腺增生时，应特别关注由于膀胱出口阻力增加联合逼尿肌活动过度可导致极高的膀胱压力，以及残余尿量增加和尿潴留，显著增加肾衰竭的风险。

四、治疗

1.药物治疗　非手术治疗是神经源性下尿路功能障碍患者合并BPH的一线治疗方案。α受体阻滞药（α-肾上腺素受体拮抗药）可明显改善轻/中度梗阻患者的排尿症状，但临床医生应该预见药物治疗

对于那些严重的神经系统病变的患者效果较差。可考虑联合使用5α还原酶抑制药以缩小前列腺大小，改善排尿症状，便于继续导尿治疗（已经开始导尿的患者）。

需要强调的是，有时不能完全区分下尿路症状是由BPH引起的，还是继发于神经系统疾病。BPH引起的尿流率低、尿频、尿急和夜尿增多等症状，也可能是由神经源性膀胱功能障碍引起的。尿流动力学检查的结果也可能模棱两可。在这种情况下，非手术治疗优于不可逆的手术干预。

2.手术治疗　前列腺增生尿潴留患者合并神经源性膀胱的外科治疗仍是一个有争议的问题。主要问题不在于尿潴留，而在于术后出现尿失禁或尿失禁加重。不幸的是，目前缺乏相关大样本的长期随机对照研究。仅限于单个研究或病例报道，不足以做出可靠结论和推荐。

有观点认为，对于不患有骶髓/骶髓以下病变和不涉及支配外括约肌的阴部神经的周围神经失神经改变的患者［这些损伤通常会导致神经源性逼尿肌活动低下和（或）神经源性括约肌功能障碍，见第3章］，前列腺手术应该没有负面影响（特别是压力性尿失禁），可能从手术解除膀胱出口梗阻中获益。

有一些关于帕金森病患者的数据表明，由于帕金森病和前列腺增生症在中老年男性中很常见，他们很可能合并发生。一项对23例因前列腺增生所致膀胱出口梗阻行经尿道前列腺电切术（transurethral resection of the prostate，TURP）的帕金森病患者回顾性研究，术后随访3年。根据术前Abrams–Griffiths图结果，52%患者有梗阻，22%可疑梗阻，26%不能分类（这些患者不能排尿但表现出逼尿肌压力增加）。14例术前留置导尿的患者，TURP术后恢复排尿9例（64%），术后

仍需留置导尿者仅5例（36%）。术前急迫性尿失禁患者10例，TURP术后5例恢复，3例症状好转。术后没有出现新发尿失禁。总之，在术后平均3年的随访中，23例TURP患者中有16例成功（70%）。笔者总结说，帕金森病患者行TURP治疗BPH可显著改善下尿路功能，术后新发尿失禁的风险极小。帕金森病不应再被认为是TURP的禁忌证，术前评估应包括尿流动力学检查明确前列腺导致的膀胱流出道梗阻。鉴于这些发现，多个专家建议，帕金森病合并BPH的患者可考虑进行合适的手术治疗，术前应包括尿流动力学评估，明确此类患者BPH的诊断。另一方面，一项对50例帕金森病患者TURP术后尿失禁的回顾性研究显示术后尿失禁发病率高。然而，笔者强调了一些事实，其中一些患者可能有多系统萎缩，一种常会导致尿道外括约肌去神经化的疾病，致使神经源性括约肌功能障碍。因此，手术前准确的鉴别帕金森病和多系统萎缩（更严重、进展快、多系统性累及致命性，一种非典型帕金森病，见第3章）是至关重要的。诊断为帕金森病的患者，如果临床症状进展更快，更广泛，出现锥体或小脑症状、勃起功能障碍、严重的直立性低血压和明显的尿失禁，应疑似诊断为多系统萎缩，手术前必须明确诊断。

一项关于39例曾有单发或多发脑血管意外史、接受TURP治疗的BPH患者的研究，结果并不理想。手术仅使50%获得满意结果，11.7%在术后3个月内死亡。70岁以下及脑卒中后1年以上的患者取得了较好的效果。笔者还指出，手术时神经功能缺损程度对最终结果有重要影响。

另一项研究是关于89例脊髓损伤患者，逼尿肌括约肌协同失调合并BPH导致的膀胱出口梗阻，研究结果令人鼓舞。Koyanagi等报道了90%的成功率，表现为逼尿肌括约肌协同失调程度显著改善，膀胱顺应性增加，逼尿肌过度活动减少。随着时间推移，逼尿肌括约肌协同失调的复发率为14%。笔者认为，研究结果提示，肾上腺素能系统在逼尿肌括约肌协同失调的发生中对远端括约肌区域起作用。此外，研究表明，TURP通过手术切除交感神经来发挥上述作用，而术中未影响的尿道外括约肌功能保留维持尿控。

近年来，前列腺动脉栓塞被认为是一种可能有效的微创治疗方法，可用于治疗具有中、重度下尿路症状的BPH患者。这种方式可能有助于减少TURP术中或术后并发症，如出血、排尿刺激症状、射精异常、膀胱颈挛缩等。虽然有越来越多的证据证实前列腺动脉栓塞治疗BPH的有效性与安全性，但目前还没有专门针对神经源性患者的评价。此外，最近的荟萃分析表明，即使在非神经源性疾病的男性患者中，前列腺动脉栓塞仍应被视为一种试验性治疗方法。

3. 其他治疗　在对药物治疗或外科手术失败或有禁忌的患者，其他可选择的方法包括留置导尿管或耻骨上膀胱造瘘，长期需要导尿的患者可选择耻骨上膀胱造瘘。在上述这些情况下，才考虑将尿流改道作为最后的治疗方案。

五、结论

见表16-1，表16-2。

表 16-1 总 结

总 结	证据级别
神经源性膀胱患者合并良性前列腺增生（BPH）患者的流行病学资料很少	4（专家意见）
神经源性膀胱合并前列腺增生的患者，在间歇导尿时置管困难和疼痛感会逐渐加重，Valsalva 动作或Credé手法排尿时残余尿量会越来越多，以及尿路感染发生率增高	4（专家意见）
α受体阻滞药（α-肾上腺素受体拮抗药）对轻度/中度梗阻的神经源性膀胱合并前列腺增生患者具有改善排尿的作用，但作用有限	3
前列腺增生症的手术治疗对合并帕金森病和脊髓损伤患者有效。	3

表 16-2 推 荐

推 荐	推荐等级
神经源性膀胱功能障碍患者合并BPH的早期治疗应包括药物治疗，如单独使用α受体阻滞药或联合使用5α还原酶抑制药	专家意见
当BPH药物治疗失败或禁忌时，在高度选择的患者中，可仔细考虑BPH手术治疗	专家意见
前列腺手术对于无骶髓/骶髓以下病变和外周神经失神经病变的患者应该没有负面影响（特别是压力性尿失禁），手术解除膀胱出口梗阻可能受益	专家意见
术前细致的病史采集、症状评估、体格检查、含括约肌肌电图的尿流动力学检查/影像-尿流动力学检查以识别术后尿失禁的高危因素	专家意见

参考文献二维码

第五部分

患者教育

第17章

患者教育

一、概述

在神经源性下尿路功能障碍患者的诊治过程中，患者教育是一个非常重要的环节。这能使患者更加积极地参与到自身疾病的治疗中。对于患者的依从性和能否长期坚持来说，其态度是否积极至关重要。通常来说，患者教育应该根据患者的认知程度量身考量。同时，在教育过程中，照护人员、患者家庭成员在介入过程中的积极程度也应被纳入考虑范畴。

二、间歇性导尿

由于神经系统疾病导致的无法正常排尿或排空不完全时，可以选择间歇性导尿（IC）作为膀胱排空的方法。其短期和长期的正面效果已得到了证实。但是，没有哪种技术是最好的，所选方法很大程度上取决于患者个人的解剖结构、社会因素和经济状况。很遗憾，文献记载至今，尚没有阐明各个具体技术的操作定义。因此，即使使用一致的操作名称，实际的操作流程也会有所不同。欧洲泌尿外科护理协会发布了如下的规范化术语：

- 消毒技术（sterile technique）——所有使用的材料都需消毒，导尿的过程也是在无菌的环境中进行的；完全的消毒技术只在手术间和诊断的情况下使用。

- 无菌技术（aseptic technique）——包括消毒导尿管、生殖器消毒，消毒手套（必要时，需使用消毒镊子）和消毒润滑剂（如果导尿管没有提前润滑）。

- 无触碰技术（no-touch technique）——采用无菌技术配合使用一根预先准备好的导尿管（当这种导尿管进入尿道时通过包装袋的预润滑出口自动完成润滑）；使用一种内拉协助力（pull-in aid）或特殊的包装来触碰导尿管；这项技术特别适用于不具备盥洗设备的情况下（比如在体育比赛或者旅行时）。

- 清洁技术（clean technique）——清洁间歇性导尿适用于患者或者照护人员在使用不含消毒成分的洗手液清洗双手和会阴的条件下，使用消毒的（一次性）或可重复使用的导管进行间歇性导尿。在清洁自家导尿时，可以在不佩戴手套的情况下触碰导尿管。

正由于在清洁间歇性导尿中存在着诸多困难，一名训练有素、经验丰富的临床医生，通常联合一名专业护士，在培训患者成功地进行自家导尿并长期坚持上起着至关重要的作用（表17-1）。可以用纸笔测试来考量神经源性患者操作自家清洁导尿的能力。这一测试可模拟评估患者从打开包装、使用尿管，到完成整个清洁导尿操作过程的认知能力和操作能力。这项测试仅需几分钟就可以完成。测试需要纸张和一支长20cm、水平直径约0.5cm的铅笔。每个测试项目都是量化的，用简单的分数来表示：0-不可能完成，1-未完成，3-困难完成，5-容易完成。最高的得分是15分。测试中分数如低于10分，则考虑该神经源性患者不具备自家清洁导尿的能力。反之，若分数高于10分，表明该患者成功完成自家清洁导尿的可能性较大。表17-2中列举了模拟自家导尿常用操作的几种姿势和其对应的评分系统。

临床医生和患者通常不愿建议老年患者进行自家导尿，可能是由于整个过程不好把控，老年患者也难以接受这种方法。然而，最新的研究数据证实，很高比例的老年患者能很好地学会自家导尿，因此，这项技术的使用不应受年龄的限制。

尽管医生在日常临床工作的时间和精力都十分有限，但仍应仔细教会患者如何正确进行自家导尿，且整个过程应当做到标准化。为了更好地评估患者的理解能力、接受能力和自家导尿的实践操作能力，患者教育需要一个结构化的流程。研究显示，清洁自家导尿教育对于大多数患者而言，都可以在很短的时间内完成，甚至几分钟就已足够。临床医生应该认识

表17-1 间歇性清洁导尿中可能会遇到的困难及解决办法以改善依从性

可能出现的困难	可以解决的办法
患者相关因素（内因）	
躯体残障 （1）姿势 （2）活动性 （3）灵巧度 （4）协调性 （5）平衡能力 （6）视觉障碍 （7）感觉 （8）认知 心理因素 （1）恐惧和焦虑 （2）社会耻辱（social stigma） （3）抑郁症 （4）缺乏自信，失去自尊 （5）尴尬	（1）由训练有素的临床医生为患者个体化量身定制IC的指导方案（部分患者可能需要经过数次培训才有掌握技能的信心） （2）关于指导IC的文档材料（如宣传单页、手册和指导视频） （3）提供有关下尿路解剖和膀胱功能障碍的大致介绍 （4）选择合适的导尿管（患者可能需要尝试不同类型的导尿管并从中选取最为适合自己的一款） （5）采用导尿设备协助寻找尿道的位置 　-导尿管夹 　-阴茎固定器 　-大腿外展器 　-腿/膝分开器 　-镜子 　-阴唇分开器
环境因素（外因）	
（1）公共厕所使用受限或缺乏设施（如没有放置导尿管的地方，没有帮助患者从轮椅转移到坐便器上的无障碍设施，没有条件清洗和洗手） （2）周围缺乏训练有素的医务工作者 （3）教育质量较低或训练方式不恰当 （4）没能正确选择合适的导尿管或不知道现有可用的导尿管类型 （5）经济条件受限 （6）缺乏随访监测	（1）打开上锁的残疾人洗手间或帮助定位公共厕所设施的方法（如地图、手机软件） （2）正确的教育和标准化训练医务工作者（包括地区护士） （3）合适的训练场地和充足的教学时间 （4）照护者/家属参与到培训环节 （5）定期随访监测 （6）对于神经源性下尿路功能障碍患者给予经费资助 （7）高效的社区和家庭导尿管配送系统 （8）初级与二/三级照护中心之间的充分沟通

表17-2 纸笔测试所要测试的动作及评分系统

性别	动作	得分			
		不可能完成	未完成	困难完成	容易完成
男性	用示指和拇指捏住铅笔，然后放入耳道（使用惯用手）	0	1	3	5
	用手掌和手指握住铅笔并保持铅笔垂直（使用非惯用手）	0	1	3	5
	折纸，撕纸，传递纸	0	1	3	5
女性	用示指和拇指捏住铅笔，然后放入耳道（使用惯用手）	0	1	3	5
	铅笔水平放置在大腿间	0	0.5	1	2
	将铅笔放置在拇指和示指之间并移动	0	0	0.5	1
	将铅笔放置并保持在大腿之间的椅子上	0	0.5	1	2
	折纸，撕纸，传递纸	0	1	3	5

到，通常他们对于患者在进行自家导尿的训练中都抱有过高的期望值（如表17-3所列的导尿频率起伏）。与清洁技术相比，人们可能更倾向于无触碰技术，但是没有足够的数据来给出充分的推荐理由（见第8章）。清洁技术通常也最适合在家庭环境中进行，因为患者在家中所接触到的细菌生物体通常不会引起感染。

开始时，应先口头教育患者作为准备工作。初期教育时，辅助使用关于间歇性导尿的信息资料是十分有益的（如一些手册、宣传资料、使用说明视频）（图17-1）。一个关于膀胱功能障碍的病理生理学的简要概述也可加入患教过程。提供一些有关于解剖的大体图像，或者用生殖器/会阴部位的解剖模型来帮助理解也是非常有帮助的。患者的照护人也应该参与整个学习培训的过程。临床医生也应该评估患者进行自家导尿的操作能力，长期自家导尿的坚持力，并意识到导尿相关的困难和可能出现的并发症。如果转诊医生推荐了最佳的导管材质/类型、导尿的技术和导尿频率（为了限制膀胱过度膨胀，提倡每天4～6次的导尿频率，保持膀胱容量不超过400～500ml），患者应当再次就上述问题进行咨询。

应告知患者自家导尿所需的用品（导尿管；如果导尿管没有亲水涂层需要准备润滑剂；坐便器或者其他可排水的容器；清洁湿巾或清洁剂；如果方便可准备毛巾和手套）和可能进行自家导尿的场所（家庭、工作单位、学校、床、浴室、厕所、轮椅）以及所采用的姿势（图17-2，图17-3）。然后，应仔细指导患者洗手（导尿前后，双手都必须仔细清洗，或用消毒毛巾擦拭），必要时可戴手套，随后清洁生殖器和进行插入操作。如果选择清洁技术，应向患者强调在插入导管操作前应洗手，并且不要触碰导管的末端。应当强调的是，在插入导管时应尽可能避免污染并

表17-3 指导患者根据每次的导尿量调整自家导尿的频率

每次尿量（ml）	导尿频率
＞400	4～6次/天
400～300	3次/天
300～200	2次/天
200～100	1次/天

注：总原则是保持膀胱容量不超过400～500ml

How to self-catheterize

For women[3]

1.Assemble your equipment：catheter, lubricant, and drainage receptacle.（Figure A）

2.Wash your hands thoroughly with soap and water.〔Figure B〕

3.Position yourself comfortably with thighs spread apart on the toilet or on a chair across from the toilet.

4.Locate the urethral opening. The opening is located below the clitoris and above the vagina. Clean the outer part of the vagina and the opening of the urethra.〔Figure C〕

5. Lubricate the catheter it needed.〔Figure D〕

6.With one hand, spread the labia 〔lips of the vagina〕.〔Figure E〕

7.Begin to gently insert the catheter into the urethral opening. Guide it in a slightly upward motion.〔Figure E〕

8.Once the catheter has been inserted about 2 to 3 inches past the opening of the urethra, urine will begin to flow.〔Figure F〕

9.Once the urine flow starts, gently push the catheter in one more inch. Hold it in place until the urine flow stops and the bladder is empty.〔Figure F〕

10.Stightly rotate the Catheter as you remove it and stop each time more urine drains out to completely empty the bladder.

11. If the catheter is disposable, discard it right away. If it is reusable, wash and rinse the catheter completely and dry the outside. Store the catheter in a clean, dry, secure location.

12. Record the amount of urine obtained, as instructed by your healthcare provider.

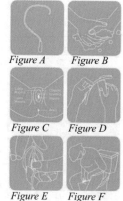

Figure A *Figure B*

Figure C *Figure D*

Figure E *Figure F*

How to self-catheterize

For men[4]

1.Assemble your equipment：catheter, lubricant recommended by your healthcare provider, and drainage receptacle.〔Figure A〕

2.Wash your hands thoroughly with soap and water.〔Figure B〕

3.Position yourself comfortably in front of the toilet, sitting on the toilet, of in a chair across from the toilet.

4. Clean the penis and the opening of the urethra.

5.Lubricate the catheter.〔Figure C〕

6.Hold the penis and begin to slowly and gently insert the catheter.〔Figure D〕

7.Just before the catheter goes into the bladder, you may notice some resistance. This is normal. Try to relax by deep breathing, and use gentle but firm pressure until the catheter passes this point.

8.Once the urine flow starts, gently push the catheter in one more inch. Hold in place until the urine flow stops and the bladder is empty.〔Figure E〕

9.Slightly rotate the catheter as you remove it and stop each time more urine drains out to completely empty the bladder.

10.If the catheter is disposable. Discard it right away. If it is reusable, wash and rinse the catheter completely and dry the outside. Store the catheter in a clean, dry, secure locatiop.

11. Record the amount of urine obtained, as instructed by your healthcare provider.

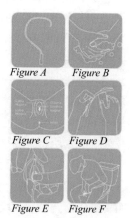

Figure A *Figure B*

Figure C *Figure D*

Figure E *Figure F*

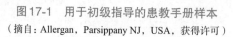

图 17-1　用于初级指导的患教手册样本

（摘自：Allergan，Parsippany NJ，USA，获得许可）

且动作要温柔（不能使用暴力）。尝试第一次自身导尿时，可由专业医务工作者或患者自己完成，应告知患者在膀胱完全排空之前不要拔出导管。可以建议女性患者借助镜子来完成自家导尿，同时应指导她们如何分开阴唇，确定尿道开口，从而正确地插入导尿管。推荐如果第一次操作是临床医生进行的，患者可以自己重复尝试操作一次。推荐两次导尿间最小间隔时间为4h。在演示完导管插入方法后，临床医生需要评估患者在操作过程中是否舒适，如果有不适，应考虑更换导管类型、材料或技术。临床医生也应该尝试帮助患者增加自信心。图17-4展示了临床医生在初次指导患者进行导尿时所需的大致步骤。

选择使用可重复利用导尿管进行间歇性导尿的患者，在导管的养护上也需进行

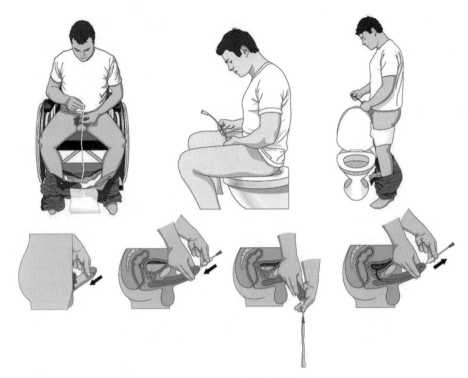

图17-2 男性患者自家导尿体位

（摘自：Wellspect HealthCare and LoFric Academy，Mölndal，Sweden，获得许可）

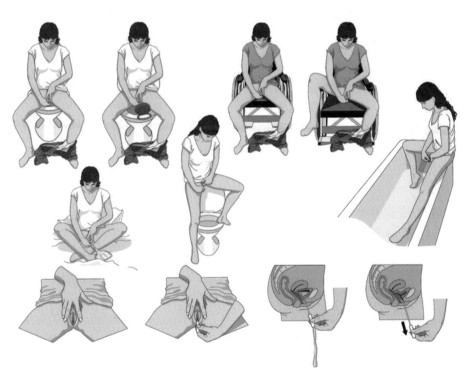

图17-3 女性患者自家导尿体位

（摘自：Wellspect HealthCare and LoFric Academy，Mölndal，Sweden，获得许可）

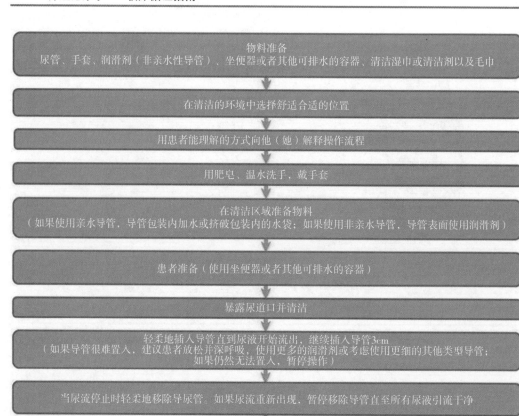

图 17-4　临床医生在初次指导患者进行导尿时所需的大致步骤

必要的指导。推荐患者每次使用后都及时清洗。每次用完后，将导管用流动水冲洗干净并自然风干，这样的方法已被证实可以有效抑制导管上的细菌滋生。使用中性肥皂和水或者消毒液（过氧化物和聚维酮碘）清洁导管，自然风干，并且将导管装在一个纸袋里直到再次使用。为了减少沉淀物附着，应指导患者采用具有一定冲击力的流动清水冲洗管腔，如果使用了润滑剂，还应确保彻底洗净附着在导管上的润滑剂。如果反复发生尿路感染，可以考虑通过煮沸或在微波炉加热的方式进行导管消毒，或者使用一次性导尿管。然而，临床医生需要随时谨记：这些灭菌技术可能不足以根除所有的微生物，比如铜绿假单胞菌或金黄色葡萄球菌。应警告患者，如果导尿管看起来有磨损、变脆或破裂，请不要再使用该导管。

针对上述方面，患者可以查询到各种各样的患教资料，但是，应当告诉他们可靠的患教信息来源，包括以下内容，当然不仅限于以下的信息来源：

- patients.uroweb.org-欧洲泌尿外科学会（EAU）教育中心。
- urologyhealth.org-美国泌尿外科协会（AUA）下属泌尿外科护理基金会教育中心。
- cua.org/en/patient-加拿大泌尿外科协会（CUA）患者信息中心。
- continenceproductadvisor.org-国际失禁咨询委员会（ICI）和国际尿控协会（ICS）共同创建的教育网站。

- clinicalcenter.nih.gov-美国联邦卫生研究院临床中心创建的患教资源网站。
- medlineplus.gov-美国国家医学图书馆和美国联邦卫生研究院创建的患者医学百科全书。
- aboutkidshealth.ca-加拿大多伦多的病童医院开发的教育网站。
- experiencejournal.com/journals/self-cathing-美国波士顿儿童医院负责的网站，为初期进行间歇导尿的患者和家庭提供在线资源的网站。
- 导管制造商和分销商（如LoFric，Coloplast，Bard，Cook，Hollister，Convatec）。

一篇近期发表的研究文章评估了YouTube上与神经源性膀胱和间歇性导管相关的教育视频内容。分析显示这些视频信息的整体质量较差，具有误导性或内容不相关，一些视频提供的建议甚至与IC相关的指南相矛盾。YouTube搜索引擎的排序原则没有对作者所认为的高质量视频进行优先排列，这意味着用户访问这些高质量视频的可能性较小。带有专业医疗人员解说的视频质量并不一定比患者或商家解说版的质量高。差不多一半标有"导管使用方法"提示词的视频还夹杂着各种广告。因此，应谨慎地推荐患者观看YouTube上的视频资料，临床医生也对YouTube信息的质量和准确性持怀疑态度。现在，网络干预和社交媒体变得越发普遍，临床医生应该告知患者关注这些信息的质量问题。

在患者开始操作的最初几天，可以给他们一些导管样品，同时可以订购后续的材料。应该定期评估患者的操作技巧以及自家导尿的经验。可以在初次指导学习后3～5周安排一次随访，再根据患者的所需和操作水平安排下一次评估的时间。患者可能需要先尝试不同类型的导管，才能找到最适合自己的类型，并不是所有的导管都适合个人和环境的需求。这项工作对于长期治疗的依从性至关重要。此外，某些人可能需要一种导管用于家庭使用，另一种用于室外使用（如工作、旅行、休闲）。集中的系统或患者教育模式往往优于那些以非排尿管理为主要方向的独立医疗机构教育模式。

三、行为干预

行为干预包括两种主要的治疗方法，定时排尿疗法（如厕辅助技术）和盆底肌肉训练疗法（PFMT）。

1.如厕辅助技术　如厕辅助技术是指重新建立控尿功能的行为过程。虽然关于这种治疗方式在神经源性患者身上应用的相关证据较少，但仍然值得推荐。因为这些方法对患者没有副作用，并已成功用于特发性膀胱过度活动症（OAB）的患者。行为干预是神经源性膀胱患者康复计划的一个重要组成部分，但是应该根据患者的能力进行个体化调整。为神经源性患者提供如厕辅助技术包括膀胱训练、定时排尿、习惯的再训练和提示排尿。

膀胱训练需有一个预定的排尿计划方案，循序渐进地延长排尿间隔时间，直到达到正常的模式。膀胱训练时必须配合对尿急的控制和抑制训练（如使全身放松，缓慢/深呼吸或6～10次快速收缩盆底肌肉，防止括约肌在尿急时松弛）。排尿的时间间隔是根据个人情况决定的，取决于基线情况。在非神经源性患者中，根据患者的依从性和耐受性，建议每周增加15～30min的时间间隔，直到能够达到3～4h的排尿间隔。虽然膀胱训练在神经源性患者中尚未得到很好的研究，但是在

OAB伴急迫性尿失禁的患者中已经被证实是有效的。因此，对于神经源性逼尿肌过度活动所致的尿失禁患者，膀胱训练可以被认为是一种辅助性的治疗方法，以改善对尿急症状的控制，减少尿失禁发作次数，并重建患者对控制膀胱功能的自信心（见第7章）。

定时排尿（被动性如厕辅助技术）的特点是维持固定的排尿间隔时间从而建立一个适当的排尿频率。要求患者在固定的时间间隔或基于计划安排如厕，而不是等待至患者产生尿急冲动时。到目前为止，还没有规定一个确切的排尿间隔时间，这应该从排尿日记和其他相关因素（液体摄入量，排尿后残余尿量，膀胱容量，尿流动力学参数）中得出。定时排尿尤其适用于认知功能障碍和（或）运动受限相关尿失禁且无法独立如厕的患者。因此，这种方法的目标是避免尿失禁，而不是为了恢复正常的膀胱功能。一项研究提出，膀胱容量过大的患者可推荐使用定时排尿，例如糖尿病所导致的膀胱充盈期感觉受损导致的尿潴留患者。

习惯再训练指通过缩短排尿间隔时间，找到一种短于该患者正常排尿模式的排尿间隔来避免失禁的发生。应在预计要发生尿失禁之前完成排尿。它需要根据排尿日记所记录的排尿方式分析出适合于特定患者的排尿间隔时间。提示排尿是指教导患者通过求助并得到照护者的积极帮助来完成的排尿的技术。专家建议，对于认知和（或）运动功能障碍的患者来说，习惯再训练和提示排尿是有益的。相比脊髓病变的患者而言，这些方法更适合脑部病变的患者。

2.盆底肌肉训练疗法 PFMT加强和改善了盆底功能和尿道的稳定性。虽然主要用于治疗压力性尿失禁和OAB，但PFMT已被证实对多发性硬化和脊髓损伤

患者有效。图17-5中展示的是一项对脊髓损伤患者常规进行6周PFMT的研究方案。该方案包括40次的盆底收缩锻炼，分为4节进行（3节长时程收缩和1节短收缩）。要求患者在条件允许的情况下，每天3次采取不同的姿势进行锻炼：卧位、坐位或站立位。还应鼓励患者将这些锻炼整合到日常生活行为中，并且在当出现尿急感时也应进行盆底收缩训练。另一项针对多发性硬化症患者进行盆底肌训练的提议中推荐，在门诊会阴压力计的辅助下进行30次的缓慢收缩和3min的快速收缩，并推荐在无辅助设备的情况下在家中用不同的体位（如站位或坐位）重复所学到的30次的缓慢收缩和3min的快速收缩，每日3次。同样，也建议这些患者将这些练习整合到日常生活中。无论选择哪个方案，临床医生都应积极地鼓励患者，并为其提供教育资料，从而不断加强患者的依从性和坚持锻炼的动力。同时，应该注意的是，PFMT只有在患者正确地收紧盆底肌肉时才会显现效果。锻炼时腿部、臀部或腹部肌肉应放松。为了方便教学，可以要求患者在上述部位的肌肉都放松的情况下想象排气的感觉。

尽管这样的治疗方法主要针对脊髓损伤患者和多发性硬化症的患者，但实际上也适用于其他原因所致的神经源性下尿路功能障碍。也可以在训练的同时添加生物反馈和电刺激疗法，以提高疗效。已有数据表明，PFMT联合神经肌肉电刺激对于多发性硬化症患者有更好的治疗效果。在一项针对多发性硬化神经源性膀胱功能障碍的随机对照临床研究（随访12个月）中证实，对不同患者实施多层面个体化的康复方案，与无干预对照组相比，更有助于改善患者的相关残障情况，并改善生活质量。对特定的患者，可以考虑转诊至相关康复专家。

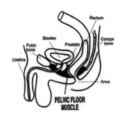

The PFM have important tasks in:
- Bladder and bowel continence
- Support to your pelvic organs
- Assist sexual performance

Your should practice the following exercises every day of the week, 3 times per day.

Practice your exercises in the morning while you are lying down and the ones in the evening when you are in sitting and/or standing.

When your are ready Squeeze around the pelvic openings imagining an inward lift of you pelvic floor as if you were stopping a bowel movement or passing wind.

Tighten your PFM:
1. Before you cough, sneeze, lift, bend and/ or do your transfers
2. As soon as you get the urge up until you get to the toilet
3. Immediately after passing urine
4. During sexual activity and slightly during walking

Do not: strain, hold your breath or tighten your buttocks and legs. No one should notice that you are doing your PFM exercises.

Follow the next program and remember to do each squeeze as strong as you can, hold it for as long as you can and after each squeeze, relax as much as you can.

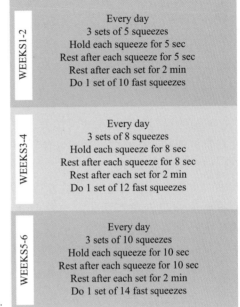

WEEKS1-2	Every day 3 sets of 5 squeezes Hold each squeeze for 5 sec Rest after each squeeze for 5 sec Rest after each set for 2 min Do 1 set of 10 fast squeezes
WEEKS3-4	Every day 3 sets of 8 squeezes Hold each squeeze for 8 sec Rest after each squeeze for 8 sec Rest after each set for 2 min Do 1 set of 12 fast squeezes
WEEKS5-6	Every day 3 sets of 10 squeezes Hold each squeeze for 10 sec Rest after each squeeze for 10 sec Rest after each set for 2 min Do 1 set of 14 fast squeezes

图 17-5　脊髓损伤患者盆底肌肉疗法项目规划

（摘自：Vasquez，et al. Macmillan Publishers Ltd；Spinal Cord. 2015 年再版，获得许可）

四、生活方式干预

虽然有关神经源性患者的数据不多，但可用一些基于 OAB 研究的原则来指导神经源性膀胱患者的治疗。这样的推荐应该是合理的，因为，以下所列出的治疗方式都是相对无创性的，且有益于患者的全身健康。

饮食管理包括指导患者减少或避免含咖啡因或酒精的饮料，以及那些含有阿斯巴甜的食物，因为这些成分可能会加重尿急症状。最好的方法是为个人量身制订计划来减少上述成分的摄入，同时不断地评估患者的症状变化。

液体摄入管理应基于患者的 24h 摄入量和相应的 24h 尿量。一些合并症可能会影响液体管理的实施，包括肾脏或心脏疾病等，应全面考虑。睡前 2 ～ 4h 或晚上 6 时以后严格限制饮水量可有效减少夜尿和夜间尿失禁的发生。

有潜在神经系统疾病的男女性患者常合并有便秘，因此，应当提供给患者改善便秘的策略。临床专家表明，可以尝试饮食管理与增加纤维摄入量、口服泻药、直肠兴奋剂、手指刺激、手辅助排便和腹部按摩的方法。然而，临床医生应记住关于神经源性患者的可用数据，方法学分析的质量几乎都不高。

多项研究发现肥胖是尿失禁一个重要的危险因素。尿失禁患者应该在营养师的指导下获得一些减重的策略或者是专业的营养方面咨询。策略应包括定期的、适度的和针对患者情况设计的体育锻炼。

尼古丁也会刺激膀胱逼尿肌，引起膀胱活动增加。吸烟者因为反复咳嗽导致的腹腔内压力增加可加重尿失禁。尽管Cochrane的分析数据表明，尼古丁对OAB的影响不明确，但就大众健康而言，也应该鼓励所有患者戒烟。

五、尿流改道护理

尿流改道包括可控和非可控式，都需要日常护理和掌握必要的操作技能。自我造口管理可降低患者的"被控制"感，而转变为自我掌握的感觉。对患者和家属/照护者实施患者教育的第一步是尽可能确定实施尿流改道护理的负责人。接下来，应该多给予患者一些实际操作上的指导，而不仅仅是理论，包括：尿袋更换培训（去除造口袋，测量造口直径，调整新的造口底座的大小，安置新的造口袋）；卫生和造口周围皮肤的护理（用温和的肥皂水洗净皮肤上的尿液，完整的皮肤是防止感染的第一道防线）；并给尿流

改道的患者一些日常的建议（例如使用除臭片或摄入充足水分以防止尿臭味）。应鼓励患者出院前学习并熟练掌握造口护理的能力。如果新造口的颜色或者皮肤弹性等发生变化，患者也应及时和医生进行沟通（造口应为红色并伴有湿润感）。如果造口呈黑色或色泽变暗则可能提示供血不足。在手术前就应该对患者进行必要的指导和护理教育，并在手术后尽可能早地重新开始宣教指导。对于可控式造口的患者，应当教会他们如何自家导尿并排空尿液。这个过程应当是循序渐进的，以允许储尿囊缓慢扩展，而不至于影响到缝线和控尿机制。研究表明，患者自己进行造口护理优势显著，包括独立、有效减少家庭成员或者其他护理人员的负担、为患者提供更好的生活质量，以及利于患者的心理调整。

六、结论

见表17-4，表17-5。

表17-4　总　　结

总　　结	证据级别
研究表明，正确的教育可有效提高患者长期坚持间歇自家清洁导尿的依从性	2
如厕辅助技术包括膀胱训练、定时排尿、习惯再训练和提示排尿	4（专家意见）
研究表明，盆底肌肉疗法对于多发性硬化（LE 2）和脊髓损伤（LE 3）导致的下尿路功能障碍患者是有效的	2, 3
缺乏关于生活方式干预（饮食/液体摄入管理、体重控制、肠道管理、戒烟）对于神经源性下尿路功能障碍患者影响的数据	4（专家意见）

表17-5　推　　荐

推　　荐	推荐等级
应细心教导患者如何进行间歇性自家导尿。任何教育课程的核心组成部分应当包括如何使用导尿管、保持卫生、尿道口的辨认及导尿管的养护	专家意见
临床医生或护士应该注意观察患者如何进行自家导尿的过程，一对一讲解关键步骤，并指出操作过程中的不足之处	专家意见

续表

推荐	推荐等级
如厕辅助技术可改善控尿功能，可考虑与其他治疗手段（药物治疗及自家导尿）合并应用	专家意见
可考虑对机体功能允许的患者使用盆底肌肉疗法	C
可考虑改变生活方式，因为它们是相对无创性的，且有益于患者的全身健康	专家意见
高度建议患者学会自我护理造口的技巧，这有助于改善他们的生活质量并获得更好心理适应性	C
系统性的患者教育和指导应根据患者的精神和身体情况量身定制	专家意见
应为患者提供可靠的网上教学资源和患者教育材料	专家意见

参考文献二维码

第六部分

报告与指南

针对神经源性膀胱的临床治疗，现已有很多的报告与指南提出了相应的指导措施。当然，这些内容本身也在不断地修正和发展，并且在具体执行中也需要根据患者情况量体裁衣。

一、综合性神经源性膀胱指南

1.欧洲泌尿外科学会（EAU），神经泌尿学指南（2017年出版，每年更新一次）

http：//uroweb.org/guideline/neuro-urology/

2.国际尿失禁咨询委员会（ICI），2013年第五届神经源性尿失禁委员会 – 临床管理建议（2016年出版）

https：//onlinelibrary.wiley.com/doi/full/10.1002/nau.23027

3.国家卫生与临床研究所（NICE），神经系统疾病-尿失禁：神经源性疾病之下尿路功能障碍的管理（2012年出版）

https：//www.nice.org.uk/guidance/cg148/evidence/full-guideline-188123437

4.国际尿控学会，神经原性下尿路功能障碍-术语的标准化（1999年出版）

https：//www.ics.org/Documents/DocumentsDownload.aspx?DocumentID＝18

二、脊髓损伤后的患者管理

1.澳大利亚临床创新机构（ACI），ACI针对因脊髓损伤导致的神经源性膀胱的成年患者的管理指南（2014年出版）

https：//www.aci.health.nsw.gov.au/__data/assets/pdf_file/0010/155179/Management-Neurogenic-Bladder.pdf

2.美国退伍军人事务部，VHA出版，脊髓损伤和疾病护理系统（SCI/D），手册（2011年出版）

https：//www.va.gov/vhapublications/ViewPublication.asp?pub_ID＝2365

3.脊髓损伤智库组，脊髓损伤患者的泌尿系统管理指南（2008年出版）

http：//onlinelibrary.wiley.com/doi/10.1111/j.1464-410X.2008.07457.x/full

4.脊髓医学联合会，成人脊髓损伤的膀胱管理：医护人员临床操作指南（2006年出版）

https：//www.ncbi.nlm.nih.gov/pmc/articles/PMC1949036/

三、儿童患者

国际儿童控尿协会（ICCS），ICCS针对儿童先天性神经性膀胱治疗干预的若干建议（2012年出版）

http：//onlinelibrary.wiley.com/wol1/doi/10.1002/nau.22248/full

四、尿流动力学检查

1.国际尿控学会，尿流动力学检查

实践质控及术语2016：尿流动力学检查、尿流率测定、膀胱测压和压力-流率研究（2016年出版）

https：//www.ics.org/Documents/DocumentsDownload.aspx?DocumentID＝4677

2.美国泌尿外科协会尿流动力学协会，女性盆底医学和泌尿生殖系统重建（2012年出版）

https：//www.auanet.org/documents/education/clinical-guidance/Adult-Urodynamics.pdf

---

五、区域性指南

1.中国台湾泌尿外科学会，诊断和治疗神经源性下尿路功能障碍临床指南（2014年出版）

http：//www.tzuchi.com.tw/medjnl/files/2014/vol-26-3/2014-26-3-103-113.pdf

2.中国泌尿学会（CUA）神经源性膀胱指南（2014年发布）

Liao LM. 神经源性膀胱指南。

编辑：Na YQ，Ye ZQ，Sun YH，Sun G.中国泌尿系统疾病指南.第2版，北京：人民卫生出版社，2014：267-329.（中文）